总主编 卢传坚 陈 延

中医补土理论菁华临床阐发

内 分 泌 科

主　　编　刘振杰

副 主 编　卢绮韵　罗露露

编　　委　（按姓氏汉语拼音排序）

韩　彦　　何清香　　梁庆顺　　林玉平

刘昀玮　　刘振杰　　龙洁儿　　卢绮韵

罗露露　　王丘平　　温建炫　　吴丽燕

朱　樱

科 学 出 版 社

北 京

内 容 简 介

本书是"中医补土理论菁华临床阐发"丛书之一，针对常见的内分泌疾病，从中医补土理论的角度，叙述内分泌疾病补土思想的历史源流，并理论联系临床实践，通过丰富翔实的病案进行分析、总结及拓展。本书分上下两篇，上篇结合文献研究，传承了中医药优秀成果，并阐述了自身临床经验，进行补土理论思想探讨；下篇通过病案阐释了补土思想在内分泌疾病中的临床应用。

全书充分发挥中医药特色和优势，力求突出实用性和创新性，可供专业医生及医学生参考使用。

图书在版编目（CIP）数据

内分泌科 / 刘振杰主编. —北京：科学出版社，2020.9
（中医补土理论菁华临床阐发 / 卢传坚，陈延总主编）
ISBN 978-7-03-066107-4

Ⅰ. ①内… Ⅱ. ①刘… Ⅲ. ①内分泌病—中医治疗法 Ⅳ. ①R259.8

中国版本图书馆 CIP 数据核字（2020）第 174208 号

责任编辑：陈深圣　郭海燕 / 责任校对：王晓茜
责任印制：李　彤 / 封面设计：北京蓝正广告设计有限公司

科 学 出 版 社 出版
北京东黄城根北街 16 号
邮政编码：100717
http://www.sciencep.com
北京虎彩文化传播有限公司 印刷
科学出版社发行　各地新华书店经销

*

2020 年 9 月第 一 版　开本：720×1000　B5
2022 年 7 月第二次印刷　印张：14 1/4
字数：287 000
定价：88.00 元
（如有印装质量问题，我社负责调换）

总　序

"传承精华，守正创新"是习近平总书记对中医药工作作出的重要指示，为中医药传承、创新、发展指明了方向，中医药事业的发展迎来了前所未有的机遇。值此之际，由广东省中医院岭南补土学术流派学术带头人卢传坚教授策划并担任总主编的"中医补土理论菁华临床阐发"丛书也即将出版面世。这套丛书集结了我院多个学科众多专家学者的力量，是近百名编委共同努力的心血结晶，也是这些年来我院大力发展中医学术流派研究的成果之一。

2013年，为了响应国家中医药管理局"大力建设学术流派"的号召，也为了进一步提升中医理论及临床诊疗水平，广东省中医院组建了"岭南补土流派工作室"。该工作室自建立以来，除了在理论及临床研究方面的不懈努力外，也着力于推动补土理论的学术交流，举行各种案例分享及学术探讨活动，有力推动补土学术理论在各学科的应用。经过这些年的发展，多个学科在补土理论的临床应用方面已经有所收获，凝练出了各自的专科特色。为了更好地总结和提炼这些理论精华，岭南补土流派工作室发起"中医补土理论菁华临床阐发"丛书写作计划，得到了各学科团队的热烈响应。在经过了将近两年的准备及反复修改核对后，这套总稿超百万字的丛书终于成稿。

翻开书稿，书中有编委们精心整理的理论、丰富的临床案例，突出了我院流派研究理论与实践相结合的特点；在书稿的架构上，由岭南补土流派工作室撰写"中医补土理论菁华临床阐发"丛书有《补土菁华总论》一册，其他分册遍及多个临床学科，目前已交稿的包括《内分泌科》《耳鼻喉科》《肝病科》《肿瘤科》《乳腺科》《肾病科》《消化科》《皮肤科》《眼科》《呼吸科》共十个专科分册，组成了丛书专科系列。另有《异常子宫出血》《子宫内膜异位症》《湿疹》《克罗恩病》《肺癌》共五个专病分册，组成了丛书专病系列。虽然不同专科、疾病的具体治疗方案各有特色，但所应用的理论都源于补土，这正是中医"异病同治"的鲜明体现。

同时，多学科应用、突出优势病种也切合了学术流派的发展特点。纵观古代流派名家，虽各有所长，但基本不分科，只要灵活运用，在不同疾病的治疗中均能得心应手。因此，流派学术思想的应用，一方面应该在多个领域中"遍地开花"，不断拓宽其应用范围，此为"横向发展"；另一方面，对于理论应用适用性强的病种还应重点发掘，优化其治疗方案，此为"纵向发展"。流派学术理论的应用既要使其有一定的普及性，更要突出其独特的治疗优势，使得流派理论的应用既能保持其特色，又能得到进一步的推广，这正是本套丛书的鲜明特点。

在这套丛书各分册的编委名单中,既有年龄与我相近的老专家作为学术顾问,同时也有不少年轻医生参与了本套丛书的编写,这充分体现了中医学术的传承以及老一辈专家对年轻一代的提携。我相信,编写的过程既是对老专家临床经验的总结提炼,也是后辈们深入学习的一次机会。书籍是中医传承过程中重要的思想载体,希望这套丛书不仅是一份标志性的成果,更是一个起点,能够吸引更多的中医人进入到中医流派理论学习中去,更好地发挥中医的治疗优势。

是以为序!

国医大师、广州中医药大学首席教授

2020 年 4 月于广州

前　言

近年来，随着现代生活方式的改变，内分泌代谢性疾病已成为高发病，其常见的并发症及所带来的巨额医疗负担已成为当今全球性公共卫生问题之一。内分泌疾病包括胰腺、垂体、性腺、甲状腺、肾上腺等相关疾病，临床上尤以糖尿病及其并发症、痛风、肥胖、高脂血症、甲状腺疾病等最为多见。

补土思想萌芽于古代哲学，肇始于《黄帝内经》，发展于仲景，鼎盛于东垣。脾胃为后天之本，故补土思想为历代医家所重视，并不断得到发展。在中医理论中，脾胃的五行属性为"土"。脾胃对气、血、津液的生成、转输、布散过程起重要作用，《素问·经脉别论》云："饮入于胃，游溢精气，上输于脾。脾气散精，上归于肺，通调水道，下输膀胱。水精四布，五经并行。"很多内分泌疾病的发生发展与脾胃功能失常有关。《脾胃论》云："百病皆由脾胃衰而生也""内伤脾胃，百病由生"。

脾胃功能失常可因先天禀赋不足所致，也可因后天饮食不节而引起。《素问·奇病论》云："此肥美之所发也，此人必数食甘美而多肥也，肥者令人内热，甘者令人中满……"致病因素虽有不同，但皆可影响脾胃功能，脾气不足，脾失健运，气血乏源，水液代谢失常，导致水谷、精微不化，津血不归正化，凝聚为痰为饮为湿，浊邪阻滞气机，致瘀血内停。内分泌疾病辨证属本虚标实之证，本虚不离气血阴阳亏虚，标实不离痰湿、气滞、血瘀。脾胃功能失常为发病的关键环节，并推动着疾病的发展。

"补土"为用各种方法调理脾胃功能，使脾胃功能得到恢复和转动，因而治疗上并非单纯地用补益方法增补脾胃之气，而是补中有攻，寓攻于补，重在恢复脾土自身功能。

中医药治疗内分泌疾病历史悠久，无论是中医药古籍，还是近现代文献研究、动物实验及临床观察，且疗效确切，更加坚定了笔者采用中医药治疗内分泌疾病的信心和决心。充分发挥中医药的特色和优势，是撰写本书的初衷。本书的撰写以中医理论结合现代中医医案为切入点，分为上下两篇，上篇主要阐述内分泌疾病补土思想的历史源流；下篇举例的临证医案，大部分来自临床真实医疗病案总结，通过对"补土"验案的深入分析，力图把整个治疗过程中的理法方药呈现给读者。目的在于通过病案更好地阐释补土思想在内分泌疾病中的应用，以期能更好地运用理论知识指导临床实践。

本书编委为广东省中医院内分泌科的一线医生，本着对内分泌事业的热爱，以及在临床实践中不断积累经验，从而形成团结奋斗、务实敬业的团队，致力于为服务内分泌疾病患者贡献一份力量。由于笔者水平有限，认识也有不成熟的地方，诚挚欢迎广大读者批评指正，衷心希望本书能为内分泌疾病的中医诊疗提供一些思路和想法，以抛砖引玉。

衷心感谢在成书过程中给予帮助和指导的各位专家、教授！也衷心感谢参考文献的各位作者！

刘振杰

2020 年 4 月于广州

目　录

上　篇

下　篇

上　篇

第一章 内分泌疾病补土理论各时期发展特点与医家

五行中土居中，央而木、火、金、水分别位于东、南、西、北四方，土为尊位，木、火、金、水四行皆受中央土的主导和控制。在中医理论中，人体脾胃为后天之本、气血生化之源、气机升降之枢纽，其五行属性为"土"。"补土"为用各种方法调理脾胃，固护和恢复其运化水谷、升清降浊的生理功能，并非简单地用补益方法增补脾胃之气。补土思想萌芽于古代哲学，肇始于《黄帝内经》，发展于仲景，鼎盛于东垣。脾胃为后天之本，故补土思想为历代医家所重视，不断得到发展。内分泌疾病是内分泌腺或内分泌组织本身的分泌功能和（或）结构异常时发生的症候群，包括胰腺、垂体、性腺、甲状腺、肾上腺等相关疾病，病种繁多，受后天生活方式影响较大，故与中医脾胃的关系较为密切。在中医界，内分泌疾病隶属内科范畴，并无独立分科，古代对内分泌疾病的认识是以各个病种进行论述的。消渴、肥胖、痛风、瘿病在内分泌疾病中发病率较高，古今研究甚多，具有代表性，故本章以消渴、肥胖、痛风、瘿病为例，分析古今医家在内分泌疾病认识方面的补土思想。

第一节 补土思想与消渴

一、古代著作、医家对消渴补土理论的认识

（一）《黄帝内经》

《黄帝内经》是中国医学理论的奠基性著作，形成于战国，自秦汉以来有补充，并在西汉中后期（约公元前 1 世纪）汇集成书。在很多疾病的认识方面，《黄帝内经》均提出了纲领性的理论，后世医家在此基础上进一步发挥，形成了各种流派。对于内分泌疾病中的消渴，病因病机体现了补土的思想。消渴的病名首见于《素问·奇病论》"夫五味入口……转为消渴"。根据消渴的发病因素及临床表现不同还有多种同义病名[1]。病名里多含有"消"字或者"瘅"字，如"风消""肺消""膈消""消中""消渴""脾瘅""消瘅"等，《素问·气厥论》曰："心移寒于肺，肺消""心移热于肺，传为膈消"；《素问·奇病论》云："有病口甘者，病名为何……名曰脾瘅。"此外还有"热中"和"食亦"，《素问·气厥论》"大肠移热于胃……

谓之食亦""胃移热于胆，亦曰食亦"，胃肠乃消化传导之官，热入胃肠，易消水谷，故曰"食亦"。在《黄帝内经》中，并无一篇对消渴进行独立详述，均散见于各篇，但经过整合后发现《黄帝内经》对消渴的认识系统而且精详。《黄帝内经》对消渴的认识是后世消渴理论形成与发展的渊源，其对上述病名及症状的描述，为指导后世医家辨治消渴奠定了良好的基础[2]。《黄帝内经》对消渴从病因病机到治法用药方面均体现了补土的思想，提出脾气虚弱是罹患消渴的根本原因，饮食不节则为外因；病机主要为肥甘积滞导致中焦生热，灼伤津液；治疗上强调从中焦入手，以芳香之品祛除体内痰湿积滞，湿去痰化，水道复通，水津四布，消渴自解。

病因方面，《黄帝内经》认为与消渴发病相关的脏腑主要为脾胃。《灵枢·本脏》曰："脾脆则善病消瘅。""脆"字在这里的含义为脆弱、虚弱。《灵枢·五变》提出"木之阴阳，尚有坚脆，坚者不入，脆者皮弛……坚者则刚，脆者易伤"，以树木作为例子，原本就脆弱者必定容易为风雨所折，人体亦然，脏腑强弱犹如木之坚脆，脾脏脆弱，运化失常则容易患消瘅疾病。脾虚可因先天禀赋导致，或者后天饮食不节而引起，《素问·痹论》曰："饮食自倍，肠胃乃伤"，十分明确地指出饮食不节的危害性。除了脾虚以外，饮食不节导致的胃热也是重要的发病原因。在古代，只有富贵人家才能饱食和经常吃肉，故消渴多见于这类人群，《素问·通评虚实论》云："消瘅……肥贵人，则膏粱之疾也"；《素问·腹中论》亦有"夫热中消中者，皆富贵人也"。多食肥甘厚腻，当超过脾胃消化能力后，就会形成痰湿，生出内热，耗伤津液，导致消渴。《素问·奇病论》曰："帝曰：有病口甘者，病名为何？何以得之？岐伯曰：此五气之溢也，名曰脾瘅。夫五味入口，藏于胃，脾为之行其精气，津液在脾，故令人口甘也，此肥美之所发也，此人必数食甘美而多肥也，肥者令人内热，甘者令人中满，故其气上溢，转为消渴。"

病机方面，在《素问·阴阳别论》中有个重要的理论就是"二阳结谓之消"。何谓"二阳"？《素问·气厥论》指出："大肠移热于胃，善食而瘦入，谓之食亦。"王冰注曰："二阳，谓阳明大肠及胃之脉也。"从狭义来讲，二阳就是阳明大肠经和阳明胃经，胃与大肠同属阳土；广义来讲包含了中土。"结"字有几层含义，首先，结是热结的意思，《灵枢·师传》曰："胃中热，则消谷，令人悬心善饥，脐以上皮热。"膏粱肥甘堆积肠胃，运化不及，久则化热，因肠胃在里，难以透发，故容易蕴结在里。其次，结为中焦气结。最后，结还有痰结之意。当脾胃虚弱无力运化，或者过食肥甘厚腻，容易生痰生湿，导致痰结[3]。总之，《黄帝内经》论述的"二阳结"，以胃肠热结为主。在自然界中，热能消水，热能铄金；在人体中，内火煎灼，同样导致人体津液耗伤消铄，进而导致消渴。

治疗上，《灵枢·五邪》中"阳气有余，阴气不足，则热中善饥……皆调于三里"，提出治疗中焦热盛导致的消谷善饥症时，针刺当取足三里。足三里位于足外侧，其为足阳明胃经的合穴、胃之下合穴，为调理脾胃之要穴。药物方面，

《素问·奇病论》云："治之以兰，除陈气也。"此中的"兰"指的是兰草。兰草味辛，性平，以芳香之品利水道，消除肥甘饮食的陈积之气，祛除体内郁积陈腐之浊气，湿去痰化，水津四布，消渴自解。治则虽简单，方药亦单一，却为后世行医者开启了消渴治疗之门。

（二）张仲景

汉代张仲景秉承《黄帝内经》旨意，对消渴的认识有进一步的发挥，《金匮要略》里专门设立"消渴小便不利淋病脉证并治"篇，集中对消渴进行了详述，以脏腑论治，载有含理法方药在内的 17 条条文及 6 首方剂。除此之外，"肺痿肺痈咳嗽上气病脉证治"篇、"水气病脉证并治"篇亦有消渴、小便不利等记载。

在病名方面，张仲景弃《黄帝内经》"消瘅"等病证名，始以"消渴"为病名；对消渴症状的描述与现代糖尿病非常相似："大烦渴不解""舌上燥而烦""欲饮水数升""小便数""消谷引饮"等。

张仲景认为胃火炽盛是消渴的主要病机，并进一步认识到"壮火食气"，认为消渴多合并气虚之象。《金匮要略·消渴小便不利淋病脉证并治》有云："趺阳脉浮而数，浮即为气，数即消谷而大坚，气盛则溲数，溲数即坚，坚数相搏，即为消渴""趺阳脉数，胃中有热，即消谷引食，大便必坚，小便即数"。趺阳脉为胃阳明之脉，脉浮为虚象，数为热象，消渴多因过食肥甘之品引起，肥甘之品壅滞中焦，久则化热，胃热则消谷，消谷则谷气自盛，谷气太盛，日积月累，中焦谷气由脾输肺，脏气过用，即产生气虚。此条指出消渴形成的主要病机为胃热亢盛，气阴两虚，以脉浮数、消谷善饥、小便数、大便坚为主要临床症状，符合消中表现。

治疗上，白虎加人参汤为治疗消中的主方，用于治疗肺胃热盛，兼气阴两虚者，"渴欲饮水，口干舌燥者，白虎加人参汤主之"（《金匮要略·消渴小便不利淋病脉证并治》）。白虎加人参汤由知母、石膏、粳米、甘草、人参组成，在发挥白虎汤清阳明热盛的功效的同时，加人参可以益气生津，适用于阳明热盛同时伴气阴两伤者。加人参一味不仅体现了仲景论治消渴重视治本的思想，而且开后世补脾益气法治消渴之先河。生石膏乃大寒之品，可以清阳明之热，除烦止渴兼滋肺润燥；知母、石膏相须为用，达到清热生津功效，上清肺可泻火，下润肾可滋阴；方中粳米、甘草和中益胃，调和诸药，防知母、石膏大寒伤中。调胃承气汤为张仲景治疗消中另一方剂，消中因为胃热内盛，热能消食化谷，故多食善饥；肠胃热结，故大便坚硬。此外，当有口干舌燥、渴欲饮水、脉滑数、苔黄燥等症状，治宜清胃泻火。方中大黄清胃泻火，芒硝软坚通便，甘草调胃和中，全方善解消中多食善饥症状，突破了《黄帝内经》重"消"轻"渴"之说。张仲景对消渴的脉证、治法、方药等做出具体的论述，书中许多处方成为治疗消渴的经典名方，流传至今，对后世医家认识消渴可谓大有裨益[4]。

（三）李杲

李杲是金元四大家之一，补土派的代表人物。他在其传世名著《兰室秘藏》中单列"消渴门"，不仅系统总结了在其之前医家对消渴病机和辨治的认识，并根据自己的临证经验，详细记载了消渴的症状和并发他证的不同症状，提出了独到的治疗方药，对今天的临床仍然具有重要的指导意义。

在对消渴发病的认识方面，李杲在《兰室秘藏·消渴门》中提出"手阳明大肠主津，病消则目黄口干，是津不足也；足阳明胃主血，热则消谷善饥，血中伏火，乃血不足也"。这段话是基于《黄帝内经》里"二阳结"的进一步发挥。消渴的发病与手阳明大肠经的"津不足"和足阳明胃经的"血不足"相关。这里的"血中伏火"涉及著名的"阴火"理论。李氏的阴火理论基于火与元气不两立学说而来。"既脾胃气衰，元气不足，而心火独盛。心火者，阴火也。起于下焦，其系击于心，心不主令，相火代之；相火，下焦胞络之火，元气之贼也。火与元气不两立，一胜则一负。脾胃气虚，则下流于肾，阴火得以乘其土位"（《脾胃论·饮食劳倦所伤始为热中论》）。这里提的"心火"即阴火，是下焦离位之火，与元气不两立，为元气之贼，当阴火盛的时候，元气已经亏虚。阴火的产生，由多种因素导致，"饮食失节，及劳役形质，阴火乘于坤土之中""夫阴火之炽盛，由心生凝滞，七情不安故也"（《脾胃论》），可见饮食不节、劳役过度、七情内伤均可致阴火产生。消渴多由多食肥甘厚腻引起，湿热内生，脾阳受损，胃阴不足，谷气不升，元气生化乏源，水谷精微不化，水湿不运，困阻下焦，肝肾之气升腾受阻，遏郁血中，日久致"阴火上冲"。但从病机来讲，根本原因在于元气不足。生理上，元气主生发，上温心肺，下养肝肾。若饮食劳倦损伤脾胃，元气生发不足，清阳下陷，则谷气不升，上不能温煦心肺，下则引动肝肾阴火，即龙雷之火，其性得湿则焰，遇水而燔，水湿困扰，必致阴火炽盛，上乘阳位。中气不足致气火关系失调是阴火产生的基本病机。阴火是脾胃虚弱的病理产物，亦是消渴病程中新的致病因素。消渴病程较长，病情复杂，极易引发变证。李杲认为"血中伏火"乃血之病。"荣气不营，阴火炽盛，是血中伏火日渐煎熬，血气日减"（《内外伤辨惑论》）。阴火伏于脉络，郁久煎灼阴液，炼液为浊，凝血成瘀，日久化生痰饮、瘀血、浊毒等诸多病理产物，损伤脉络，变生诸证[5]。

基于提出的"阴火"理论，《脾胃论·饮食劳倦所伤始为热中论》曰："惟当以辛甘温之剂，补其中而升其阳，甘寒以泻其火则愈矣"，这就是著名的升阳泻火之法。治疗上首先要重视脾胃与元气，脾阳升，元气充沛，则阳升火必降；脾气衰，元气消，则阴火上乘，他提倡以辛甘温之品升发脾胃阳气，以甘寒之品泻阴火。阴火除了泻之外，还要注意散，阴火郁于下焦，伏于血中，当"郁则发之"，他尤其用升发疏散之风药升阳散火。具体在治疗上，李杲以补益脾胃元气、升阳泻火、散瘀降浊为治疗法则，创立了和血益气汤、当归润燥汤、甘草石膏汤等方流传后世，影响深远。其在用药上，除了以甘温苦寒、甘寒之品补益元气、清热生津外，还以红花、桃仁、当归等活血化瘀润燥，杏仁肃肺润肠以降浊，达到标本兼顾之目的。

（四）朱震亨

朱震亨通过师承罗知悌，汲取刘完素、李杲、张从正三家火热论、脾胃论、攻下论之学术精华，提出"阳有余阴不足论"和相火论，被后世尊为滋阴派之始，与刘完素、李杲、张从正并称金元四大家。在消渴的认识上，他的最大贡献就是正式提出"三消"学说。《丹溪心法·消渴》中正式提出了上消、中消、下消之名，"上消者，肺也，多饮水而少食，大小便如常；中消者，胃也，多饮水而小便赤黄；下消者，肾也，小便浊淋如膏之状，面黑而瘦"。

朱震亨把自己的学术思想"阳有余阴不足"用于对消渴的认识中。他认为"气实血虚，阳余阴亏"是消渴的发病基础。阳常有余主要指气实、火甚为主。阴常不足主要指津血不足。而二者产生的原因有三：一是恣意淫欲，耗伤真精；二是饮食不节，嗜好甘肥腥膻食物；三是服食丹砂玉石。三者交合作用，导致脏腑生热，炎火上熏，津液干焦，渴饮水浆而不能自禁，加上相火妄动，更易致人体阴液过度消耗，阴津更易亏乏。上消者，当火甚于上为膈膜之消，病则舌上赤裂，大渴引饮。中消者，当火甚于中则为肠胃之消，病善饮者，自瘦自汗。下消者，当火甚于下则为肾消，病则烦躁，大小便淋浊如膏油之状。

朱震亨汲取了李杲《脾胃论》的思想，同时重视疾病的脾胃作用，且十分重视通过脾胃敷布阴津来达到滋养阴液的目的。《丹溪心法·消渴》云："热蓄于中，脾虚受之，伏阳蒸胃，消谷善饥，饮食倍常，不生肌肉。"他认为消渴的发生，脾胃亏虚是主要内因，在人的生长壮老整个过程中，脾胃之气均发挥不可替代的作用，"女子十四岁而经行，是有形之后，犹有待于乳哺水谷之养"（《丹溪心法》）；《格致余论·养老论》指出"夫老人内虚脾弱，阴亏性急"。脾居中，属于阴土，具有坤静之德和乾健之运，是心肺肝肾滋养来源，且脾居中间调动，五脏六腑功能才能正常发挥，使心肺之阳降，肾肝之阴升，阴精得升，阳气得降，互相交融，阴阳平衡。胃气，人之所赖以为生者也，对于胃的功能特点，他特别强调胃的"清和"，胃主受纳水谷，须保持清和，才能运转正常。七情内伤，六淫外侵，饮食不节，房劳致虚，导致脾土之阴受伤，转输之官失职，胃气同时受到影响，虽受谷而不能运化，导致阳自升，阴自降，而成天地不交之否[6]。

（五）张介宾

张介宾为明代的温补大家，对消渴有着独到的认识，《景岳全书》是其代表作，集中反映和体现了其学术思想和临床经验。在综合了巢元方、陈无择、张洁古、李杲等医家"三消火证"观点后，他根据临床观察和总结，提出消渴多虚的观点。

《景岳全书·三消干渴》集中体现了他辨治消渴的经验。对中消的论治，张氏指出患中消的人，多食善饥，但不长肌肉，反而日渐消瘦，是病在脾胃，病机为胃火炽盛。然而与前辈医家认识有所不同，他提出火有实火、虚火之分。实火者，为邪热有余，如果中消证属胃火上炎，纯实无虚者，症状可见易饥多食、渴喜冷饮、牙龈肿痛、口臭心烦等。虚火者，为真阴不足，如证属水亏于下、火炎于上的中焦虚火证，症见消谷善饥、烦热易渴、潮热不退、头痛、口燥咽干。张介宾根据自己的治疗经验，指出前人论治中消的疏漏，他认为古法以调胃承气汤及三黄丸之类治疗中消是不适宜的，因为中消者善饥，可知内无停积，既无停积，则只宜清火，不应攻下，除非大便干结不通才用。中焦实热证治以三补丸（黄连、黄芩、黄柏），或玉泉散（生石膏、甘草），或白虎汤及抽薪饮（黄芩、石斛、木通、栀子、黄柏、枳壳、泽泻、细甘草）。他在《景岳全书·饮食卷》中还认为善食而瘦的人，多因有火，治疗此脾胃实火证，当察火之微甚，如属微火，则用生地黄、芍药、牡丹皮、沙参、麦冬、石斛、竹叶、地骨皮、黄芩、知母、细甘草等；如属火甚，则用石膏、黄连、栀子、黄柏、龙胆草、苦参等。中焦虚火证，张介宾认为宜玉女煎主之，亦可选用加减一阴煎治之。玉女煎为张介宾所创方药八阵中寒阵的一首名方，用于治疗水亏火盛，六脉浮洪滑大，少阴不足，阳明有余等证。后人[7]分析张介宾治疗消渴用药的规律，发现在药物归经上入脾、胃经的药物最多，其次是肺、大肠经和肾、膀胱经。入脾、胃经的药物占总用药的23.9%。在药性上使用最多的是性温的药，占总用药的40.1%，其次是性寒的药，占30.1%，体现了温补和清热的治法。

（六）费伯雄

费伯雄是清末江南名医，是孟河医派的奠基人。费伯雄学术思想的特点为和缓之学，正如其在《医醇賸义·自序》中言："欲再发刻，以大畅和缓之风。"对其他医家提出的理法方药，同理师其法、用其长，这就是所谓的"和法缓治"。例如，对朱震亨，他学习其养阴之法，却也认为需注意知母、黄柏、龟板等阴寒腥浊性味损伤"脾胃生长之气"；学习李杲的益气健脾之法，也没有"动辄升、柴"。

在消渴治疗方面，费氏提出独到的见解。消渴分为上消、中消、下消，一般对应采用润肺、清胃、滋肾治法，而费氏分别佐以渗湿化痰、润燥化痰、少参渗利[8]。治疗上消，用的是逢原饮，用二冬、北沙参、胡黄连、石斛、玉竹、麦冬清肺热养肺阴，陈皮、半夏、茯苓取二陈汤之意燥湿化痰，南沙参养阴化痰，贝母润燥化痰，蛤粉清热化痰。对于中消，用的是祛烦养胃汤，除了用石膏清胃火，石斛养阴清肺，也用陈皮、半夏、茯苓、南沙参化痰。治疗下消，用的是乌龙汤，以天冬清肺滋肾，料豆体润生津，并以茯苓、泽泻、车前济生肾气，渗利水湿。为何其治疗消渴喜用化痰之法呢？《素问·阴阳应象大论》言："壮火食气"，火盛可伤阴，火盛还可伤气，气行水行，气伤则湿停。另又阴伤则燥，津液受火灼则聚为痰，燥更助生痰，胃火消灼之力更甚，故言"痰入胃中，与火相乘，为力更猛"(《校注医醇賸义》)。费氏认为消渴病机除了燥,还有湿的存在。石寿堂释言"燥郁则不能行水而又夹湿,湿郁则不能布精而又化燥",燥湿并见成为火邪生痰、伤阴恶性循环的基础。这就是费伯雄之所以上消、中消用茯苓淡渗水湿,陈皮、半夏燥湿化痰,南沙参润燥化痰的原因。费伯雄在《医方论》评麦门冬汤中的半夏时说:"入温燥药中则燥用,入清润药中则下气而化痰,胃气开通,逆火自降",也对消渴善用化痰湿做了解释。

二、近现代医家对消渴补土理论的认识

(一)张锡纯

张锡纯,是我国近代中西汇通学派的代表医家。其承古创新,衷中参西,阐述医理,创制新方,为现代中西医结合治疗糖尿病提供了宝贵经验。他在《医学衷中参西录·治消渴方》开门见山地指出"消渴,即西医所谓糖尿病,忌食甜物"。彼时西医已阐明糖尿病之发病机制为胰腺功能缺陷,张锡纯在此启发下,溯本求源,寻找到扁鹊在《难经》中描述的"脾有散膏半斤",为脾之副脏,名曰"膵",因其"尾衔接于脾门,其全体之动脉又自脾脉分支而来,故与脾有密切之关系",并认为膵即相当于西医之胰腺[9];提出"起于中焦而极于上下"的理念,更是强调了膵脏及脾脏所在的中焦是消渴发病的根本位置;认为消渴的产生,首先是由于膵脏病变酿生甜味,由水道下陷,故产生尿糖,继而膵病累及于脾,致脾气不能散精达肺,则津液少而口渴,而后肺不能通调水道下输膀胱,则小便无节,终致多尿。

张锡纯治疗消渴特别强调升大气、助元气的治疗理念,认为中气随大气下陷、中焦气化不足、气不生津,是导致消渴发生的病因。在用药物治疗消渴时强调气的不足。其消渴名方"玉液汤""滋膵饮",皆重用黄芪。玉液汤,药用生山药、生黄芪、知母、生鸡内金、葛根、五味子、天花粉,以生黄芪配葛根升补元气,佐以生山药、知母、天花粉滋阴,生鸡内金助脾胃,五味子酸收固肾,诸药合用,形成土生金、金生水之势,肺、脾、肾三脏同调,阳升阴降,云行雨施,津液得布,消渴得除。又拟滋膵饮,药用生黄芪、生地黄、怀山药、山萸肉、生猪胰子,以生黄芪助脾气上升,散精达肺,生地黄、山萸肉、怀山药三药,补肾阴、固肾关、健脾润肺,又加生猪胰子以脏治脏。

张锡纯治疗消渴,提出"须细为斟酌",仔细辨别而治疗:一者,若脾胃蕴有实热,右部之脉滑而且实者,可用调胃承气汤下之;二者,对于多食易饥,一时不食,即心中怔忡,且脉象微弱者,系中气下陷证,宜用升补气分之药,而佐以收涩之品与健补脾胃之品,应该用张锡纯自创的升陷汤,不可误用承气类泻下;三者,若脾胃湿寒,脉微弱迟濡者,可投以四君子汤加干姜、桂枝尖;至于湿热郁于中焦而作消渴者,当用苍柏二妙散、丹溪越鞠丸,此其四也。

（二）施今墨

施今墨是北京四大名医之一、中西医结合卫生事业倡导者，一生在为中西医如何结合以更好地服务人类健康而奔走。早在 20 世纪 30 年代，施今墨先生即开始倡导中西医病名统一，用西医疾病分类学的方法作为诊断标准，同时强调中医异病同治、同病异治理论，认为用中医辨证的灵活性加上西医诊断的标准化，能在临床上创出一条中西医结合、集中西医各自优势的新方法。《祝选施今墨医案》，"血液及物质代谢系"即出现了糖尿病的病名，指出中医范畴的消渴对应的是西医学的糖尿病。

西医认为糖尿病是胰腺胰岛素分泌不足所致。在中医理论体系，胰腺并非属于五脏六腑，但可归属脾胃之功能。因运化、吸收代谢均与脾的功能相关，因而施老治疗糖尿病，多把重点放在治脾上。施老吸纳易水学派、东垣学派观点，强调脏腑虚损理论，认为糖尿病多食而瘦、多饮、多尿等主要症状均与脾胃有关。此外，施老尤其重视李中梓"肾为先天之本，脾胃为后天之本"之说，在临床中非常强调对脾肾的培补。用药上施老非常注重脾胃正气的调护，强调清火时不可一味应用甘寒、苦寒滋阴泻火，不然会令脾胃受损，中焦不运，造成气虚更趋严重，病情迁延不愈。

施老善用药对，其治疗糖尿病常用的药对也体现了补土的思想。施老健脾常用黄芪、怀山药药对，黄芪甘温，补气升阳，鼓舞胃津上升，又能统摄下元气化；怀山药甘平，补脾益肺，养阴生津；黄芪偏于补脾阳，怀山药偏于补脾阴，二者伍用，一阳一阴，阴阳相合，相互促进。另一个著名药对为苍术、玄参，苍术辛苦温，入脾、胃二经，燥湿健脾；玄参甘苦咸寒，入肺、肾二经，滋阴降火，清热解毒。苍术性辛燥，伍元参可以制其偏而展其才，二者相伍，既能健脾，又可以滋阴。有医家认为苍术辛燥，容易伤阴，不敢在消渴中用之，但施老治消渴，每于甘寒、苦寒药味之中佐以辛润芳香之品[10]。

（三）吕仁和

国医大师吕仁和教授从医 50 余年，曾师从施今墨、秦伯未等诸多名医，在糖尿病的研究领域中治学甚多。他主张对糖尿病及其血管并发症进行分期辨证治疗；总结了针对糖尿病及其并发症的"二、五、八"综合防治方案；在传统中医辨证方法基础上，建立了"六对论治"辨证方法；创建了临床用于指导糖尿病患者进行长期、有效治疗的"三自如意表"。

吕老将消渴分为脾瘅、消渴、消瘅三期[11]。脾瘅期除了糖尿病前期，还包括代谢综合征；消渴期指糖尿病发病期；消瘅期类似糖尿病并发症和伴发病期。吕老认为脾瘅期疾病的病因与多食"甘美"食物有关，病位在脾，病机为多食导致"五气之溢"，五谷精微过盛而充溢肌体，临床表现为肥胖及机体多项内分泌代谢指标异常增高。干预措施可通过控制饮食，加强运动，达到减肥、恢复健康的目的。脾瘅不愈则进一步发展为消渴，消渴期的病因与甘满、内热、陈气有关，病位在心和脾，病机特点为甘气上溢，根本在于脾胃运化机能失调，其临床表现可以为"陈气"引发的多种症状：口干口渴、消瘦乏力、烦躁抑郁，甚至因高血糖引发的糖尿病酮症酸中毒、糖尿病非酮症高渗性昏迷等。这一阶段的治疗原则应以减甘满、清内热、除陈气为主。消渴久病则发展为消瘅，不同并发症出现的原因与各个脏腑的脆弱程度有关，先天脆弱之脏容易更早出现病变，而脾脆是五脏脆的重点，治疗上应标本兼顾，补脆弱之脏器，同时在活血化瘀基础上采用散结消聚、通脉活血之法。

吕老认为消渴发病始于过食肥甘厚味，故治疗期间需要非常注意饮食，他提出要辨证施膳。如脾胃湿热证，推荐薏米粥、白萝卜、茴香、冬瓜等；肺胃实热证，推荐小米绿豆白萝卜粥。

（四）仝小林

仝小林教授为国家重点基础研究发展计划（973 计划）项目首席科学家，致力于研究糖尿病数十年。通过研读经典、流行病学调查，仝小林提出糖尿病以中焦胃热为核心病机，此与《黄帝内经》提出的消渴"二阳结"病机相符。他的扶土理论在于清解中焦胃热，使热退则消谷减，火退则消渴愈。他突破传统"消渴"理论的局限，创建了以开郁清热法为核心的糖尿病分期辨治理论体系。

治疗糖尿病，黄连的使用充分体现了开郁清热的治疗法则。仝教授擅长使用黄连降糖，最高剂量可达 120g，降糖效果明显，因黄连运用频繁，用量大，有人亦将其称为"仝黄连"。历代医家治疗消渴用黄连者不少，近年来对黄连及其复方的药理研究也较多，然而在临床上，由于黄连的大苦、大寒之性使黄连尤其是大剂量应用并未在糖尿病治疗中得到广泛使用，而仝教授对黄连却能运用自如。他认为中焦郁滞，情志不畅，导致中焦胃热是糖尿病发生的根本。黄连苦寒，入心、脾、胆、胃、大肠诸经，清泻中焦胃热及诸脏之热，使热退则消谷减，火退则消渴愈，势除则可防止热耗气阴，从而阻断糖尿病的进一步发展。仝小林教授在临床运用黄连时尊崇《伤寒论》本源剂量，一般为 15～60g，最大使用剂量可达 120g，可较好地缓解症状，降低血糖。

仝教授将糖尿病的发展过程归纳为郁、热、虚、损四个阶段，临床可根据糖尿病的发展阶段及患者症状，合理配伍，随证施量，全程可使用黄连。食郁者，可黄连配伍厚朴、大黄、枳实，黄连量宜小，重在消导开食郁。在热的阶段，肝胃郁热者，可黄连配以黄芩、柴胡、枳实、大黄、半夏等清泻肝胃郁热；痰热互结者，可黄连配以半夏、瓜蒌仁清化痰热；胃肠结热者，可黄连配伍大黄、枳实、厚朴而成大黄黄连泻心汤、承气汤；胃肠湿热者，可黄连配伍葛根、黄芩而成葛根芩连汤，清利胃肠湿热，黄连量宜大，重在泻热养阴。病程日久，脾虚胃滞时，可黄连配伍黄芩、半夏、干姜等而成泻心汤类方，辛开苦降，运脾理滞；火热伤气者，可黄连配伍知母、石膏、人参等益气生津，此阶段可根据虚实情况适当调整黄连用量，勿犯虚虚实实之戒。

（林玉平）

第二节　补土思想与肥胖

　　中医学对肥胖症的认识可追溯至很早的年代。有关肥胖症的描述，在古代文献即有记载，如《礼记》曰："肤革充盈，人之肥也。"由于肥胖与饮食密切相关，而饮食与脾胃关系密切，故而古今医家重视从脾胃论治肥胖。

一、古代医家对肥胖补土理论的认识

　　《素问·通评虚实论》曰："甘肥贵人，则膏粱之疾也。"《素问·奇病论》云："此肥美之所发也，此人必数食甘美而多肥也，肥者令人内热，甘者令人中满……"《灵枢·逆顺肥瘦》云："其气涩以迟，其为人也，贪于取与。"《素问·痹论》有"饮食自倍，肠胃乃伤"之说。当时已然提出肥胖是因为多食肥甘厚味引起的。多食则脾胃过载，容易受伤，脾胃既伤则水谷不能化为精微物质，反而变生痰湿，停滞体内，日久遂成肥胖。

　　《灵枢·卫气失常》将肥胖者分为三种类型，"人有肥有膏有肉。黄帝曰：别此奈何？伯高曰：䐃肉坚，皮满者，肥（脂）。䐃肉不坚，皮缓者，膏。皮肉不相离者，肉""膏者，多气而皮纵缓，故能纵腹垂腴""肉者，身体容大""脂者，其身收小"。这里描述了"脂人""膏人""肉人"三种人，是古人对肥胖症的最早分型原则，至今仍有临床指导意义。膏人，脂肪主要分布于腹部，苹果型身材，为腹型肥胖。脂人，脂肪均匀地分布全身，形体肥胖，虽肥而腹部并不显得特别大，总体肥胖度较膏人为大，为均匀性肥胖。肉人，以肌肉盛壮为主，形体肥胖，肥而壮盛，上下均肥，皮肉结实，是一种体重超常之人，其体重超过正常是肌肉发达所致，体内脂膏增加不多，严格意义上不算典型的肥胖。《黄帝内经》也指出先天禀赋与肥胖间的关系，按照金木水火土五行分为五种体质，如《灵枢·阴阳二十五人》云："土形之人……黄色，圆面，大头，美肩背，大腹，美股胫，小手足，多肉，上下相称，行安地，举足浮"，指出了土形之人形体多肥胖，脾胃属中土，提示肥胖与脾胃密切相关。

（一）李杲

　　李杲认为肥人与脾胃禀赋之盛衰有关，《脾胃论》曰："阴之所和，本在五味；

阴之五官，伤在五味。至于五味，口嗜而欲食之，必自裁制，勿使过焉，过则伤其正也。"他认为肥胖有几种类型，一者"脾胃俱旺，则能食而肥"，素体脾胃功能偏盛者，其食欲亢进，食量过大，超出脾的运化能力，脾运不及，水谷精微停滞，可导致水湿、痰湿、膏脂留着脏腑，积聚肌肤形成肥胖；二者"脾胃俱虚，则不能食而瘦。或少食而肥，虽肥而四肢不举，盖脾实而邪气盛"，进食虽甚少，然脾气虚弱，运化不足，故仍肥胖，此亦先天易胖体质之属。

（二）张从正

金代张从正在《儒门事亲·酒食所伤》中云："夫膏粱之人，起居闲逸，奉养过度，酒食所伤，以致中脘留饮。"他认为引起肥胖的原因包括运动过少、多饮多食。运动过少则气流不足而滞，气滞则脾胃功能受制，又饮食过载，使脾胃受损加重。脾主运化水湿，脾运不足则水液停留，为痰为饮。

（三）朱震亨

元代朱震亨在《丹溪心法·中风》中说："肥白人多痰""肥人多痰饮"，成为肥胖者痰湿体质的经典表述。他提出肥人痰湿有两种，相应治法亦不同。一种为中气不虚，湿热在里，治疗上应清热利湿，宜多用苍术、茯苓、滑石。另一种是肥白之人，沉困怠惰，有气虚之症，宜用苍术、白术、人参、半夏、草果、厚朴。总之，湿热实证者，治疗上宜清热利湿，让湿热从上下分消；气虚寒湿者，则需要健脾燥湿。

（四）张介宾

明代张介宾提出肥胖者多为气虚证。《景岳全书·非风》云："何以肥人反多气虚……肥人者，柔胜于刚，阴胜于阳者也。且肉以血成，总皆阴类，故肥人多有气虚之证"，强调了肥胖者需着重调理脾胃，皆因脾为生气之源。

（五）陈士铎

清代陈士铎在《石室秘录·肥治法》中指出：肥人多痰，病机为气虚无力、痰湿内生，治法是补其气、消其痰，认为肥胖的病机为气虚痰湿，当采用补气利湿化痰的治法，常用以下药物：人参、白术、白茯苓、薏苡仁、山茱萸、枸杞子、五味子、白苏子、砂仁、益母草等。

（六）张志聪

清代张志聪在《黄帝内经素问集注·五脏生成》指出：脾主运化水谷之精，以生养肌肉，故主肉，所以主一身之肥瘦，认为肥胖、消瘦均与脾的功能有关。

可见，古代医家已然认识到肥胖的产生与先天禀赋、饮食不节、脾胃虚弱相关，关键环节在于脾胃运化。

二、近现代医家对肥胖补土理论的认识

现代中医医家继承了古代医家的思想，认为肥胖症是由于遗传因素、过食肥甘、久坐久卧、少劳等因素使机体气虚血滞、痰湿偏盛而导致身体肥胖、超重。

（一）李振华

李振华教授认为肥胖的病位主要在脾，以脾失健运，聚湿生痰为主要病机[12]。造成单纯性肥胖症的主要原因是饮食不节、嗜食肥甘、脾胃损伤、情志失调、劳逸失度等。从脏腑辨证而言，肥胖多责之于脾脏，患者多见头沉胸闷、恶心、疲劳、腹部胀满、四肢沉困等症状。李教授在多年临床经验的基础上，对于脾胃气虚，痰湿阻滞型肥胖，自拟经验方健脾豁痰汤，基本组成为白术、茯苓、泽泻、玉米须、半夏、厚朴、砂仁、广木香、山楂、鸡内金、橘红、郁金、九节菖蒲、甘草。

（二）尹清波

尹清波等以瘦身调脂胶囊治疗单纯性肥胖，以益气健脾，化痰降浊调脂为主要治则，配方中以茯苓、薏苡仁、陈皮、山药健脾利水渗湿；黄芪、灵芝益气补虚；决明子、栀子清热泻火，清利湿热；生山楂醒脾消食，活血散瘀；火麻仁润肠通便，减少脂肪吸收；甘草调和诸药，健脾和中。她开展了随机对照临床研究，治疗组给予瘦身调脂胶囊，对照组给予曲美胶囊，疗程2个月，结果显示瘦身调脂胶囊与曲美胶囊都有较好的减肥作用[13]。

（三）李跃华

李跃华等应用乌龙胶囊治疗单纯性肥胖。乌龙胶囊具有健脾益气，清热利湿的作用，主要成分为党参、白术、何首乌、土鳖虫、乌龙茶、荷叶等。他们将乌龙胶囊与芬氟拉明进行对照研究。通过对104例病例的观察，乌龙胶囊组有效率达92%，可减轻体重，降低体重指数，缩小腹围、臀围，降低皮下脂肪厚度，并且经人体成分分析，乌龙胶囊不减少水分含量，不减轻肌肉重量，作用均优于对照组芬氟拉明[14]。

综上，在对肥胖的认识上，古今医家比较一致，中土脾胃与肥胖的发生有密切联系，治疗肥胖多从调理脾胃入手，实证者清热利湿为主，虚证者健脾燥湿为主。

（林玉平）

第三节　补土思想与痛风

痛风为内分泌科常见病，在中医古籍归属"痹证""历节病"等范畴，经过数千年的发展，中医药治疗痛风已经形成较为完备的理法方药治疗体系。由于认识到湿与痰是痛风的重要发病因素，脾主运化水湿，脾为生痰之源，故医家治痹证历来重视脾胃功能，不论实痹、虚痹、顽痹，只要脾胃健旺，则疗效明显，预后较好。正所谓"脾胃强健则五脏六腑俱旺，气血充盈则筋脉关节得濡润，四肢肌肉有所享受也"。

一、古代医家对痹证补土理论的认识

《黄帝内经》没有明确提出痛风的病名，但对痹证的病因、证候分类及预后转归做了详细的论述，对后世医家治疗痛风有指导性的作用。《素问·痹论》将痹证分为三类："风寒湿三气杂至，合而为痹。其风气胜者为行痹，寒气胜者为痛痹，湿气胜者为着痹也。"这种分类法同样适用于痛风，感受外风、寒气、湿气是主要发病因素，疼痛部位游走不定者为行痹；遇寒加剧，得温痛减者为痛痹；肿胀明显，有沉重感者为着痹。《素问·痹论》还提出痹证与脏腑的关系及其转归，"故骨痹不已，复感于邪，内舍于肾。筋痹不已，复感于邪，内舍于肝。脉痹不已，复感于邪，内舍于心。肌痹不已，复感于邪，内舍于脾。皮痹不已，复感于邪，内舍于肺"。《黄帝内经》认为痹证的发病原因以外因为主，日久内舍于五脏，损伤脏腑功能。其对痛风病因的初步探讨，为后世医家研究本病奠定了基础。

（一）张仲景

东汉张仲景对痹证有进一步深入的认识。他首次提出"历节病"的病名，"汗出入水中。如水伤心，历节，黄汗出，故曰历节"。在《金匮要略·中风历节病脉证并治》中张仲景对历节病的症状、病因病机、治法方药做了详细论述。"身体羸瘦，独足肿大，黄汗出，胫冷，假令发热，便为历节也"，描述了足部肿胀，发热的症状，与痛风非常类似。他还认识到饮酒是重要的发病因素，"盛人脉涩小，短气自汗出，历节疼，不可屈伸，此皆饮酒汗出当风所致"。较之《黄帝内经》，对病因的认识不仅仅局限于外因，还认识到饮食不节、肝肾不足也是痹证的病因。治疗上，张仲景提出两个著名的方剂，一个是桂枝芍药知母汤，"诸肢节疼痛，身体尪羸，脚肿如脱，头眩短气，温温欲吐，桂枝芍药知母汤主之"；另外一个是乌头汤，"病历节不可屈伸，疼痛，乌头汤主之"。两个方剂至今仍为临床所广泛应用。

（二）王焘

唐代王焘对痛风有独特的认识，把痛风急性发作期命名为白虎历节。《外台秘要·鬼神交通方四首》提出："白虎病者，大都是风寒暑湿之毒，因虚所致，将摄失理……"王焘认为痛风起病正虚为主要因素，脏腑虚弱，导致热毒内生，灌注于关节所致，"热毒瓦斯从脏腑中出，攻于手足，则热赤肿疼痛也"。白虎历节一般在足趾、手指发生，十二经均有井荥输经合五输穴，内生的热毒循经可至肢体末端。

（三）朱震亨

"痛风"的病名是朱震亨在《格致余论》中首次提出的。他在《丹溪心法·痛风》中说："痛风而痛有常处，其痛处赤肿灼热，或浑身壮热""骨节疼痛，昼静夜剧，如虎啮之状"。这与现代痛风患者的临床特征颇为相似。在病机认识上，他认为痛风发生主要是先有血热，后再感受风、寒、湿气，寒热相搏，导致湿痰阻滞经络，不通而通。血热受寒，污浊阻络为主要病机。古人并不明确因高血尿酸及尿酸结晶在组织中沉积而导致痛风发作，仅将其病因笼统地称为"污浊"。治疗上，朱震亨强调根据不同体质立方。如果是肥人，考虑是风湿与痰饮流注经络，药物多选择南星、半夏燥湿化痰止痛。如果是瘦人，一般合并血虚，可用四物汤加防风、羌活以养血祛风。如果是瘦人且性情急躁，考虑血热，采用四物汤加黄芩、酒炒黄柏清热凉血。此外，朱震亨强调除服用药物外，也特别强调饮食注意事项，"肉属火，大能动火，素有为盛者，小水不能制"。痛风患者应少食肉，食肉过多容易脾胃湿滞，久则化热，水不制火，痛风发作。

明清医家在前辈医家的观点上多有发挥。受《丹溪心法》启发，李梴在《医学入门·痛风》中说："形怯瘦者，多内因血虚有火；形肥勇者，多外因风湿生痰。"尤怡在《金匮翼·热痹》中曰："热痹者，闭热于内也……腑脏经络，先有蓄热，而复遇风寒湿气客之。"在治疗方面，李中梓在《医宗必读·痹》中对痹证的治疗原则做了很好的阐明，他提出治疗行痹以散风为主，加入补血药物，治风先治血，血行风自灭，配合散寒利湿；治疗痛痹，当以散寒为主，以补火之剂，非大辛大温，不能释其寒凝之害也，同时兼顾疏风燥湿；治疗着痹，以利湿为主，以补脾补气之剂，盖土强可以胜湿，而气足自无顽麻也，同时配合祛风解寒。他强调不管是行痹、痛痹、着痹均需利湿，水湿均由脾虚运化不足而生，补益脾气后，土能制水，自可以胜湿。

二、现代医家对痹证补土理论的认识

现代医家对痛风的病因病机研究不断深入，认识也有所发展，不少临床医家在继承前人学术经验的基础上，通过大量临床实践及科学研究，对痛风的病因病机、中医证候特点，在辨证论治基础上提出了许多有益的见解与认识。调理脾胃的治疗也进一步受到众多医家的重视。

（一）路志正

著名国医大师路志正教授非常注重临床经验的整理提高和理论著述，在数十年从医中形成了"持中央，运四旁，怡情志，调升降，顾润燥，纳化常"系列的调理脾胃学术思想[15]。在对痛风的认识上，路老认为饮食失调，损伤脾胃是痛风发病的关键因素，而脾胃失调是慢性痛风反复不愈的症结所在[16]。所以调理脾胃是痛风的治本之道，"脾胃一调，则周身气机皆调；脾胃一健，则五脏六腑俱健"，此为"持中央以达四旁"之理。路老认为痛风急性期以邪实为主，湿热、痰、瘀为标实，可用清热祛湿、活血祛瘀、化痰通络之法治之。慢性期正虚邪实，脾肾亏虚，痰湿阻络，当标本同治，以健脾化湿、补肾通络、疏风定痛为法。治疗慢性痛风注重调理脾胃，务使脾气得健、水湿得化，常用方剂如防己黄芪汤、三仁汤、藿朴夏苓汤、平胃散等。脾虚湿盛、水肿困重者，重用黄芪、苍术、薏苡仁，可加萆薢、木瓜、蚕沙等；中焦湿阻、脘闷纳呆者，可加藿香、苏梗、荷梗以芳香理气化湿。

（二）邓运明

邓运明教授是全国名老中医，他认为痛风的基本病机以脾胃失和为本，湿热痹阻为标。痛风发作大都与饮食不节密切相关，除有各个关节红肿热痛等症状之外，还可伴有神疲乏力、脘腹胀闷、胃纳不佳、便溏、口中黏或口干不欲饮、苔腻、脉细滑等脾胃虚弱证候。他认为痛风发作期须在清化湿热的同时，配以益气健脾之法以标本兼顾；而在缓解期与间歇期应着重益气健脾为主，清热化湿为辅，强调审证求因，辨证论治，治病求本，可使得脾胃健运而湿热自除。对于急性发作期患者，治以清热化湿，益气健脾，自拟痛风清消汤（白术15g，苍术15g，薏苡仁15g，黄柏10g，牛膝10g，白豆蔻15g，金钱草15g，车前草15g，徐长卿15g，土茯苓30g，重楼15g，萆薢15g，蒲公英15g）；缓解期，治则为益气健脾，兼以利湿化浊，方可标本兼治，方药在痛风清消汤的基础上去徐长卿、重楼、黄柏、蒲公英等清热解毒之品，加用黄芪15g，党参15g，陈皮15g健脾益气为基本方[17]。

（三）张琳琪

张琳琪教授认为治疗痛风应从脾肾入手；提出痛风的病机为湿热瘀阻，脾胃受困，病至后期可致肾虚精亏，骨疏正伤。湿为标，是痛风发生的主要因素；湿为阴邪，但若恣意饮酒、多食肥甘厚腻，将导致湿从热化，蕴结在里，从五脏六腑入经络，发于肢体而成痛风[18]。在痛风急性期，张教授提倡治疗宜清利湿热，佐以活血通络，急则治标缓解疼痛，重用白虎汤伍以薏苡仁、猪苓等清热利湿，便秘者加大黄、芦荟泻下通利。对于缓解期，张教授认为本期热毒虽解，但湿邪未除，湿性黏滞，痹阻关节，缠绵难愈，治疗宜缓则治本，治则为益气健脾，兼以利湿化浊，方可标本兼治。此外，张教授常在临证中应用健脾益气之黄芪、山药、炒白术等，寓意脾气健旺以助肾气充沛。

综上，对痛风的认识，古今医家一开始着重于外因如外风、外寒、外湿引起为主，后来逐渐认识到饮食不节，脾胃虚弱是发病的重要因素，故而治疗上转以从中土去治疗调理。

（林玉平）

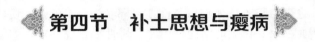

第四节　补土思想与瘿病

一、古代医家对瘿病补土理论的认识

瘿病是指以颈前喉结两旁结块肿大为主要临床特征的一类疾病。古籍中有称"瘿""瘿气""瘿瘤""瘿囊"等名者。现代医学以甲状腺发生肿大为主要临床表现，包括单纯性甲状腺肿、甲状腺功能亢进症、甲状腺炎、甲状腺腺瘤、甲状腺癌等。在古今医家对瘿病病因病机的不懈摸索中，痰湿逐渐被认为是最重要的病邪，而脾为生痰之源，治疗上可从脾胃入手。

先秦时期，考古发掘出来的甲骨文已有"瘿"的记载。《山海经》是先秦重要古籍，是一部综合各种知识的古籍，虽然不是一部医学专著，但里面却蕴藏着不少医学内容。书中记录了38种疾病，其中就载有"瘿"病，并且列举了"数斯""杜衡"等鸟兽植物，食之可以"已瘿""不瘿"，也就是说不仅可以治疗瘿病，而且可以预防瘿病。公元前2世纪的《吕氏春秋·季春纪》中说："轻水所，多秃与瘿人"，不仅记载了瘿病的存在，而且观察到"瘿"的发病与地理环境、水质密切相关。可见秦汉之前就有瘿病的病状的描述，说明该病与山水地理、饮食水土的关系密切；还记载了瘿病的治疗及预防方法，然而此时对瘿病的病机却未见论述，治疗上也是简单的单病单药。

晋代葛洪在《肘后备急方》中记载了运用海藻组方来治疗瘿病。该书中治瘿病的十个方中，九个以海藻为君，一个以昆布为臣使，海藻、昆布均为咸寒软坚之品，可见葛氏已认识到咸寒软坚的方法可应用于治疗颈前结块的瘿病，但却未详述其中病机。现代研究发现，这两种海产品富含碘，对碘缺乏引起的甲状腺肿大有益。

隋唐时代，对瘿病的论述逐渐增多，其中关于瘿病的病因病机论述、临床表现叙述、治疗方药记述等对现今甲状腺病诊治仍有参考意义。医家们根据瘿病的不同病因及临床特点，对瘿病进行分类。《诸病源候论》提出了三瘿说，将瘿病分为血瘿、肉瘿、石瘿。孙思邈在《备急千金要方·解毒杂治方》中将瘿病分为5种：石瘿、气瘿、劳瘿、土瘿、忧瘿。在病因方面认识到瘿病的发生与地域水土有关。唐代王焘在《外台秘要·瘿病方》中提到："长安及襄阳蛮人。其饮沙水喜瘿，有核瘰瘰，耳无根，浮动在皮中，其地妇人患之。肾气实，沙石性合于肾，则令肾实，故病瘿也。"除了地域水土，还认识到瘿病与情志抑郁有关，"瘿者由忧患气结所生"。在病机方面，一般认为在正气不足、情志不畅和居处饮水水质等因素作用下，肝郁不疏，脾失健运，脏腑功能失调，经络阻滞，导致气滞、痰凝等病理变化，生成的病理产物结于颈部，形成瘿病。古代的医学家们正是认识到了瘿病的发生往往与痰的凝聚有一定的相关性，所以才在治疗的过程中经常采用化痰软坚散结一类的药物，常用的药物有海蛤壳、海带、海藻、海粉、昆布、蛤蚧、海螵蛸等。

宋金元时期，对瘿病的认识更加丰富，尤其是金元四大家：刘完素、李杲、张从正、朱震亨，他们代表了这一时期医学理论发展的高峰，使瘿病的理论和医疗实践都有了新的发展。李杲的脾胃论，强调顾护脾胃的重要性，《脾胃论·脾胃胜衰论》曰："百病皆由脾胃衰而生也。"朱震亨提出的"百病中，多有兼痰"的理论，强调了"痰"这种体内病理产物的重要性，对治疗瘿病有很大启发。综合而言，致病因素虽然不同，但皆可影响脾胃功能，脾气不足，脾失健运，气血乏源，水液代谢失常，导致水谷、精微不化，津血不归正化，凝聚为痰，所以健脾益气，化痰消瘿是主要大法。《太平圣惠方·瘿气咽喉肿塞》提出瘿病宜早疗之，采用消散治法，并指出"咽喉中壅闷"是瘿的早期证候，认为皆是由脾肺壅滞，胸膈痞塞，不得宣通，邪搏于咽颈，故令渐渐结聚成瘿。

明清时期，各位医家对瘿病的认识不断补充和完善，使得瘿病的理论、病因病机、辨证分型、治疗方药等更加成熟，一方面，医家们对前人的瘿病辨治成果进行全面整理和总结；另一方面，不少医家还结合自己的临床经验和心得，在前人基础上做了进一步的发挥。清代吴谦在《医宗金鉴·瘿瘤》中进一步对五瘿进行深入研究，和五脏相对应而详述病机。例如，肉瘿对应与脾相关："脾主肌肉……肉瘿、内瘤，宜理脾宽中，疏通戊土，开郁行痰，调理饮食，加味归脾丸主之。"医家们认为痰瘀互结是瘿病的主要病机，除化痰以外，加强活血化瘀治疗。此外，除了痰，医家们还认为湿邪也是重要的病理因素。清代陈士铎在《石室秘录·碎治法》中曰："瘿不同，形亦各异，然皆湿热之病也。"明清时期在治法组方方面创制了许多治疗瘿病的方剂，如海藻玉壶汤、活血消瘿汤、十全流气饮等，至今临床仍为习用。陈实功在《外科正宗·瘿瘤》中将瘿病分为初期之实证和病久之虚证两大类，"已破流脓不止，瘤仍不消，宜健脾胃为主，佐以化坚……溃后瘤肿渐消，脾弱不能收敛者，补肾气、兼助脾胃"，提出除了化痰之外，还需要补益脾气。

二、近现代医家对瘿病补土理论的认识

现代医家对瘿病的认识沿袭古代，认为主要病机还是痰气交结。张洪海在《内消连翘丸治疗结节性甲状腺肿的临床观察》中提出肝郁不疏，脾失健运导致气滞

痰凝为其基本病机[19]。也有一些医家认为瘿病的发生以正虚为根本，其中汪洋认为本病表现是实证居多，但是正虚为根本。高天舒教授亦指出正气不足，脾气虚弱是瘿病的始发因素[20]。陈如泉教授也有相似的看法，认为正气亏虚为发病之本，正气亏虚，气血乏源，使气机不畅；病程长，缠绵难愈也可伤及正气[21]。唐汉钧在甲状腺结节的治疗中始终贯穿重视脾胃的学术思想，取法于四君子汤，常用党参、茯苓、白术、黄芪、红参等药物[22]。可见现代医家更加重视脾虚在瘿病发病过程中的重要性。

综上，历代医家在实践中不断加深对瘿病的认识。先秦时期认识到瘿病与水土、地理因素有关，以富含碘的药物进行治疗。隋唐时期的医家着眼于痰凝的病机，多以咸寒之药化痰软坚。隋唐以后的医家逐渐认识到脾胃气虚为发病的根本，重视调理脾胃。

（林玉平）

参 考 文 献

[1] 苏颖. 试述《黄帝内经》对易患消渴体质的认识及其启示[J]. 时珍国医国药, 2013, 24（10）：2484-2485.

[2] 程汉桥. 《内经》中有关消渴病的认识探析[J]. 山东中医杂志, 2000, 19（3）：134-135.

[3] 李瑞池. 从"二阳结谓之消"谈 2 型糖尿病的中医病机[J]. 辽宁中医杂志, 2006, 33（5）：545-546.

[4] 吴华英, 潘继兴, 邓文祥. 浅析仲景辨治消渴病思想[J]. 江西中医药大学学报, 2017, 29（5）：1-2.

[5] 李步满, 吴深涛. 李东垣阴火理论与消渴病治疗思路[J]. 河北中医, 2007, 29（5）：451.

[6] 沈堂彪. 朱丹溪脾胃观源流与特征初探[J]. 浙江中医药大学学报, 2016, 40（6）：431-432.

[7] 王丽娜, 韩兆忠. 《景岳全书》三消干渴用药规律分析[J]. 安徽中医学院学报, 2007, 26（2）：4-5.

[8] 曹松华. 费伯雄治疗消渴的经验[J]. 中医文献杂志, 2001, 3：38.

[9] 林上助. 张锡纯治疗消渴的学术特色探析[J]. 江西中医药, 2008, 40（2）：12-13.

[10] 李智, 齐铮. 从施今墨药对浅析消渴病病机[J]. 北京中医药, 2012, 31（1）：28-29.

[11] 傅强, 王世东, 肖永华, 等. 吕仁和教授分期辨治糖尿病学术思想探微[J]. 世界中医药, 2017, 12（1）：21-24.

[12] 徐彦飞, 刘津. 李振华教授治疗单纯性肥胖病经验[J]. 中华中医药杂志, 2011, 26（7）：1542-1543.

[13] 尹清波, 王艳君, 丁敏. 自制瘦身调脂胶囊治疗单纯性肥胖症临床研究[J]. 辽宁中医杂志, 2007, 34（2）：117.

[14] 李跃华, 周文泉, 张昱, 等. 乌龙胶囊治疗单纯性肥胖 64 例临床研究[J]. 中医杂志, 2004, 45（10）：760.

[15] 宋军, 路志正. 路志正教授调理脾胃法治疗胸痹的经验[J]. 中华中医药刊, 2008, 26（8）：1648-1650.

[16] 韩曼, 姜泉, 唐晓颇. 路志正调理脾胃治疗慢性痛风经验[J]. 上海中医药杂志, 2017, 51（5）：4-5.

[17] 李华南, 刘峰, 涂宏, 等. 邓运明教授从脾胃辨证论治痛风经验[J]. 南京中医药大学学报, 2014, 30（2）：180-181.

[18] 刘铃燊, 张琳琪. 张琳琪从脾肾论治痛风探微[J]. 中国民间疗法, 2015, 23（5）：8-9.

[19] 张洪海, 吕培文, 丁毅. 内消连翘丸治疗结节性甲状腺肿的临床观察[J]. 北京中医, 2006, 8：453-454.

[20] 李静, 高天舒. 高天舒教授治疗原发性甲状腺功能减退症经验介绍[J]. 新中医, 2007, 39（11）：8-9.

[21] 赵勇, 徐文华, 陈继东, 等. 陈如泉教授治疗甲状腺结节的用药经验[J]. 世界中西医结合杂志, 2014, 9（1）：20-36.

[22] 肖秀丽, 唐汉钧. 唐汉钧教授治疗甲化腺结节经验采菁[J]. 天津中医药, 2009, 3：180-181.

第二章 补土理论与常见内分泌疾病理论

第一节 补土理论与内分泌疾病生理

一、脾胃与生长发育

父母的生殖之精构成胚胎，胚胎发育出生后，人体内而脏腑经络，外而四肢百骸，只有源源不断地得到脾胃化生精微的供养和补充，才能逐渐发展为皮坚肉满、血脉和调的健康人，故中医学称"脾胃为后天之本"。岳美中教授[1]曾谓："人有此身，全仗脾胃运化，吸收精微，使五脏滋荣，元气得滋，才能却病延年。"因此，脾胃与人体的生长发育有密切关系。

对于一个新个体，首先接受父母生殖之精，《灵枢·决气》有"两神相搏，合而成形"之论。生殖之精为生长发育的基础，如万密斋在《幼科发挥·胎疾》[2]中说："夫男女之生，受气于父，形成于母。故父母强者，生子亦强，父母弱者，生子亦弱"，说明先天之精决定着个体生长发育的方向和特点。同时，当胚胎在母体内不断生长发育时，必须依赖母体脾胃化生的水谷精微的不断补给和涵养，才能充实生长，才能保证出生后体质强健。从辩证唯物主义的观点来看，"先天"只是一个既定的条件，而"后天"则是一个不断矛盾运动和物质变化的过程。既定的条件虽然可以在一定情况下影响物质运动，但物质运动无论何时都必须规定和影响着固定条件。后天脾胃对先天之精正是这样一种作用关系。关于脾胃对胚胎的重要作用，陈修园[3]在《女科要旨·胎前》中指出："胎茎之系于脾，犹钟之系于梁也。若栋柱不固，栋梁亦挠"，以钟系房梁之坚比喻人体体质依靠脾胃而有生。张介宾则在《景岳全书·论脾胃》[4]中进一步指出："盖人之始生本乎精血之原，人之既生，由乎水谷之养，非精血无以立形体之基，非水谷无以成形体之壮。精血之司在命门，水谷之司在脾胃……故人之自生至老，凡先天之有不足者，但得后天培养之力，则补天之功亦可居其强半，此脾胃之气所关于人生者不小。"脾胃强，则气血生化有源，人体得养而强健；脾胃弱，体质失养而虚弱。故脾胃实为人体生长发育之根本。

中医学认为，气血津液是构成人体、维持人体生命活动的基本物质。人体只有不断依靠气的推动温煦、血和津液的营养濡润，才能保持其形态结构、功能活动的固有稳定性。同时，由于气血津液的数量、质地不同，可以使人体在形态结构、脏腑功能及神志活动等方面有不同的差异，从而形成不同的体质。如《灵枢·通天》描述了太阴之人、少阴之人、太阳之人、少阳之人及阴阳和平之人不同的体质特点，究其原因，皆是因"其筋骨气血各不等"所致。可见，气血津液与体质具有密不可分的关系，是决定体质类型的关键，是形成不同体质特点的内在因素。脾胃是气血津液的化生源泉，同时对气血津液的转输、布散和吸收亦起着重要的枢纽作用。《黄帝内经》将脾胃对气血津液的生成、转输、布散过程作了详细的介绍。《素问·经脉别论》曰："饮入于胃，游溢精气，上输于脾。脾气散精，上归于肺，通调水道，下输膀胱。水精四布，五经并行""食气入胃，散精于肝，淫气于筋。食气入胃，浊气归心，淫精于脉。脉气流经，经气归于肺，肺朝百脉，输精于皮毛。毛脉合精，行气于府。府精神明，留于四脏，气归于权衡"。《灵枢·营卫生会》又说："中焦亦并胃中，出上焦之后，此所受气者，泌糟粕，蒸津液，化其精微，上注于肺脉，乃化而为血，以奉生身，莫贵于此，故独得行于经隧，命曰营气。"这几段论述指出，当饮食水谷经过胃的受纳、脾的运化而变为精微后，再经过"散肝""归心"等生理作用，其体轻质清者则布散全身，与自然界之清气和先天之精气相合，共同形成人体之真气，以维持人体之生命活动。同时，饮食物中的其他营养成分和水分，一方面变化而赤入脉为血，"以荣四末，内注五脏六腑"（《灵枢·邪客》）；另一方面则化为津液，充斥于脏腑、经络和体窍中，滋润和濡养机体。从上面的论述可以看出，正是由于脾胃的运化、转输、布散功能，气血津液才能得以化生、输布及补充，以满足机体生命活动的需求，从而使五脏和调、六腑润泽、气机舒畅，人体体质得以健旺，抗病能力强而多寿。

二、脾胃与营养物质能量代谢

现代医学认为，生物体与外界环境之间的物质和能量交换，以及生物体内物质和能量的转变过程称作新陈代谢，简称代谢。它是生命的本质特征，是生命活动的物质基础。代谢包括物质代谢和能量代谢两个方面。同时，在代谢过程中又存在合成代谢和分解代谢两种方式。合成代谢是指生物体将食物中的营养物质转变成自身的组成物质，并且储存能量的变化过程。分解代谢是指生物体将自身的一部分组成物质分解，释放能量，并将分解的终产物排出体外的变化过程。

中医"脾"的解剖实体包括现代医学的脾和胰两个器官，胰腺分泌的胰液含有胰蛋白酶、脂肪酶、淀粉酶等，是机体蛋白质、脂肪和糖的重要消化液；胰岛分泌的胰岛素、胰高血糖素等激素是参与调节人体三大营养物质糖、脂肪和蛋白质代谢的主要激素。古代医籍对脾的藏象描述认为，脾负责食物的消化吸收、输转和排泄；对脾的输转描述显示，脾在人体营养物质的代谢转化和输送中起着枢纽和动力源的作用；对脾的病理描述显示，脾病不仅会出现消化吸收不良的症状，同时机体水液和营养物质代谢、运输和供养出现障碍，表现为机体营养能量不足和水液潴留症状，而且脾病还会导致代谢性疾病的发生。当代医家对脾主运化的表述虽然存有差异，但是对其功能的认识基本一致，认为脾主运化，不仅包括对饮食物的消化吸收，还包括对营养物质在体内的运输、转化过程，而且后者可能更加主要。综合解剖实体、古代医籍和当代医家三方面对脾主运化的认识，可以看出，中医学的脾负责食物的消化吸收、营养物质在体内的运输转化及代谢终产物的排泄，这与现代医学中代谢包括的消化吸收、中间代谢（物质间的转化）和排泄三个过程非常相似。

另外，中医学认为脾为后天之本、气血生化之源，这是对脾主运化的高度概括，提示脾对食物的运化作用是人体出生以后生长发育的能量和物质基础，具有不可替代的作用。在《黄帝内经》的篇章里多处强调脾通过运化作用与四肢、肌肉、口、五脏等产生一系列密切的联系。后世医家李杲更是提出"内伤脾胃，百病由生"的重要观点。可见，中医学对脾在机体生命活动中的作用的认识与现代医学认为代谢是生命的本质特征，是生命活动的物质基础的认识也是一致的。此外，中医学者在多年的脾虚证研究中，分别从消化酶的分泌、营养物质的吸收、胃肠道运动和激素等方面都证实了脾虚证患者和动物存在消化吸收障碍，并且已经得到了广泛的认同。同时通过对脾虚患者和动物体内糖类、脂类、蛋白质、核酸、微量元素和能量代谢相关生化指标的测定，也证实脾虚证患者和动物存在物质能量代谢异常，并以代谢障碍为主。

（一）脾胃与消化吸收

消化吸收是指机体通过消化器官的运动和消化液的作用，将食物消化分解成小分子物质，并通过肠黏膜细胞摄取各种食物的消化产物、水、维生素和无机盐进入小肠绒毛的毛细血管和淋巴管，供机体需要的过程。这一过程的正常维持有赖于胃肠道形态结构和功能完整，以及消化液功能的正常行使，任一环节障碍，都会导致消化吸收障碍。

1. 脾胃功能与胃肠运动相关

胃肠道的运动功能使摄入的食物变成细小的食糜并与消化液充分混合，使食物与消化道的吸收部位充分接触，以完成消化和吸收功能。研究显示，脾虚患者在胃排空、胃肠运动节律等方面存在异常。研究人员运用超声图像及胃电图等方法，发现脾虚患者存在胃位置下移、胃排空延迟[5, 6]。郁仁存[7]发现脾虚患者胃肠排空速度加快、小肠吸收功能下降，经健脾补气方药治疗后，消化道功能有所改善。张兵等[8]发现脾虚患者胃电节律紊乱，并与血胃动素呈正相关，提出胃动素增高-胃电节律紊乱-胃运动障碍模式。任平等[9]研究脾虚患者胃泌酸、胃肠运动和胃肠电活动的变化，发现脾虚患者胃泌酸功能降低、小肠蠕动功能减退及胃电活动紊乱。

2. 脾胃与消化吸收功能

胃肠黏膜的完整性直接影响机体消化液的分泌和营养物质的吸收。大肠杆菌是消化道常见致病菌，感染宿主后会引起炎症和免疫反应，对胃肠黏膜造成损伤，影响机体对食物的消化吸收。有研究显示，脾虚患者的胃肠上皮细胞出现变形、坏死、脱落、减少、排列紊乱等形态学异常及微绒毛退行性变，细胞表面糖衣减少，连接复合体消失，细胞间隙增宽，线粒体肿胀、空泡化及数量减少，粗面内质网减少等超微结构改变[10]。同时在脾虚大鼠模型中也发现了类似的结果[11]。许长照[12]对脾虚患者十二指肠的病理形态及组织化学进行研究，发现脾虚组十二指肠炎增多，碱性磷酸酶和酸性磷酸酶活性在十二指肠绒毛功能部增强、顶部减弱，微绒毛稀疏缩短，绒毛上皮细胞间隙增宽，杯状细胞、内分泌细胞、隐窝处低分化细胞、上皮内淋巴组织浸润及固有膜各种炎性细胞增多。上述胃肠道形态结构的异常可能与脾虚患者吸收功能障碍密切相关。此外，尿木糖排泄率实验也能直接反映脾虚患者的吸收功能状况。D-木糖由上段空肠吸收，并不被肝脏清除，大部分从尿中排出。因此，口服 D-木糖后检测其尿中排出量可以反映小肠的相对吸收量。研究结果表明，脾虚患者尿中木糖排泄率低于健康人，脾虚病况越重，木糖排泄率越低，提示脾虚患者吸收功能下降[13, 14]。

（二）脾胃与三大物质代谢

1. 脾胃与糖代谢

糖在生命活动中的主要作用是提供能源，同时糖也是组成机体组织结构的重要成分。糖类还可与蛋白质、脂等分子结合成糖蛋白、蛋白聚糖和糖脂等糖复合物，其中糖蛋白和蛋白聚糖主要分布于细胞表面、细胞内分泌颗粒和细胞核内，也可被分泌出细胞，构成细胞外基质成分。此外，消化道黏液含有很多糖蛋白，同时很多消化酶也是糖蛋白。因此，糖代谢除了单糖和糖原代谢之外，还包括聚糖的代谢。脾主运化，糖类作为水谷精微物质被运送至全身各处脏腑，为各脏腑提供能量。

糖尿病是最常见的糖代谢紊乱疾病，属于中医学"消渴"范畴，病机复杂，其中脾虚致消学说为消渴的重要病机之一。临床上糖尿病患者多有困倦乏力、少气懒言、脘闷纳呆、口淡乏味、舌淡体胖大等脾气虚弱症状，张延群等[15]在对河南省 2080 例糖尿病患者临床症状谱的流行病学调查研究发现，糖尿病的症状表现多与脾虚有关。从历代医家就脾的生理功能对糖尿病的认识来看，脾虚与糖尿病也密切相关。蓝青强[16]认为脾胃乃后天之本、气血生化之源。脾胃受损，难以将水谷精微上输于肺，肺津干涸，化燥生热则口渴欲饮；脾虚不能输津润胃，胃阴不足，形体失养则体倦乏力，气短消瘦；脾虚其气不升反降，津液趋于下则小便频数、浑浊味甜而量多。刘敏[17]认为血糖的调节依赖于脾的健运，如果精微物质不能运达脏腑经络、四肢百骸而被利用，蓄积于血液之中，则造成血糖升高。刘丹等[18]认为脾气亏虚，运化及升清失职是糖尿病病机的关键所在。钱秋海[19]认为糖尿病的病机与脾气虚、脾失健运、中气虚陷密切相关。此外，历代医家在临床中运用健脾法治疗消渴均取得了不错的疗效，大都认为益气健脾是治疗糖尿病的重要法则。

糖原是动物体内葡萄糖的储存形式，当机体需要葡萄糖时，它能迅速被动用以供急需。体内有肝糖原和肌糖原两种形式，其中肌糖原主要供肌肉收缩的急需，肝糖原是血糖的重要来源，对维持血糖的恒定具有重要作用。熊海等研究发现脾虚动物肌糖原含量减少，健脾益气汤能提高肌糖原含量。张霞等[20]发现在利血平造模的脾虚证动物模型早期，脾虚组肝糖原和肌糖原含量都明显低于正常组；在造模后期，脾虚组肝糖原和肌糖原都显著高于正常组。危北海等[21]在大黄脾虚证动物模型中也发现了类似的结果。对于在造模后期糖原升高的解释，前者认为由于能量消耗减少和机体代偿作用，使得糖原的含量升高；后者认为由于肝坏死、变性，使得肝糖原的分解减少，导致糖原在肝细胞内大量积蓄而升高。谢仰洲等[22]在脾虚证大鼠的研究中发现肝糖原明显低于正常大鼠，由于该模型是用过劳的方法所得，所以他们认为肝糖原的减少是由于肝脏合成糖原的功能受到影响的结果。因此，机体糖原的变化可能与脾运化功能失调有关。脾虚动物对营养物的消化吸收障碍，使得糖原不能及时正常地得到补充，必然会导致机体糖代谢紊乱。

2. 脾胃与脂肪代谢

脂类是脂肪和类脂的总称，其中类脂包括磷脂、糖脂和固醇等。脂肪酸在体内与醇结合形成脂，其主要的生理功能是储存能量和氧化功能；磷脂和糖脂是生物膜的重要组成成分，还参与细胞识别及信息传递；胆固醇及糖脂能转化成为胆汁酸、类固醇激素和维生素等，参与物质代谢的调节。脂类代谢除了一般合成和分解代谢外，还包括血浆脂蛋白代谢。高脂血症是血浆脂蛋白代谢异常的常见病症，是由于体内脂质代谢紊乱，导致一种或几种脂质水平异常增高的一种病证。

中医学认为血脂即为膏脂，属津液，源于水谷精微，由脾胃运化敷布，随血而循脉上下，营运全身以濡润滋养五脏六腑、四肢百骸，具有注骨空、补脑髓、润肌肤之作用。高脂血症与饮食和运动密切相关，现代学者更进一步明确指出，长期荤食是引起高脂血症的重要因素。肥甘厚腻之品不被脾胃消化吸收，食入过量，一方面壅滞脾胃，影响脾胃正常运化功能；另一方面因膏脂积滞不去而化生痰浊。张晨等[23]认为高脂血症是血中之痰浊，系由饮食不节、过食肥甘致使脾胃虚损，运化失常所致。流行病学资料也证实，高胆固醇饮食地区的人群，高脂血症的患病率较高。可见，膏脂的生成与转化皆有赖于脾的健运。脾虚气弱则脾运不健，水谷精微不归正化，而成脂浊，潴留体内，浸入血液，则可形成高脂血症。

脾虚失运是形成高脂血症的主要原因，脾气虚弱，健运无权，水谷精微不能输布全身，浊阴弥漫，则痰浊内生。综上所述，高脂血症的形成与脾的关系最为密切，脾虚失运是形成高脂血症的主要病理基础。

此外，脂类是细胞膜的重要组成成分，膜的流动性对膜的功能至关重要，而膜不饱和脂肪酸对膜的流动性的调节具有重要作用。生物膜是脂质过氧化作用损伤的主要部位。机体通过酶系统和非酶系统产生自由基，能攻击生物膜磷脂中的不饱和脂肪酸产生脂质过氧化作用，使膜的流动性下降和通透性增加，膜蛋白聚集和交联，膜酶活性改变，膜受体失活，导致生物膜结构和功能异常，影响机体的物质代谢、能量代谢和信息传递，从而危及正常的生命活动。因此，自由基损伤和脂质过氧化在脾虚证发生中可能有重要作用。目前大量的研究发现，脾虚证患者或动物模型脂质过氧化物或其产物共轭二烯和丙二醇含量升高，而谷胱甘肽过氧化物酶、超氧化物歧化酶、过氧化物酶、心肌酶等抗氧化酶含量降低，说明在脾虚状态下，膜系统受到了过氧化损伤，机体对脂质过氧化应激反应能力降低，抗氧化能力显著下降。同为膜系统的线粒体是三羧酸循环和氧化磷酸化的主要场所，是物质代谢和能量代谢的枢纽。研究人员发现在脂质过氧化增强的同时，伴随心肌、骨骼肌、肝、小肠线粒体超微结构不同程度的损伤，他们认为脂质过氧化作用易于损伤线粒体，使之出现结构和功能异常，影响机体的物质代谢和能量代谢。这可能与脾为气血生化之源、后天生命之本的生理功能密切相关。马丽红等[24]认为氧自由基代谢紊乱、脂质过氧化增强与脾虚证的形成和发展密切相关，氧自由基损伤可能是脾胃枢机不利，升降失调，运化失司所致各种病证的病理基础之一。

3. 脾胃与蛋白质代谢

蛋白质是生物体内最重要的生物大分子，是一切生命的物质基础，生物体的各种活动都由蛋白质来执行和体现，因此，蛋白质必须不断地进行合成与分解、不断地进行自我更新才能满足生命活动的需要。蛋白质代谢包括氨基酸代谢、蛋白质生物合成、蛋白质翻译后修饰和靶向输送及溶酶体和蛋白泛素化降解途径。

中医学认为，脾虚表现为运化失司，精微物质来源不足，肌无所养，而出现乏力、消瘦等，这些症状是由于蛋白质合成受阻或摄取不足引起的。研究发现，脾虚组蛋白质含量明显低于脾虚健脾肥儿糖浆治疗组和正常组。有研究也发现，脾虚模型组小鼠脾脏、肾脏、肝脏、小肠组织蛋白质含量均比正常对照组显著降低，而强肌健力口服液能促进核酸和蛋白质合成。他们认为脾虚证的发生可能与核酸和蛋白质合成减少有关，并认为这是由于脾主运化功能失常，导致小肠吸收功能障碍引起的。同时脾虚患者的血清游离氨基酸含量、必需氨基酸及支链氨基酸含量显著低于正常人，缬氨酸、甘氨酸、苏氨酸、色氨酸、异亮氨酸、丝氨酸、丙氨酸及组氨酸含量亦明显低于正常，尤以前三种为著。

　　总之，从现代医学审视脾的生理功能则包含摄入食物的消化吸收，营养物质在体内的转换、运输、分布与利用，代谢终产物的排泄等。能量代谢则是指人体与外界环境之间的能量交换和人体内能量转移的过程。因此，能量代谢伴随着物质代谢，与物质代谢密不可分。中医学认为气的实质即为人体活动提供的能量。脾气虚将不可避免地导致机体能量代谢障碍，从而造成糖、脂肪、蛋白质等营养物质代谢异常，出现高血糖、高血脂、高尿酸等代谢性疾病。

三、脾胃与免疫应激

（一）脾胃与应激

　　应激是指机体在受到各种内外环境因素刺激时所出现的非特异性反应，是人类和动物经受和体验的一种心理状态，又称紧张状态。对机体构成威胁的任何刺激均称为应激原，可归纳为躯体应激原和心理应激原。研究表明，中枢神经系统在应激作用下，通过神经内分泌、神经递质、神经肽类组成下丘脑-垂体-靶腺轴（甲状腺、胸腺、肾上腺、性腺等）与外周交感神经系统、副交感神经系统对淋巴组织、免疫器官产生调控作用；而免疫系统接受抗原刺激后，主要由免疫器官的变化和免疫应答所产生的干扰素、免疫活性分子，影响神经内分泌系统的功能。因此，应激与神经-内分泌-免疫网络关系密切。

　　中医学很早就认识到不良的环境或精神刺激会导致疾病的发生。《黄帝内经》中最早认识到应激原是病因，而且给予了高度重视。《黄帝内经》关于这方面的论述内容是很丰富的，包括情志对五脏的损伤、情志过极产生身心疾病及各种病机变化。《素问·阴阳应象大论》认为五脏有五志，肝在志为怒，心在志为喜，脾在志为思，肺在志为忧，肾在志为恐，然而情志过甚，则可使五脏损伤，即怒伤肝，喜伤心，思伤脾，忧伤肺，恐伤肾。在情志致病病机论述中，《黄帝内经》认为情志对气机的影响是最重要的病机。《灵枢·寿夭刚柔》说："忧恐忿怒伤气。气伤脏，乃病脏；……脏先病而形乃应。"《素问·举痛论》进一步论述了怒则气上、悲则气消、喜则气缓、恐则气下、惊则气乱等病理机制，"怒则气上，……怒则气逆，甚则呕血及飧泄，故气上矣""喜则气和志达，荣卫通利，故气缓矣""思则气结，……思则心有所存，神有所归，正气留而不行，故气结矣"。中医学认为，环境或精神等刺激首先会影响气机的改变，气机的异常变化又会影响人体气血津液的化生和输布，以及其他脏腑的正常功能。五脏作为调节机体的核心结构，各有其气，而脾胃作为人体气机升降出入的枢纽，其功能异常将影响一身气机的调节。由此可见，脾胃是调节应激反应的重要脏腑。现代医家对脾虚证的研究也表明，脾虚证是以消化系统功能障碍为主的病理变化，脾主运化与神经-内分泌-免疫网络的功能有关。

（二）脾胃与免疫

免疫应答是指机体对抗原物质刺激的反应，即机体对抗原物进行识别和排除的过程。而免疫就是机体识别"自身"与"非己"抗原，又称免疫力，包括防御、稳定和监视功能。中医学对免疫的认识与"正气"有关。《素问·刺法论》曰："黄帝曰：余闻五疫之至，皆相染易，无问大小，病状相似，不施救疗，如何可得不相移易者？岐伯曰：不相染者，正气存内，邪不可干，避其毒气，天牝从来，复得其往，气出于脑，即不邪干。"正气的作用与西医的免疫力十分相似，包括抗病、祛邪、调节和修复等。正气是机体感受外邪侵袭后是否发病的决定因素之一。

正气能维持机体脏腑的正常功能活动，是人体防御外邪的基础。正气禀受于父母先天之精气，在发育成长的过程中逐渐完善，其来源及作用与现代医学非特异性免疫有着很大的相关性。而先天之气又需后天之气的不断充养，当然也包括正气。正如《素问·玉机真脏论》所云："五脏者皆禀气于胃，胃者，五脏之本也。"又如《脾胃论·胃虚脏腑经络皆无所受气而俱病论》有云："况脾全藉胃土平和，则有所受而生荣，周身四脏皆旺，十二神守职，皮毛固密，筋骨柔和，九窍通利，外邪不能侮也。"因此，脾胃与免疫功能密切相关。

《素问·刺法论》曰："正气存内，邪不可干"，指的是机体免疫功能正常，就不会为邪气所伤而为病。而正气有赖于脾胃的受纳、运化水谷精微等功能的维持。现代医学认为，脾胃不仅包括整个消化系统的功能，而且与一部分免疫系统的功能有关。张仲景又说："四季脾旺不受邪，即勿补之"，是指脾旺于四季，若脾脏本气旺盛，则可不必实脾，可理解为人体免疫反应正常，就不易为邪气所伤。《素问·灵兰秘典论》曰："脾胃者，仓廪之官，五味出焉。"脾主运化，胃主受纳，二者互相联系，互相分工。《灵枢·海论》曰："胃者水谷之海。"脾为胃运化水谷，输注脏腑、四肢百骸。《素问·经脉别论》说："饮入于胃，游溢精气，上输于脾。脾气散精，上归于肺，通调水道，下输膀胱。水精四布，五经并行""食气入胃，散精于肝，淫气于筋。食气入胃，浊气归心，淫精于脉。脉气流经，经气归于肺，肺朝百脉，输精于皮毛。毛脉合精，行气于府。府精神明，留于四脏，气归于权衡"，精辟地阐明了脾胃运化水谷精微于五脏六腑、四肢百骸，排泄水湿等有害物质的过程。所以，脾胃得以化生水谷精微以营养全身，不断提高机体免疫力。

《灵枢·决气》曰："中焦受气取汁，变化而赤，是谓血"，指出血由中焦所化生。血行于脉中以奉养全身，不断加强人体的防卫机能。气与血关系密切，均为脾胃所化生，以担负营养脏腑、润泽筋骨皮毛、保卫肌表、抗拒外邪的功能，这些功能实质包括人体的免疫防卫系统。脏腑之中，脾胃乃"后天之本"、脾胃之气衰，则病变丛生。李杲在《脾胃论·饮食劳倦所伤始为热中论》中指出"……则无阳以护其营卫，则不任风寒，乃生寒热，此皆脾胃之气不足所致也。"这就是说，若脾胃功能平和，则诸脏腑之气旺盛，腠理固密，筋骨和柔，可抵御外邪；若脾胃虚弱，元气不足，气机升降失常，脏腑功能失调，则自体免疫功能失调，滋生诸病。

与西医相比，中医学脾胃的功能更广泛，不仅与消化有关，还与气的升降、血液的生成与运行有关。早在金元时期，著名医家李杲就提出了"内伤脾胃，百病由生"的观点。首先，脾胃为元气之本。若元气不足，机体易受内外之邪侵袭，而元气不足主要是由于脾胃受损，如《脾胃论·胃虚脏腑经络皆无所受气而俱病论》云："若胃气一虚，脾无所禀受，则四脏及经络皆病。"《内外伤辨惑论·辨阴阳证》云："脾胃有伤，则中气不足，中气不足，则六腑阳气皆绝于外。"李杲认为"土为万物之母"，脾为阴土，胃为阳土。治病善用益气温补之药，补中焦元气，如党参、人参、黄芪、白术等，创立了补中益气汤、黄芪人参汤等温补中焦之气的方剂，治疗中气不足之虚热证。人身正气的盛衰依赖于水谷精微，脾胃和则能化生精微并补养正气。其次，脾胃是人体气机升降之枢纽。《黄帝内经》中对此更进一步说明，没有升降，就无法生长化收藏，人体的生命活动就无法正常进行。《素问·太阴阳明论》指出，土不主于一时，于四季各占十八日而主四时，春生夏长，秋收冬藏，一年之气唯得五行之土才能正常运转。自然界万物如此，人体气机的升降亦赖于中土之气的调节。气的运行不能太过，也不能不及。如此，机体才能保持平衡的状态。西医学中免疫功能也要保持平衡，不能太弱，也不能太强，太弱易致细菌、病毒等侵袭；异常亢进则引起自身免疫性疾病，如类风湿关节炎、系统性红斑狼疮、过敏性疾病等。

《素问·刺法论》中提到"脾为谏议之官，知周出焉"，与现代医学的免疫监视具有相似性，而脾的运化升清功能又是脾发挥免疫监视功能的物质基础，可以通过调理脾胃、健脾实脾增强脾的免疫监视作用，从而防止疾病的发生。有专家指出中医学的"脾"包括现代医学的脾脏和胰腺，而脾脏是神经-内分泌-免疫系统的一个重要组成部分，中医学强调"健脾"，即在一定程度上提高人体的免疫功能，无疑是科学的。

（温建炫）

第二节　补土理论与内分泌疾病病理

一、补土理论与糖尿病

糖尿病是一组以高血糖为特征的代谢性疾病。患糖尿病时长期存在的高血糖，导致各种组织，特别是眼、肾、心脏、血管、神经的慢性损害、功能障碍。糖尿病属于中医学"消渴"范畴，中医学认为消渴多因禀赋异常、过食肥甘、多坐少动及精神因素而成，病因复杂，变证多端。消渴病位在五脏，以脾（胃）、肝、肾为主，涉及心、肺；阴虚或气虚为本，痰浊血瘀为标，多虚实夹杂。初期为情志失调，痰浊化热伤阴，以标实为主；继之为气阴两虚，最后出现阴阳两虚，兼夹痰浊瘀血，以本虚为主。阴虚血脉运行涩滞、气虚鼓动无力、痰浊阻滞、血脉不利等都可形成瘀血，痰浊是瘀血形成的病理基础，且二者相互影响，瘀血贯穿糖尿病的始终，是并发症发生和发展的病理基础；痰浊瘀血又可损伤脏腑，耗伤气血，使病变错综复杂。

中医学根据消渴发生发展过程，将其分为脾瘅期、消渴期、消瘅期，分别对应糖尿病前期、糖尿病期、糖尿病并发症期。而脾胃作为中焦气机的枢纽，在消渴的发生发展中具有重要作用。

（一）糖尿病前期（脾瘅期）

"脾瘅"首见于《黄帝内经》。《素问·奇病论》中提到："有病口甘者，病名为何？何以得之？岐伯曰：此五气之溢也，名曰脾瘅。夫五味入口，藏于胃，脾为之行其精气，津液在脾，故令人口甘也。"《素问》把由于"五气之溢"引起的"病口甘者"称为"脾瘅"。

何为"五气"，一则认为五气为五谷之气、五味之所化，如杨上善注曰："五气，五谷之气。"二则认为五气即为脾气，正如张志聪在《黄帝内经素问集注》所注："五气者，土气也。""五气之溢"是由于过食肥甘，脾胃受损，运化失常，五谷之气积滞化热。何为"瘅"？《尔雅·释诂下》曰："瘅，劳也。"故脾瘅者，脾劳也，就是脾的功能运行太过，出现功能下降。《经籍籑诂》曰："瘅，旱也。"故脾瘅者，脾旱也，即脾无精气可散。因此，过食或饮食偏嗜，超出脾之运化功能，非但不能产生食物精微或谷气，反而损伤脾气致其运化滞，则谷食之气尽郁脾中，既不能生化气血，也不能散精于肺，则易化火化热，于是形成"脾瘅"，脾开窍于口，故见口甘。脾瘅虽病位在脾，然病性尚实，虽有化热倾向，但尚无明显寒热征象，故患者除自感困重外，多无太多不适。

研究显示，糖尿病前期、高血压、高血脂、高尿酸、肥胖、代谢综合征，发病的基本因素都有摄入过多或代谢相对减缓，与脾瘅发病类似。因此，大部分医家将糖尿病前期归到中医学"脾瘅"范畴，其发病离不开脾功能异常。

（二）糖尿病期（消渴期）

消渴期相当于糖尿病未合并并发症期。古籍中的"热中""消中""脾消"均属于"消渴"范畴。这个时期血糖开始明显升高，出现典型的口干、多饮、多尿、消瘦等三多一少症状。《素问·奇病论》首次提到了消渴，"此肥美之所发也，此人必数食甘美而多肥也，肥者令人内热，甘者令人中满，故其气上溢，转为消渴。治之以兰，除陈气也"，指出形体肥胖又喜欢美食的人（富贵人），饮食失节，嗜食膏粱厚味使"脾瘅"经"热中""消中"后转变为"消渴"，体现了消渴发病的病机动态变化特点。

《素问·脉要精微论》曰："阴不足，阳有余，为热中也。"《灵枢·五邪》曰："邪在脾胃……阳气有余，阴气不足，则热中善饥。"热中就是中焦脾胃功能病理性亢奋，一方面，由于胃中阳热过盛，受纳腐熟过度，故消谷善饥；另一方面，由于大量饮食摄入，超出脾能运化的范围，不但化不成精微以滋五脏，反成浊邪而先困脾胃，久则侵犯他脏以生诸证，因而体内精气大量郁滞在脾，郁而化热，热气循经留胃，胃火充盛。正如《灵枢·大惑论》说："精气并于脾，热气留于胃，胃热则消谷，谷消故善饥。"《说文解字》中解释："消"，润、尽也，为消瘦、消耗、消散的意思。《素问·阴阳别论》曰："二阳结谓之消。"二阳，即阳明大肠经及胃经，病邪侵袭胃肠及至心脾，血不得行，谷不得化，则表现为经闭、善饥等津液亏耗之证。故热中、消中为后世所言三消之中消，热中是病机，是中焦燥热。

脾为后天之本、气血生化之源，脾气健旺，则体健无恙。若因嗜食厚味，过食肥甘，或情志失调，长期过度的精神刺激，或恣情纵欲，房劳过度等因素，直接或间接地影响到脾胃，脾胃受损，一者影响运化功能，致脾失其散精之用，不能把水谷精微上输于肺，使肺津干涸，化燥生热，故需饮水自救而见口渴喜饮之症。同时，脾虚不能输津滋润于胃，胃阴不足，胃阳独旺，便可产生消谷善饥之证。二者，脾虚影响生化功能，可致阴精化源不足，肾精来源衰少，以致缺少精血、津液充养形体，因而出现体倦乏力、气短、形体消瘦等症状。三者，脾病其气不升，反而下降，津液趋下，注入小肠，渗入膀胱，故小便频数而量多，水谷精微未经肺的宣发，变味而用，却下流原味而出，故小便浑浊而味甜。

徐凌、贺文广等[25, 26]称脾虚乃糖尿病发病之本，由于脾气虚弱，不能正常运化水谷精微，失去"游溢"与"散精"的作用，使食入之水谷郁而化热，又不能为胃行其津液而令胃阴不足，从而导致消渴"三多一少"的症状。刘素荣、沈明霞、李理[27-29]称 2 型糖尿病的发病有一定的遗传因素，但更重要的是环境因素，如饮食过于精细及摄入热量过多、运动太少及体力活动减少、精神紧张及心理压力过大等。刘承琴等[30]称，西医学认为肥胖是导致胰岛素抵抗的重要原因，是 2型糖尿病发病的独立危险因素，也是 2 型糖尿病的突出表现。而中医学将肥胖责之于脾虚，属脂膏聚积体内之痰湿为患。

综上所述，消渴期的病机与脾胃密切相关。早期以脾气虚弱、胃实尚未化火为特点；糖尿病期以胃火亢盛、脾虚益甚、脾胃功能失调为病机特点；如未及时治疗，病情进一步发展，则以脾虚燥热、多脏腑受累、百症由生为特点[31]。

（三）糖尿病并发症期（消瘅期）

消瘅期就是糖尿病并发症期。糖尿病到了后期常合并各种并发症，这个时期出现视物模糊、手足麻木、皮肤溃疡、小便泡沫等症状。《灵枢·五变》曰："帝曰：人之善病消瘅者，何以候之？少俞答曰：五脏皆柔弱者，善病消瘅……少俞答曰：此人薄皮肤而目坚固以深者，长冲直扬，其心刚，刚则多怒，怒则气上逆，胸中蓄积，血气逆留，臗皮充肌，血脉不行，转而为热，热则消肌肤，故为消瘅。"这段论述指出了消瘅的发病原因主要是患者五脏皆柔弱。从消渴到消瘅，因脾胃虚弱，从而致使五脏柔弱，发生各种并发症。

脾胃同居中焦，为升降之枢，脾以升为健，胃以降为顺，脾胃升降有序，则完成饮食物的消化、吸收与输布，若其升降失常，清阳不升，浊阴不降，则气血津液不能正常生化、输布。津液聚而成湿，湿聚成痰，痰湿痹阻经络，使血行失畅，脉道壅滞、筋脉痹阻。气血壅滞双眼则成糖尿病视网膜病变，滞在四肢筋脉则成糖尿病周围神经、血管病变，滞在肾脏则成糖尿病肾病。

综上所述，脾胃作为与糖尿病密切相关的脏腑，其升降失常是糖尿病重要的病理环节，关系到糖尿病的发生、发展与转归，临床当以调养脾胃为主，助脾生津、养胃润燥，以使脾胃功能协调，津液生成、布散、代谢正常。

二、补土理论与肥胖

现代医学认为肥胖是心理、社会、生物三方面因素导致机体代谢系统、内分泌系统及免疫系统功能紊乱而致。由于肥胖，患者的工作、生活均受到不同程度的影响，更主要的是对人体的健康及寿命产生严重的威胁。如心脏病、脑梗死、高血压、糖尿病等发病率增高，无不与肥胖有密切关系。中医学认为肥胖是因多食肥甘味食物，运动量缺少，脾胃失调，脾气虚，痰湿聚积而成。

中医学对肥胖症有颇详的论述。《灵枢·卫气失常》记载："人有肥有膏有肉。……䐃肉坚，皮满者，肥（脂）。䐃肉不坚，皮缓者，膏。皮肉不相离者，肉……膏者其肉淖，……脂者其肉坚……膏者，多气而皮纵缓，故能纵腹垂腴。肉者，身体容大。脂者，其身收小……膏者多气，多气者热，热者耐寒。肉者多血则充形，充形则平。脂者，其血清，气滑少，故不能大。此别于众人者也。"可以看出，当时将形体异于常人的人分为"脂""膏""肉"三类："脂"类人比较丰满但不臃肿，为多"脂"；"膏"类人则肥胖且臃肿；"肉"类人比较健壮，故身体容大而膏、脂、肉发育平衡。可见，过多的"脂"则形成"膏"，外形呈"纵腹垂腴"的肥胖形体。脂类为人体正常的营养物质，但过多则可能影响健康的形态而臃肿肥胖如"膏"。古有"肥人多脂"之说，脂源于水谷，是人体的营养物质之一。但脂与其他营养物质一样，并不是越多越好，保持在一定的平衡状态下，则起到"填补骨空，为脑为髓"的作用，若脂类过多则导致"纵腹垂腴"，不事劳作，形体虚胖，是为"肥贵人"。

（一）多食少动与肥胖

肥胖的主要病因是暴饮暴食和运动量不足，久坐不运则脾阳不振。脾阳不振、清阳不升导致精气不得布达，精微物质不能为脏腑功能活动利用，郁滞于体内而引起气虚湿滞、痰浊膏脂瘀积，形成肥胖。

1. 多食

食物所化生的水谷精微可滋养脏腑，充养形体，以维持正常的生命活动，但摄食太过便会导致肥胖，摄入食物过多是形成肥胖的重要原因。过食之所以导致肥胖，并不是因为消化吸收功能（脾胃运化水谷）异常，而是在于精微物质体内代谢过程紊乱。也就是说，过食致肥的前提条件是水谷之精仍能为人体所吸收。

摄食过多损伤脾胃，脾胃已伤而尚能消化食物、吸收精微，应当是损伤了脾的升清作用。脾不升清则水谷精微不得布达，不能为人体所利用，积于体内而成膏脂，发为肥胖。所以脾不升清，气化失职，精气郁滞是形成肥胖的病理关键。

2. 少动

进食过量只是一个相对的概念，判定过食与否的依据在于消耗的多少，主要取决于活动量的大小。在正常情况下，机体消耗精气以维持生命活动，同时在生命活动中摄入谷食以补充精气。一旦摄入与消耗的平衡被破坏，则导致或瘦或肥的异常现象。所以过食本身并不能使人发生肥胖，只有在过食并伴有活动量不足，打破了摄入与消耗的平衡，谷食精气的供给超过生命活动所需的情况下才能形成肥胖。寒带地区肥胖率高于热带和亚热带、重体力劳动者或运动员往往在活动量变小后迅速肥胖便是非常明显的例证。所以在肥胖的形成过程中，消耗过少较之饮食因素更为重要。

四末为阳气之根，适度活动四肢，可振奋机体阳气，推动气血运行，促进脏腑气化。若较长时间安闲少动，则"久卧伤气，久坐伤肉"（《素问·宣明五气》），阳气失于振奋，精气郁滞从而导致形体肥胖，易于出现动则心悸，气喘汗出，或抗邪无力，易感外邪等改变。"肥人者，柔胜于刚，阴胜于阳者也""肉以血成，总皆阴类，故肥人多有气虚之证"（《景岳全书》）。总之，从阴阳的角度而言，阳之化气不足，阴之成形有余，便导致肥胖。而脾主四肢肌肉，所以安闲少动引起阳不化气的实质即为脾不升清，气化失司，精微物质不为机体所利用。

（二）脾虚痰湿是肥胖的主要病理因素

古代医家认为，肥人多脾虚痰湿，肥盛之人实为肥盛气衰，如"肥人湿，沉困怠惰，是气虚"（《杂病源流犀烛》）；"肥人气虚生寒，寒生湿，湿生痰，……故肥人多寒湿"（《医述》）；"大抵素禀之盛，从无所苦，惟是湿痰颇多"（《医学实在易》）；

"水走肠间，沥沥有声"（《金匮要略·痰饮咳嗽病脉证并治》）等，均强调气虚痰湿是肥胖体质的主要证候特点。肥胖的临床表现以气虚和痰湿为主，如肢体困重、多睡少醒、少动懒言、舌质淡嫩、苔白腻等。正是基于气虚、痰湿等临床表现，在"审症求因"的思想指导下，得出了肥人气虚、肥人多痰的理论观点，因而健脾益气、燥湿化痰便成为最常用的治疗方法。但是"数食甘美而多肥"之人，由于脾不升清，精微不布，"其气上溢"而发为"脾瘅"（《素问·奇病论》），足以证明气虚痰湿只是脾的气化失常、精微物质输布代谢障碍、精气郁滞的结果。

痰湿是津液停聚的产物，是肥胖的又一重要病理因素，由脾不布津而产生。"脾胃俱旺，则能食而肥；脾胃俱虚，则不能食而瘦。或少食而肥"（《脾胃论》）。脾虚而清阳不升，水精不布，郁而不用则聚水津而成痰湿。"脾气不足，土不生金，膻中怯弱，则力不能达于肌肉，而停于肠胃，蕴而成痰矣；已达于皮膜者，又或力不能运达于筋骨，故有皮里膜外之痰也"（《读医随笔》）。痰湿聚于皮里膜外导致或加重肥胖。《临证指南医案·湿》云："湿从内生者，必其人膏粱酒醴过度。或嗜饮茶汤太多。或食生冷瓜果及甜腻之物。"叶桂认为痰湿的生成在于多食肥甘厚腻之品，伤及脾胃而致。肥甘厚腻伤及脾胃，滋生痰湿，导致或加重肥胖。总之，精微物质不能被利用而郁滞于体内，是导致气虚、痰浊膏脂郁滞，形成肥胖的病理关键。

（三）脾不升清是肥胖的主要病机

《素问·阴阳应象大论》曰："清阳出上窍，浊阴出下窍；清阳发腠理，浊阴走五脏；清阳实四肢，浊阴归六腑""清气在下，则生飧泄；浊气在上，则生䐜胀"。"升清"就是源于"阳气升发"之说。一旦清阳不升，浊阴不降，便出现脏腑气化失常，物质代谢和能量代谢障碍。脾主升清是指清阳的升发主要依赖于脾，源于"脾气散精""灌溉四旁"的功能。《素问·经脉别论》中"食气入胃，散精于肝，淫气于筋……""饮入于胃，游溢精气，上输于脾。脾气散精……"等均强调脾胃的升清布散作用在食物代谢过程中，尤其是水谷精微输布过程中的重要性。

脾气升清是水谷精气化生气血、营养脏腑形体的前提条件。脾主升清与人体阳气升发密切相关，直接关系到人体精气血津液的生成、输布、运行和功能的发挥。清阳上升主要依赖于脾主升清，只有脾气升清，清阳升腾，浊阴下降，才能谷精四布，脏腑、肢体、九窍才能得到充养。精血津液只有在脾气升清的情况下，才能化气行血布津，维持脏腑机能。杨泉在《物理论》中提到："谷气胜元气，其人肥而不寿；元气胜谷气，其人瘦而寿。"也就是说，构成机体的精微物质，均需在脾气升清的作用之下才能为机体所用，维持正常的生命活动。

若脾不升清，则清阳不布，精不化气而郁滞，形成气虚、痰浊膏脂郁积等病理变化，产生肥胖。"肉以血成，总皆阴类"（《景岳全书·非风》）。"盖人之肥瘦，由血气虚实使之然也，气为阳而主轻微，血为阴而主形体……血实气虚则肥，气实血虚则瘦"（《素问玄机原病式》）。所以肥胖乃血实气虚、阳不化阴所致。杨泉的"元气"、张介宾的"阳"及刘完素的"气"，均与"阳气升发"密切相关。"谷气胜元气""血实气虚"的实质在于脾气不升，清阳失司，阳之化气不足，阴之成形有余，谷气精微不为所用。

（四）脾弱胃强是肥胖的又一病机

脾虚痰湿运化失职，一般使人食欲不振，但多数肥胖患者却食欲亢进。中医学认为食欲亢进主要是由脾胃积热所造成的，"脾胃积热，消谷善饥"。脾虚痰湿偏于虚寒，与脾胃积热偏于实热似乎相互矛盾。而《脾胃论》则认为，肥胖可分为"脾胃俱旺"和"脾胃俱虚"两型，二者的表现有所区别，"脾胃俱旺，则能食而肥；脾胃俱虚，则不能食而瘦。或少食而肥，虽肥而四肢不举"。其实，把"脾""胃"混为一谈，以及把"虚""实"截然分开，理论上的矛盾仍然难以解开。而实际上是"胃热"和"脾虚"并存，或者"胃强"和"脾弱"同在，才导致肥胖的发生和痰湿的积聚。"脾胃俱虚"固然可以滋生"痰湿"，但即使部分肥胖患者属于"脾胃俱旺"，也是"胃"旺而"脾"相对较弱，才导致膏脂不能运化而过度积蓄体内，形成肥胖。

三、补土理论与痛风

痛风是一种临床常见的代谢性疾病，难治愈、易复发。高尿酸血症为其生化基础，反复发作的痛风性关节炎是其主要临床特点，疾病后期常出现痛风石、间质性肾炎、尿酸性尿路结石、关节功能障碍甚至畸形等，严重影响患者的工作与生活。根据痛风的病因病机和临床表现，其可归属于《黄帝内经》《金匮要略》的"痹证""历节病"范畴。中医学认为，本病的主要病机为先天禀赋不足，或后天过食膏粱厚味、醇酒海鲜，致脾胃运化失常，酿生湿浊，聚而成痰，日久化瘀，脉络瘀滞。因而"脾虚湿浊内阻"是其病机关键，湿、痰、浊、瘀是其致病之本，脾虚痰湿体质是其体质基础，外感风寒湿邪是其发病外因。

（一）脾脏与痛风的关系

脾脏将饮食水谷消化成精微物质与糟粕，并将其中的精微物质吸收转输到全身各脏腑，整个过程包括运化水谷和水液两个方面。生理状态下，脾脏运化正常，升降有序，升清降浊，灌溉四旁，营养周身肌肉关节，则气血无所滞，湿浊无以聚，痰瘀无所附。脾"运"正常，膏粱厚味（蛋白质、脂肪、高嘌呤食物）经过消化，蛋白质及脂肪分解产物逐步被机体吸收；脾"化"正常，则进一步将吸收的分解产物如甘油和氨基酸代谢产生能量，多余的蛋白质终产物如尿酸、尿素则通过大小便排泄。

脾运化失职，则体内尿酸产生过多或尿酸排泄不畅，而致血中尿酸升高，沉积在关节滑膜、滑囊、软骨及其他组织中，从而引起反复发作性痛风性关节炎，关节炎症状反复、病情缠绵，最终将过渡到痛风缓解期或慢性关节炎期。脾虚易湿盛，湿盛易困脾，脾对湿有特殊的敏感性，故《黄帝内经》云："脾恶湿"，叶桂亦认为"脾喜刚燥"。脾运化失职则多出现脾虚湿困证，脾虚运化无力而致湿浊内停、虚实夹杂的病理变化，脾虚湿困是临床常见证型之一，也是间歇期及慢性期痛风重要的病机。脾虚湿困不仅影响脾对物质的消化和吸收，而且影响脾对全身器官组织物质和能量代谢活动的调控。"脾化失司"则散精无力，气化无源，精微物质不归正化，或排泄减少，或滞留过多，故聚而生湿化浊，聚而成痰，久则化热、留瘀等，形成"伏邪"，继发为二次病因，伺机而发，成为虚实夹杂的证候。总之，脾运化失司易造成体内物质、能量之间转化障碍，营养物质或代谢终产物过度堆积，而形成痛风、高尿酸、高血糖、高血脂、肥胖等。

（二）脾虚痰湿是痛风的病机

脾胃是调节人体气机升降出入的枢纽所在，脾胃均属中焦，脾脏喜湿而善升为阴土，胃喜燥而善降为阳土，二者一升一降共同促进全身气机的条达。若脾胃气机不畅，气血运行受阻，必将影响其他脏腑功能。脾主运化，脾胃气机不畅则运化失司，滞留之水谷精微极易影响营气生成，甚则内生湿浊。

若气机混乱，营气不得内行于脉中营养脏腑，卫气不得外行于皮毛抵御外邪，营卫不和则湿热等邪气乘虚而入，日久化生浊毒，阻滞经络。湿性重浊，故见关节屈伸不利；热邪常致疮痛，与湿毒交结更易使局部溃烂发为痈肿；或卫外不固而使寒湿之邪入侵，寒湿皆为阴邪，最易伤阳耗气，故可出现剧痛、畏寒等症状；寒湿交阻，湿之黏性更甚以往，日久停滞于关节，则见痛风结节。因此，湿热、寒湿之邪入侵乃本病早期最直接的病因。

脾气主升，不仅能助胃进一步消化，而且能吸收、转输水谷精微和水液；胃气降，所食不仅赖其功能向下输布，还可将腐熟后的水谷精微运至小肠，通过小肠泌别清浊功能将可用之水谷精微再次吸收，上奉于心肺而布散周身。脾胃气机不畅，则营养物质吸收无法正常进行，兼之内湿、外邪并存，体内水湿更易炼液成痰。痰浊日久，瘀血必生，痰瘀互结，停于经络筋骨则肢体麻木不仁，易生痰核，停于局部则见肿块；痰性之黏腻较之湿邪本就更甚，加之瘀血阻塞，内邪更难祛除。可见，痰浊、瘀血为疾病中晚期的病理产物。

脾虚湿盛是痛风发病的基础，脾虚则多招致湿浊停滞，痰湿积聚，易致痰湿体质。痰湿体质是痛风、代谢综合征、高尿酸血症、肥胖等多种脂质代谢性疾病的体质基础，脾虚痰湿体质决定了痛风及高尿酸血症的发展转归。研究表明，肥胖体形者多表现为痰湿体质，肥胖多是痰湿体质的集中外现[32]，痰湿体质导致高尿酸血症及痛风患者机体对某些致病因素存在易感性、易罹性；痰湿体质影响病机转化，亦影响上述两种疾病的预后和转归。对肥胖人群的调查显示，痰湿体质及兼夹痰湿体质者分别占 14.7%、35.9%[33]。同时对老年肥胖人群的调查显示，痰湿体质者占 76.55%[34]，说明肥胖和痰湿体质密切关系。肥胖是引起高尿酸血症和痛风的重要危险因素，流行病学显示肥胖是引起高尿酸血症和痛风的独立而且重要的危险因素。

综上所述，脾虚湿盛是痛风的基本病机，湿、痰、瘀是痛风的基本病理关键，饮食不节、情志失调是痛风的诱发因素。湿、痰、浊、瘀、虚交相为害，污浊凝聚，不得运行而作痛，受累脏腑以脾为甚，继之影响肾。以健脾利湿法为主，并选择具有调节内分泌免疫环路或抗氧化等作用的中药，从脾论治间歇期或慢性期痛风，将对提高疗效、减轻痛风患者痛风性关节炎反复发作的病痛具有重要的意义[35-38]。

四、补土理论与甲状腺疾病

（一）甲状腺功能亢进症

甲状腺功能亢进症（简称甲亢）是指甲状腺的腺体产生甲状腺激素过量，引起神经、消化、循环、内分泌等系统的兴奋性增强和代谢亢进为主要临床表现的综合征。临床上主要表现为烦躁易怒、情绪焦虑、心慌、怕热、乏力、多汗易动、体重下降、大便频或腹泻，部分患者伴有不同程度的突眼。甲亢属于中医学"瘿病"范畴。在很早之前，就已经有此病的记载。战国时期的《庄子·德充符》即有"瘿"的病名。隋朝巢元方的《诸病源候论·瘿候》认为"诸山水黑土中出泉流者，不可久居，常食令人作瘿病，动气增患"，指出瘿病的病因主要是情志内伤及水土环境因素。《太平圣惠方·治瘿初结诸方》亦指出"夫瘿初结者，由人忧恚气逆，蕴蓄所成也"。可见中医学很早就认识到情志因素与此病的发生有密切关系。情志、饮食、环境是诱发甲亢的重要因素。

1. 肝郁脾虚是甲亢的基本病机

甲亢与肝关系密切，基本的病理变化为肝郁气滞。肝为风木之脏，相火内寄，以血为体，以气为用，主疏泄，喜条达恶抑郁。《血证论·脏腑病机论》云："以肝属木，木气冲和条达，不致遏郁，则血脉得畅。"《刘奉五妇科经验》记载"肝脏是调节的枢纽""肝为五脏六腑之贼"，若长期精神抑郁或者暴怒悲伤、饮食偏嗜、劳逸不适均会使肝失条达之性，疏泄失职，肝气郁结，影响津液的正常输布，导致津液不归正化而凝聚成痰，痰气相搏则颈前肿大。肝气郁久化火，而见烦躁、易怒、舌红、脉弦数等症状。肝病及胃，胃热则消谷善饥；肝郁乘脾，脾失健运，出现倦怠乏力、便溏等症状。肝火上灼心阴，母病及子，而使心阴亏虚，心神失养，故见心悸怔忡、烦躁不寐、多汗、舌红。久病及肾，水不涵木，可致阴虚阳亢引起风动，则手足震颤。

甲亢的发生亦离不开脾，脾为后天之本、气血生化之源，主运化，喜燥恶湿。"土得木而达"，若肝气不疏，必将影响脾土，出现肝木乘土，或者情志不畅，久思伤脾，从而表现出脾失健运，气机不利，津液输布障碍，停而为饮，饮凝成痰，从而痰浊内生，结于颈部而成瘿肿。脾气虚弱不能升清，浊气亦不得下降，上不得清气之滋养而见神疲乏力，下有精气下注而出现大便溏而频数，正如《素问·阴阳应象大论》所说："清气在下，则生飧泄。"脾虚失于健运，化源乏力，导致心血不足而心失所养，临床表现为失眠多梦、心悸；脾失健运，痰湿内生，阻遏气机，反过来影响肝之疏泄，正所谓"土壅木郁"；且气血生化匮乏，肝血不足，失于濡养，而出现阴虚火热之证，表现为手足震颤。

由此可见，肝郁脾虚是甲亢病程中的一个重要病机。脾虚则津液化生无源，肝郁则疏泄失司，风木之脏多耗津液，加重患者阴虚的情况。《金匮要略·脏腑经络先后病脉证》也说："见肝之病，知肝传脾，当先实脾。"肝为木脏，脾脏属土，木郁必会克土，所以疏肝即是健脾。《临证指南医案·脾胃门》中曾指出，脾性宜升，胃气宜降。脾升胃降，脾胃自健。清代陈修园曾这样评价《伤寒杂病论》：整个《伤寒论》皆以"存津液，和胃气"为要，后世治病皆当以此为宗。所以针对其病机，甲亢治疗应以健脾疏肝，益胃生津为法，这样肝气得疏，脾胃得健，津液因生。

2. 甲亢之火与脾土密切相关

甲亢的主要症状是因甲状腺激素过多形成的高代谢综合征，与中医火旺表现类似。李杲的内伤学说认为脾胃受伤则元气衰，元气衰则疾病所由生，从而出现阴火炽盛的热中病证。李可老中医指出"人身有一处阳气不到便是病"[39]。陈勇鸣[40]认为由于脾中元气下陷，土薄不能掩火，导致阴火上乘。谢欣颖等[41]认为人身之阳运，与"土""木"关系最为密切，土主斡旋升降，木司开阖出入。若土木冲和，阳得畅运，则人身平秘；反之，土木失和，郁而不行则得病。根据郑钦安"伏火学说"的思想，唯土可伏水中之阳，土薄不能潜藏阳气，虚阳浮越于上则出现亢热之象。

所以，甲亢之火既有实火，亦有虚火，实火以胃热肝火为主，虚火为阴液不足，阴虚内热。火热之象一般在甲亢初中期出现，临床见口渴多饮、消食易饥、消瘦汗多，多伴有四肢乏力等，同时具有虚与热的病理特点。

3. 甲亢致脾胃易虚

甲亢患者处于高代谢状态，消耗大量营养物质，这些营养物质来源于脾胃运化吸收的水谷精微之气。在甲亢火旺状态下，脾胃吸收的水谷精微之气远远不够机体消耗，进一步消耗元气或精气，就是"火与元气不两立""壮火散气"。元气化源不足同时消耗多，元气衰少尤为明显。当异化作用大于同化作用，就出现多食善饥、人渐消瘦、疲乏无力、怕热多汗等各脏腑处于过用的症状，从而出现虚衰，各种变症蜂起。

李赛美等[42]认为本病初期多实，中期虚实夹杂，病程迁延至后期患者以脾虚痰凝或肾阳不足为主。邓铁涛[43]提出本病后期，或疾病失治误治，或病后不注意调复，导致人体阴阳气血不和、脏腑功能衰减。因此，这种脏腑虚衰的状态一般出现在甲亢后期，在长期甲亢的高代谢状态下，脾胃功能出现损伤，进而出现其他脏腑病变。正如李杲在《脾胃论·大肠小肠五脏皆属于胃胃虚则俱病论》中说："胃虚则五脏、六腑、十二经、十五络、四肢，皆不得营运之气，而百病生焉。"所以，在甲亢的治疗过程中，应顾护脾胃，脾胃健，水谷精微之气方能充足，才能对抗邪火。

（二）甲状腺功能减退症

甲状腺功能减退症（简称甲减）是临床常见的全身代谢减低综合征，临床甲减的患病率为 1%左右，女性较男性多见，随年龄增加患病率上升[44]。古代中医文献中没有甲减这个病名，但是通过临床症状的描述，本病可归于中医学"虚劳""水肿""心悸""痰饮""五迟"等范畴，合并甲状腺结节者称"瘿病""瘿瘤"等。中医学认为，甲减的发生主要归于先天、后天及医源性因素三个方面[45]，先天禀赋不足，后天失于调摄，积劳内伤，或久病失养，用药不当及手术损伤而渐至阳气亏损，脏腑气血生化不足。总的来说以"虚"为主，以阳虚为常见。因虚所致气滞、痰饮、血瘀等病理产物，形成虚实夹杂的病症。其病变部位主要累及脾、肾二脏，亦可累及心，而肾为先天之本，脾为后天之本，脾为孤脏，五脏之精需依赖脾气滋养。

《素问·生气通天论》云："阳气者若天与日，失其所则折寿而不彰，故天运当以日光明。是故阳因而上，卫外者也。"清代何梦瑶在《医碥·杂症·气》中指出：阳气者，温暖之气也。阳气具有温煦和推动作用。人体的阳气主要来源于脾的运化，若脾虚失职，则阳气生化乏源，造成阳气亏虚，出现神疲乏力、表情淡漠、畏寒肢冷、少气懒言、失眠健忘、心悸怔忡、面色萎黄、纳呆便溏一系列虚寒之象。

甲减临床表现为全身代谢减退、体热不足的现象，提示机体阳气不足，而脾阳不足是主要原因之一。脾胃为后天之本，饮食不节、碘摄入不足，或长期不恰当使用治疗甲状腺疾病的药物，日久伤及脾胃，导致运化腐熟功能异常，水谷精微不能很好地被吸收，气血生化乏源，水湿停滞。痰湿内生，阻遏阳气，损伤脾阳。肾脏缺少后天滋养，日久则肾火失于滋养，脾肾阳虚，症见形寒肢冷、嗜睡少动、纳差、全身浮肿等。冯建华等[46]认为脾气亏虚、中气下陷贯穿本病始终，至于肾阳亏虚的症状，主要出现在本病发展过程的晚期阶段，早中期并不明显。朴春丽等[47]认为，甲减多为脾胃虚弱、中阳不足所致，而脾虚是各种虚证发病之关键因素。不管是否因情志不遂、禀赋不足、外邪侵袭等因素诱发，最终都会影响到脾胃。

甲减患者脾阳亏虚，运化水湿功能减低，痰湿困脾，脾气不升，可致水湿不运，体内易形成水湿、痰饮、瘀血等。痰饮、瘀血的形成又可作为致病因素反过来作用于机体，阻滞气机，影响血脉运行，影响新血生成等，从而阻滞气血运行的通路，影响脾气输送水谷精微于全身滋养各脏腑。

总之，甲减为病程较长，病机复杂之疾。因阳气亏虚，水液代谢异常致水湿、痰饮、瘀血内停，日久痰饮、瘀血胶结于颈项，遂成颈前积块。因虚致实，正虚为本，邪实为标。正虚主要责之于脾阳亏虚。气血阴阳亏损，亦与先天不足，外邪、情志等诱因相关。从甲减的临床症状来看，脾阳虚贯穿疾病始终。补脾即是治本，探本求源，才可直中病所。

（温建炫）

参 考 文 献

[1] 中国中医研究院. 岳美中论医集[M]. 北京：人民卫生出版社，1980.

[2] 万全. 万氏家传幼科发挥[M]. 罗田县万密斋医院，校注. 武汉：湖北科学技术出版社，1986.

[3] 陈修园. 女科要旨[M]. 北京：人民卫生出版社，1984.

[4] 张介宾. 景岳全书[M]. 上海：上海古籍出版社，1991.

[5] 马伟丰. 脾虚患者胃形态和运动功能的超声图观察[J]. 浙江中医杂志，1991，26（4）：184.

[6] 张向菊，劳绍贤，罗琦，等. 慢性胃炎脾胃湿热证患者胃电图与胃排空的关系[J]. 广州中医药大学学报，2001，18（1）：43-45.

[7] 郁仁存，胡玉芳，关大琦，等. 恶性肿瘤患者中医证型的研究[J]. 中医杂志，1987，23：27.

[8] 张兵，张万岱，李黎波，等. 脾虚证患者胃运动功能的研究[J]. 中国中西医结合杂志，1994，14（6）：346.

[9] 任平，黄熙，张航向，等. 脾气虚证者胃泌酸、胃肠运动和胃肠电活动的变化[J]. 世界华人消化杂志，2004，12（3）：726-729.

[10] 劳绍贤，连至诚，王建华，等. 脾胃虚实患者的消化道组织超微结构及运动功能改变[J]. 中国中西医结合脾胃杂志，1993，1（1）：11-15.

[11] 彭成，雷载权. 四君子汤抗脾虚动物胃肠细胞损伤的研究[J]. 中药药理与临床，1995，11（6）：7.

[12] 许长照. 脾虚证患者十二指肠的病理形态及组织化学研究[J]. 中西医结合杂志，1987，7（12）：722.

[13] 陈淑芬. 脾虚证与血清胃泌素、D-木糖排泄率及T细胞亚群的关系探讨[J]. 四川中医，1999，17（11）：6.

[14] 吴家驹. "脾"与胰腺外分泌功能及小肠吸收功能关系的探讨[J]. 贵阳中医学院学报，1994，16（3）：61.

[15] 张延群，和贵章，韩清，等. 2080例糖尿病中医流行病学调研报告小结[J]. 中国中医基础医学杂志，2004，10（12）：45.

[16] 蓝青强. 脾胃与糖尿病的关系[J]. 陕西中医，1987，（10）：454.

[17] 刘敏. 2型糖尿病患者胰岛素抵抗的中医实质初探[J]. 中国中医药杂志，2004，2（1）：14.

[18] 刘丹，蓝青强，刘薇薇，等. 糖尿病从脾虚论治探讨[J]. 广西中医药，2006，29（2）：49-50.

[19] 钱秋海. 糖尿病病机探讨与治疗回顾[J]. 山东中医学院学报，1988，（4）：66.

[20] 张霞，程富胜，魏彦明. 实验性脾虚证大鼠肝脏和肌肉组织中糖原变化的组织学观察[J]. 中兽医医药杂志，2007，1：9-11.

[21] 危北海，王树德. 脾胃疾病虚证的鉴别诊断[J]. 浙江中医杂志，1984，19（11）：507-508.

[22] 谢仰洲，陈琦涛，谢宗岑，等. 用过劳和饮食失节法塑造大白鼠脾气虚证模型的研究——生化免疫病理和超微结构观察[J]. 中医杂志，1987，（5）：57-60.

[23] 张晨，赵冰. 试论高脂血症与脾虚的关系[J]. 湖北中医学院学报，2003，（1）：9-11.

[24] 马丽红，赵子厚，危北海，等. 脾虚证与氧自由基脂质过氧化损伤的相关性研究[J]. 中国中西医结合脾胃杂志，1993，（00）：24-25+36.

[25] 徐凌. 糖尿病从脾胃论治浅谈[J]. 江苏中医，2001，22（9）：8.

[26] 贺文广，杨竞，土栋，等. 糖尿病从脾胃论治[J]. 山东中医杂志，2005，24（4）：202-203.

[27] 刘素荣. 消渴病病因病机证治[J]. 中医药学刊，2004，22（4）：689-691.

[28] 沈明霞. 从脾虚夹湿夹瘀论治糖尿病[J]. 现代中西医结合杂志，2006，15（20）：2831.

[29] 李理. 中医对糖尿病病因病机的认识[J]. 首都医药，2007，（3）：47.

[30] 刘承琴，赵建群. 2型糖尿病胰岛素抵抗重视从脾论治的思路[J]. 新中医，2003，35（9）：28-29.

[31] 刘振杰. 扶脾抑胃法治疗胰岛素抵抗性糖尿病[J]. 湖北中医杂志，2006，28（10）：31-32.

[32] 杨军辉. 肥胖人痰湿体质与疾病的关系[J]. 中国医药导报，2010，7（30）：4-5.

[33] 何裕民. 论肥人多阳虚痰湿，瘦人多阴虚火旺[J]. 中西医结合杂志，1985，5（11）：674.

[34] 朱寮国. 107例老年人体型与体质关系的分析[J]. 中国医药学报，1988，3（5）：57.

[35] 刘芬芬，羊维，黄琳，等. 基于脾主运化理论探讨间歇期及慢性期痛风治疗策略[J]. 中医杂志，2015，（6）：475-477.

[36] 谢志军，李海昌，陈学智，等. 从脾论治间歇期及慢性期痛风的理论探讨[J]. 中华中医药学刊，2013，（9）：1938-1940.

[37] 姚家树. 痛风性关节炎的脾胃气机论治规律研究[D]. 沈阳：辽宁中医药大学，2013.

[38] 黄丹民. 痛风病从脾胃论治的探讨[D]. 北京：北京中医药大学，2006.

[39] 谈生蔚. 浅述李可老中医的学术思想和临床经验[A]//中华中医药学会. 2008北京. 第二届扶阳论坛论文集，北京，2008.

[40] 陈勇鸣. 甲亢从脾论治体会[J]. 实用中医药杂志，2000，16（8）：41-42.

[41] 谢欣颖，朱章志，张莹莹，等. 温运阳气法论治甲亢[J]. 中华中医药杂志，2014，29（10）：3067-3068.

[42] 王保华，陈子康，李赛美. 李赛美教授治疗甲状腺机能亢进症经验介绍[J]. 新中医，2007，39（8）：10-11.

[43] 邓铁涛. 跟名师学临床系列丛书[M]. 北京：中国医药科技出版社，2010.

[44] 中华医学会内分泌学分会《中国甲状腺疾病诊治指南》编写组. 甲状腺疾病诊治指南——甲状腺功能减退症[J]. 中华内科杂志，2007，46（11）：967-969.

[45] 贾绍燕. 甲状腺功能减退症中医病机分析[J]. 中医杂志，2010，51（S2）：26-27.

[46] 徐灿坤. 冯建华补中益气汤治疗原发性甲减临床经验[J]. 中国中医药现代远程教育，2015，13（9）：32-34.

[47] 于淼，曲博文，朴春丽. 朴春丽从脾论治甲状腺功能减退症经验探析[J]. 中医药通报，2016，15（2）：15-17.

第三章 补土理论与常见内分泌疾病的治疗

第一节 糖 尿 病

一、糖尿病前期

糖尿病前期是指已经存在血糖异常，但血糖值尚未达糖尿病诊断标准的一种状态，是 2 型糖尿病（T2DM）病程发展中的重要阶段，是 T2DM 的重要后备军，包括糖耐量异常（IGT）、空腹血糖受损（IFG）或二者兼具。美国《AACE 糖尿病前期指南》（2009 年）中指出全世界"糖尿病前期"人口大约有 3.14 亿，预计到 2025 年将增加到 4.18 亿。对糖尿病前期进行早期诊断和治疗不但可阻断或延缓病情进展为糖尿病，而且可以延缓和预防各种慢性并发症的发生，对慢性疾病控制具有重要意义。生活方式干预是糖尿病前期患者最基本和最重要的治疗措施，但大多数患者难以坚持，而且西药治疗糖尿病前期增加了低血糖的风险，增加了患者的心理及经济负担，服用西药的不方便性及不良反应，均是患者服药依从性较差的原因。

目前多数学者认为，糖尿病前期发生的主要原因为五脏柔弱、饮食失节及情志失调。禀赋不足，脏腑娇弱，脾肾亏虚，加之过食肥甘厚味之品，内伤脾胃，生湿蕴热，耗伤阴津，发为本病。本病的发生与五脏功能失常有关，尤其与中焦脾胃的关系密切。

临证中，糖尿病前期常见的证型为脾气亏虚、胃阴不足（阴虚燥热）和脾虚湿困，体现了该病以中焦脾胃功能受损为发病的始动因素。《临证指南医案·三消》指出："三消一症，虽有上中下之分，其实不越阴亏阳亢，津涸热淫而已。"此后，历代医家多将"阴虚内热"作为消渴的主要病机。糖尿病前期的患者也多是阴虚燥热体质。《素问·经脉别论》中所述："饮入于胃，游溢精气，上输于脾。脾气散精……水精四布，五经并行。""脾不散精"的核心为脾气亏虚。糖尿病前期患者由于禀赋不足，脾气本虚，加以饮食不节，损伤脾气，致脾气虚弱。脾虚失运，湿浊易停，与此同时，多食肥甘厚腻或少动懒动又易致气机不运，酿生郁火。脾虚不能为胃散精行津液，胃郁化热，贼火耗气伤阴，致胃阴不足，且火热更损脾气，脾气愈虚。如此，形成脾虚不散精、脾虚湿盛，胃实火壅盛，胃阴不足等复杂证型，促进糖尿病的发生发展。三者之间互相联系，互相影响，并可动态演变，或兼而有之，在疾病的不同阶段，可出现不同的主证或兼证。

（一）脾气亏虚

张锡纯[1]认为"消渴之证，多由于元气不升"。气能生津，亦能化津。元气虚损，清阳之气不能上升，津液不能生成上承，故口渴喜饮，故而治疗原则上倡导大补元气，"升元气以止渴"，而创立玉液汤。方中黄芪既善补气，又善升气，配合葛根以升举元气。山药益气养阴补脾，在补元气的同时又能滋阴，使气充津足。知母、天花粉滋养胃阴的同时又能制温燥。鸡内金"助脾胃强健，化饮食中糖质，为津液也"。张锡纯认为，消渴起于中焦，因中焦病而累及脾也。盖膵为脾之副脏，在中医书籍中，名为"散膏"，迫至膵病累及脾，致脾气不能散精达肺（《素问·经脉别论》谓："脾气散精，上归于肺。"）则津液少，不能通调水道（《素问·经脉别论》谓："通调水道，下输膀胱。"）则小便无节，是以渴而多饮多溲也。其创立滋膵饮，方中以黄芪为主药，为其能助脾气上升，还能散精达肺；山药益气养阴补脾；生地黄滋养胃阴，全方共奏益气养阴之功，为治疗消渴脾虚证的名方之一。

施今墨[2]提倡气虚论，他认为血糖是饮食所化之精微，若脾失健运，血中之糖不能输布于脏腑，营养四肢，使血糖蓄积而增高。蓄积过多的血糖随小便漏泄而排出体外，致使尿有甜味，尿糖阳性。因此提出以健脾益气为原则治疗糖尿病前期。

邓铁涛[3]认为脾为后天之本、气血生化之源，且处于中焦，为气机升降之枢纽，燥热内盛，中灼脾胃则消谷、多食易饥、口干；脾气亏虚，脾失健运，则倦怠乏力、少气懒言、口淡、腹胀、便溏、舌体胖大，边有齿痕。脾气亏虚、胃阴不足与消渴发病的始动环节密切相关。健脾益气乃治疗本病的关键所在，扶助脾胃的同时也应兼顾补肾。

（二）胃阴不足（阴虚燥热）

颜德馨[4]认为消渴之初常在阳明，之末常在厥阴少阴，肝肾阴亏是其本，肺胃燥热乃其标。中焦脾胃是津液输布的枢纽，亦是消渴起病的关键。所谓"脾脆则善病消瘅"（《灵枢·本脏》），"脾病者，身重善肌肉痿"（《素问·脏气法时论》），脾之运化输布功能失职，津液不能通达周身，因而变生消渴。颜德馨治疗消渴，上消、下消用补阴药，中消用泻剂，重视"二阳结谓之消"的理论，病之初起专治中焦，用消渴方或人参白虎汤清热泻火，轻清养津，药选麦冬、玉竹之属，而不宜过用重浊，力忌滋腻，以免遏邪内伏，留恋不去；晚期重症者，力主用厚浊益肾之味，以填补肾元，如龟板、熟地黄等，即"早期以泻，晚期以补"。

吕仁和[5]认为脾瘅类似于糖尿病前期，脾瘅发展的结果是转为消渴。其认为糖尿病早期表现为食欲旺盛，精力充沛，此期患者胃火炽盛，腐熟功能良好，因此，患者纳食增多，进一步加重脾的运化负担。故此阶段的治疗可采取清胃热，养胃阴的治法[6]。正如李杲在《脾胃论·脾胃胜衰论》中曰："脾胃俱旺，则能食而肥、脾胃俱虚，则不能食而瘦。或少食而肥，虽肥而四肢不举。"

（三）脾虚湿困

清代陈修园[7]提出以健脾燥湿法治疗脾瘅，"以凉润治渴，人皆知之，以燥热治渴，人所不知也"，并以七味白术散作为通治脾瘅的主方。临证中，对于脾虚湿困者多采用如下方法：①健脾益气。脾胃乃后天之本、气血生化之源，脾气亏虚，气血生化无源，可见神疲、乏力、腹胀、纳差等脾虚表现，方用四君子汤加减。②健脾渗湿。脾喜燥恶湿，湿浊困脾，可见肢体困重、大便溏泄，方用参苓白术散加减。③芳香化浊。湿滞中焦，气机升降失司，可见恶心欲吐、口中有甜味、大便黏滞等，药用藿香、佩兰、苍术、泽兰等芳香化湿。④行气化湿。湿浊阻滞气机，可见痞满、腹胀，药用枳壳、陈皮、木香、莱菔子行气消滞，气机得畅，湿浊自化。

综上所述，不同时期的医家对糖尿病前期，也即脾瘅的病因病机的认识有所不同，但均认为中焦脾胃功能受损为该病发病的始动环节。根据名家名医长期的临床辨治经验总结认为，脾气亏虚、胃阴不足（阴虚燥热）和脾虚湿困为糖尿病前期常见的临床证型。在疾病的不同阶段证型是动态变化的，可独立存在，或兼而有之，没有绝对的界限，故治疗上应动态把握疾病证型变化的规律，辨证施治。

（卢绮韵　韩　彦）

二、糖尿病期

糖尿病是当前威胁全球人类健康的非传染性疾病之一，根据国际糖尿病联盟（IDF）统计，2011年全球糖尿病患者人数已达3.7亿，其中80%在发展中国家，估计到2030年全球将有近5.5亿糖尿病患者。糖尿病不仅给患病个体带来了肉体和精神上的损害，并导致寿命缩短，还给个人、国家带来了沉重的经济负担。

糖尿病属于中医学"消渴"范畴。消渴泛指以多饮、多食、多尿、形体消瘦，或尿有甜味为特征的疾病。本病在《黄帝内经》中称为"消瘅""消中""消渴""肺消""膈消"。口渴引饮为上消，善食易饥为中消，饮一溲一为下消，统称消渴。禀赋不足、饮食失节、恣食肥甘、情志过极、房事不节、热病之后、劳欲过度等原因均可导致消渴。其基本病机为阴津亏损，燥热偏盛，而以阴虚为本，燥热为标，二者互为因果。消渴病变的脏腑主要在肺、脾（胃）、肾，三脏病变往往互相影响。但随着研究认识的深入，人们越来越认识到消渴的发生发展与脾胃运化功能的关系尤为密切。

消渴与脾胃运化功能失调的关系古今多有认识。《素问·经脉别论》云："饮入于胃，游溢精气，上输于脾。脾气散精，上归于肺，通调水道，下输膀胱。水精四布，五经并行。"脾胃为后天之本、气血生化之源、气机升降之枢纽。脾胃位处中央，散精以灌四旁，清阳上输心肺，浊阴下归肝肾。五脏六腑、四肢九窍得气血津液濡养而发挥正常功能。脾胃功能正常，谷气上升，元气亦充足。若脾胃升降失常，则百病丛生。故历代医家治疗消渴非常注重调理脾胃功能。围绕着脾胃失常这一病机核心，历代医家提出了阴火论、胃火炽盛等多种消渴病机。

（一）胃火炽盛

1 型糖尿病或者早期 2 型糖尿病，一般以典型的多饮、多食、多尿及体重减轻为主要表现，其病机核心是胃热津伤，其病位关键在于阳明胃。《黄帝内经》指出，胃肠结热，耗伤津液是消渴的主要病机。《素问·阴阳别论》曰："二阳结谓之消。"《儒门事亲》曰："肠胃藏热，善消水谷。"《古今医鉴》曰："结者，津液不足，结而不润，皆燥热为病也。"胃火炽盛是由久食肥甘厚味，壅郁化火，火热之邪气停留于胃，则腐熟水谷能力增强，而水谷精微皆被火热耗费，不得吸收输布，故见多食而易饥，水谷不足，肌肉无养，则见消瘦；胃热伤津，大肠失其濡润，传导失司，故见大便秘结。由此可见，胃火炽盛，致胃肠热结，耗伤津液，是导致消渴的主要病机之一。

朱震亨认为消渴的病机为胃热偏盛而脾阴不足，脾不能行胃津达脏腑润肠道，使水津偏走膀胱，表现为消瘦、多饮多尿，治疗当清胃泻火，用方可选白虎汤，为治疗消渴胃热炽盛证的代表方。《丹溪心法·消渴》云："热蓄于中，脾虚受之，伏阳蒸胃，消谷善饥，饮食倍常，不生肌肉。"

（二）阴火

由于饮食不节、劳役过度、情志刺激及体质因素等损伤脾胃，导致气机升降失调，不能上输精微于心肺，心经阴火上升，传于肺，则上焦大渴引饮；阴火乘土位，清气不升，阳道不行，水津不布，五经不调，脾不能为胃行其津液，胃中津亏，阳明燥热则消瘦多食、大便硬；浊阴不降，谷气反流肠间，渗于膀胱则小便数，如膏脂。正如《兰室秘藏·消渴门》所云："高消者，舌上赤裂，大渴引饮""中消者，善食而瘦，自汗，大便硬，小便数""下消者，烦躁引饮，耳叶焦干，小便如膏"。由此可见，消渴以脾胃虚弱为本，而由脾虚及元气不足所引发的阴火是导致三消症状的主因。其病机可归结为两点："津不足""血中伏火"。

李杲治疗消渴重视脾胃与元气，创升阳泻火之法。脾主升，脾阳升，元气充沛，则阳升火必降；脾阳陷，元气消，则阴火上乘。"惟当以辛甘温之剂，补其中而升其阳，甘寒以泻其火则愈矣"（《脾胃论·饮食劳倦所伤始为热中论》），即以辛甘温之品升发脾胃阳气，以甘寒之品泻阴火。阴火郁于下焦，伏于血中，当"郁则发之"（《素问·六元正纪大论》）。李杲所创制的生津甘露汤、甘露膏、生津甘露饮子、甘草石膏汤、和血益气汤、当归润燥汤及辛润缓肌汤为升阳泻火法治疗消渴的代表方剂。施今墨在李杲的基础上进一步发展了阴火理论，认为阴火的源头在于脾气不升，故在常规滋阴泻伏火治疗的同时，重视健脾补气，脾气升则阴火自降，治疗上可辨证选用李杲的葛花解醒汤、清暑益气汤、补脾胃泻阴火升阳汤，为消渴的治疗提供了新的思路[8]。

（三）脾虚湿蕴

随着消渴日久，太阴不仅仅是不升，且其正常的运化水谷精微的生理功能也受到了影响，而成脾虚湿蕴之证。脾气亏虚，脾胃升降失常，脾不散精，精不归于肺，水道不通调，水精不布，则痰浊湿邪停积，此时多无"三多一少"症状，反见不多食、不多饮、形体肥胖之症，与现代人多坐少动、嗜食肥甘厚腻的不良生活方式有关。脾失健运，故见纳呆食少；水湿内生，停而为痰，留而为饮，聚而为浊，阻遏气机，清阳不升，浊气不降，故见形体肥胖、大腹便便、困顿乏力、好逸恶劳、舌苔厚腻、大便黏滞；湿为阴邪，重浊黏滞，故见口黏口腻、口干不渴，或饮不解渴。此类患者口干的特点是不欲饮，或饮不解渴。《金匮要略》中关于因痰湿致渴的阐述甚多，如"湿家，其人但头汗出……渴欲得饮而不能饮，则口燥烦也""夫水病人，目下有卧蚕……其人消渴"。痰浊水湿郁滞日久，可化热、滞气、生瘀，衍生为其他并发症。

围绕此病机，临证治疗中应当健脾胃，化湿浊，利气机，使中焦转输复职，三焦水道复利，清阳得升，浊气得降，气血化生有源，津液敷布正常。《金匮要略》云："脉浮小便不利，微热消渴者，宜利小便发汗，五苓散主之。"《伤寒论》曰："渴欲饮水，水入则吐者名曰水逆，五苓散主之。"《医宗金鉴》对此方的评价颇高，认为"小便不利，水停中也；水停则不化津液，故消渴也。发表利水，止渴生津之剂，惟五苓散能之"。《素问·奇病论》云："消渴。治之以兰，除陈气也。"《神农本草经》载：兰草味辛热平，利水道，辟不祥，胸中痰辟也。化之气者，以辛能发散故也。兰草，即佩兰，味辛，性平，气芳香，入脾、胃二经，能化湿辟浊、醒脾和胃，为治消渴要药。投以芳香化湿醒脾的佩兰，能强健脾胃，促使中焦气机调畅，升降正常。而《小儿药证直诀》的参苓白术散也为治疗脾虚湿蕴的常用方剂。

（四）脾气亏虚

患病日久，体质由实转虚，逐渐出现气虚、阴虚、气阴两虚的情况。而脾气亏虚为消渴常见的病机之一。明代赵献可在《医贯·消渴论》中曰："脾胃既虚，则不能敷布其津液，故渴，其间纵有能食者，亦是胃虚引谷自救。"《灵枢·本脏》云："脾脆则善病消瘅易伤"，脾脆即指脾气虚弱。明代楼英在《医学纲目·消瘅门》中曰："饮食不节，劳倦所伤，以致脾胃虚弱，乃血所生病。主口中津液不行，故口干咽干。"可见，脾胃虚弱是消渴的主要病机特点，可见于消渴的不同阶段，久之则出现气阴两虚，气损及阳，阴阳两虚而变证丛生。治疗上，四君子汤、七味白术散为治疗脾气虚弱之消渴的代表方。

（五）脾阴不足

脾运化功能的正常发挥，依赖脾阴、脾阳的相互协同，脾阴不足，则运化失司，水谷不化，故不思食，日久则形体倍削；脾阴源于水谷之精微，可化生营血津液，脾阴亏虚，化源缺乏，营血不生，精微不布，可致脏腑器官、四肢百骸失去濡养，加之脾主四肢，往往见腿疼，甚者困惫之极，不能行立；阴虚则内热，内热扰乱神明，常出现烦懑身热、不眠。脾阴不足的病机在临证中容易被忽略。缪希雍[9]强调脾胃的重要性，尤其重视脾阴不足的病机。其所著的《先醒斋医学广笔记》，提出了脾阴不足的理论和用药，并且指出了脾阴不足和脾阳不振之别。脾阳不振宜温养之，脾阴不足则清养之。对于久病之体，脾阳虽伤，但脾阴常不足，故治之当兼顾脾阴。针对时人惑于脾喜燥恶湿，治消多流于刚燥，缪希雍告诫后人不要"徒知香燥、温补为治脾之法而不知甘寒滋润益阴"。缪希雍认为饮食不思，肢体困惫，腹痛喜按，肢疼痿弱，不眠心烦，内热津乏等均为脾虚阴亏之症，以及脾虚胀满之"夜剧昼轻"时当补脾阴。治疗以甘寒滋润为主，药用山药、莲子肉、茯苓、炙甘草、酸枣仁、石斛、沙参、麦冬、白芍等。

（六）胃阴不足

胃为燥土，得阴始运。燥土失润，健运失司，不与湿土之脾表里为用，则其受纳腐熟、转输和降之职必失，水谷精微也无以借其转输利用，血糖蓄积发为消渴。胡翘武[10]认为，胃阴不足，可由先天禀赋不足，胃阴素虚，或火热炽盛灼伤胃阴，或辛辣醇酒过度暗耗胃阴，或大病久病所羔及。临证多见神疲乏力，心悸怔忡，胸膈灼热，口干欲饮而饮不多，饥而欲食但食不亢，便结溲黄，舌红中裂少津，苔薄黄，脉虚细数，治当甘寒清润为法，可予玉女煎加减。刘仕昌[11]认为由于饮食不节，长期恣食肥甘、醇酒厚味，日久酿成内热，消谷耗津，治疗宜滋其化源，增其胃津。津液之源不断，内热自可消退，诸症可除。

（七）瘀血阻络

消渴病机复杂，初起可见阴虚燥热、脾虚不运等，消渴中后期，出现各种慢性并发症，与瘀血关系密切。瘀血的发生与阴虚燥热有关。盖燥热愈甚而阴愈虚，阴愈虚而燥热愈盛，耗津灼液，使血液黏稠度增加，而成瘀血。且消渴后期，阴损及阳，以致阴阳两虚，阳虚则寒凝，亦可导致血瘀。所谓"久病入络"，血行不畅，瘀血阻络，临证中常可见面晦，肌肤甲错，舌下络脉迂曲，舌质暗红有瘀点，脉沉细涩。临床上消渴患者常见外周动脉硬化狭窄、冠心病、心肌梗死、中风偏瘫等并发症，也正说明了消渴与血瘀之间存在密切的关系。治疗上常用养血活血、凉血活血、行气活血、活血破气、活血消癥等化瘀之法，可灵活选用牡丹皮、丹参、当归、川芎、赤芍、三棱、莪术、益母草、泽兰、鬼箭羽等药物。

（八）气阴两虚

以往对消渴的认识多为早期阴虚燥热，中期伤气出现气阴两虚，晚期阴损及阳导致阴阳两亏。气阴两虚临床常可见口渴引饮，多食，便溏，或饮食减少，精神不振，四肢乏力，消瘦，舌淡红，苔白而干，脉细无力。气阴两虚证乃消渴病久燥热渐减，肺、胃、肾阴津亏虚，故"三多"症状虽在，而内热渐轻，阴伤及气，脾气虚弱则精神不振，四肢乏力，阴精气血耗伤，不能充养肌肉，则形体消瘦，舌淡红，苔白而干，脉细无力，均为气阴两虚之象。

宋元以后多以"三多"症状之轻重，将消渴分为上、中、下消，遣方用药，医家多以滋阴清热生津为治疗消渴的大法。施今墨[12]通过大量病例的临床观察认为，除阴虚表现外，大多数患者具有神疲乏力、不耐劳累等脾气亏虚的表现，且脾喜燥恶湿，若一味采用甘寒滋阴或苦寒降火之品治疗消渴，则使脾功能受损，中焦运化失职，气虚更趋严重，病情迁延不愈。施今墨治疗消渴，尤重脾肾，滋肾阴以降妄炎之火，补脾气以助运化之功，使水升火降，中焦健运，气阴复回；用药方面，擅用苍术配玄参、黄芪配山药两组对药[13]治疗消渴气阴两虚证。

（九）脾阳不足

消渴后期可出现阴损及阳，脾阳不足之证。叶桂提出："太阴湿土，得阳始运"，说明脾散精功能的动力基础主要是脾阳。人体的代谢循环功能依赖于脾阳的正常运行，脾阳充足机体才有能力化生气血，将水谷化为精微，并将精微物质转输至全身各脏腑组织。《素问·通评虚实论》指出：气虚为阳虚之渐，阳虚为气虚之甚。李杲在《脾胃论·脾胃胜衰论》中指出："脾胃不足之源，乃阳气不足，阴气有余。"《四圣心源·六气偏见》亦提出："足太阴脾以湿土主令……阴易盛而阳易衰。"故脾虚尤以脾阳易损而致不足为主。脾为气血生化之源，主肌肉，外合四肢。胃虽摄入大量饮食，然脾阳虚导致水谷精微无力化生与运化，肢体、肌肉、肌腠失其滋润濡养，故糖尿病患者常见身体消瘦、神疲懒言、倦怠乏力、皮肤发痒[14]。

治疗上当温运脾阳为主。如陈修园在《医学实在易·三消症》中强调消渴应"以燥脾之药治之"，主张用理中汤倍白术加瓜蒌根治疗。叶桂在《临证指南医案》中指出："能食少运，便溏，当温通脾阳"，并投以附子理中汤加益智仁、荜茇。待脾阳一升，脾胃恢复运化功能，蒸腾气化痰湿，水谷精微得以运化。

综上所述，中焦脾胃在消渴的发生发展过程中起重要作用。正如张锡纯在《医学衷中参西录》中提出："消渴一证，古有上中下之分，谓其证皆起于中焦而极于上下。"《素问·奇病论》有云："五味入口，藏于胃，脾为之行其精气，津液在脾，故令人口甘也，此肥美之所发也，此人必数食甘美而多肥也，肥者令人内热，甘者令人中满，故其气上溢，转为消渴。"值得注意的是，脾和胃的功能作用无论在生理还是病理上均有不同。生理状况下，胃主受纳，脾主运化，为胃行其津液，共同完成对饮食物的消化吸收及其精微的输布。病理情况下，脾虚主要表现为脾气、脾阳虚弱，具体体现在脾运化升清功能失常，不能为胃行气散精，水谷精微不能输布四肢百骸。而胃之功能失调则表现为受纳异常，有虚实之分，实则多食易饥，甚则生火化热；虚则胃纳不佳，饮食无味。故从脾胃论治消渴必须把握病机核心所在，注意病程之分期。前期、早期以健脾为主，泻胃为辅；中期以清泻胃火为主，辅以健脾；后期脾胃兼顾，滋阴润燥[15]。如此辨证施治，疗效可见。

（卢绮韵　刘昀玮）

三、糖尿病周围神经病变

糖尿病周围神经病变是糖尿病的常见并发症，其主要临床特征为四肢远端感觉、运动障碍，表现为肢体麻木、挛急疼痛，肌肉无力和萎缩，腱反射减弱或消失等，其发病率在糖尿病患者中高达 60%～90%。其病情迁延难愈，致残率或病死率高，治疗困难，严重影响患者的生活质量。糖尿病周围神经病变的病因和发病机制迄今尚未完全阐明，西医对本病目前尚缺乏显著的治疗手段，仍以积极控制血糖为主，并采用 B 族维生素、血管扩张剂、镇痛剂及抗氧化剂、神经营养因子等对症治疗，但临床实验结果表明，单纯依靠降血糖或对症治疗来预防或延缓包括糖尿病周围神经病变在内的并发症有一定的局限性。

糖尿病周围神经病变在中医古籍中无相应的病名。古代医家对它的临床症状作出了描述。如医学古籍《丹溪心法》有言："消渴……肾虚受之，腿膝，骨节酸疼。"《普济方》中提及："肾消……手足烦疼。"《王旭高医案》指出：消渴日久，但见手足麻木，肢凉如冰。中医学根据本病出现四肢麻木、疼痛，肌肉萎缩，肢体痿废不用等临床表现，将其归属于消渴继发的"痹证""血痹""痿证""麻木""不仁"等。消渴痹证多因消渴日久，气血阴阳亏虚，脏腑功能失调，内生痰瘀，痰瘀互结阻滞气血，脉络不通所致。气血阴阳耗伤、五脏虚弱为本，瘀血阻络、痰湿闭阻为标，本病为本虚标实之证。

中医学认为，脾统四脏，对于气血具有十分重要的作用，为气血生化之源、气机升降之枢。一旦脾胃转输失职，不但气血生化不足，亦可致脏腑气机失于调畅，水湿不化反聚而成痰，痰阻气滞，又碍血液的正常运行，久之形成痰瘀互结之势，则可产生一系列虚实夹杂的病证。因而，顾护脾胃，益气健中，一方面可使阳生阴长，诸虚不足之症自除；另一方面亦可使痰浊、瘀血等病理产物消而不生，达到清其源，正其本的作用。消渴痹证与中焦脾土密切相关，主要体现在脾气亏虚，气血不足，不荣则痹；或脾失健运，痰湿内停，阻遏脉络，不通则痹；或脾阳不足，水液不化，痰湿、瘀血内生，脉络痹阻，发为本病。

脾虚为消渴痹证之病理基础，饮食、劳倦、情志皆可损伤脾胃，疾病日久，脾气亏虚，运化无力，反聚生痰湿；脾为中焦湿土，脾气不健，五脏之气皆损，血脉空虚，气血运行不畅，瘀血内生，痰瘀互结，阻遏脉络，而发为消渴痹证。湿邪、痰浊、瘀血为消渴痹证的重要病理产物。《证治汇补·湿症》对因湿致痹的治疗概括得比较全面："湿症总治，势轻者，宜燥湿；势重者，宜利便。在外宜微汗，在内宜渗泄，所贵乎上下分消其湿。凡风药可以胜湿，泻小便可以引湿，通大便可以逐湿，吐痰涎可以祛湿。湿而有热，苦寒之剂燥之；湿而有寒，辛热之剂除之……脾虚多中湿……故治湿以利小便为上。"总之，祛邪以除湿为主，调理脏腑以益气温阳补脾，化湿通络为主。正如《古今名医汇粹》说："治着痹者利湿为主，祛风解寒亦不可缺，大抵参以补脾补气之剂，盖土强可以胜湿，而气足自无顽麻也。"《校注医醇賸义》中说："着痹者，病在肌肉当补土燥湿。"《医述》曰："以脾土虚，则清者难升，浊者难降，留中滞膈，瘀而成痰。"

《丹溪心法·湿》详论湿之治疗："内湿宜淡渗……通利其二便。"《普济方》用苍术复煎散治疗"寒湿相合，脑痛恶寒，项筋脊骨髀腿痛，膝膑痛，脉沉而无力，行步身沉重"。《医学入门·腰痛》对于"寒湿，五积交加散。湿多，川芎茯苓汤、当归拈痛汤、防己黄芪汤、羌活胜湿汤、续断丸"。《医林绳墨》认为治疗着痹"当清其湿""理湿必用苍术、厚朴"。《景岳全书·湿证》用治脾之法以治湿："大抵治湿者欲其燥，欲燥者宜从暖。盖脾土喜燥而恶湿，喜暖而恶寒，故温脾即所以治湿也""《三因》附子汤，乃补脾燥湿之剂也，调气平胃散，乃行气行湿之剂。五苓散，乃利水导湿之剂也。二陈汤、六君子汤，乃化痰去湿之剂也""湿热之为病者，……可治以清凉，宜二妙散及加味二妙丸、当归拈痛汤之类主之"。对于湿浊内停，郁久化热，湿热交阻者，应当清热祛湿；而脾阳不足，寒湿内生者，应当温中健脾化湿。《张氏医通》曰："寒湿，桂枝附子汤""湿热用当归拈痛汤……着痹，用除湿蠲痛汤；不应，用补中益气加熟附子、羌活、苍术、黄柏"。《症因脉治·痹症论》指出：寒湿，用术附汤；湿热，用苍柏二妙丸。《临证指南医案·痹》指出："湿热……舒通脉络……使清阳流行；寒湿……微通其阳，兼以通补。"

祝谌予[16]认为"气虚浊留"是消渴及其并发症发生的核心环节，即脾气虚，不能散精，饮食精微在输布过程中出现障碍，导致不正常的蓄积停留，日久而发为本病，其与年龄、肥胖、生活方式密切相关。早期常以气虚、血虚为主，多因脾气虚不能运化，气血精液生成不足，肢体失于濡养，反酿生痰湿，久之气损及阳，血损及阴，出现气血阴阳亏虚，五脏六腑功能失司，气血推动无力，痰浊、瘀血内生，痰瘀互结，进一步加重气血运行障碍，不通则痛、麻，不荣则凉、痛，而发为消渴痹证。《素问·逆调论》曰："荣气虚则不仁，卫气虚则不用"，说明在气虚条件下，筋脉失去濡养而出现麻木不仁的表现。《素问·平人气象论》曰："脏真濡于脾，脾脏肌肉之气也。"

2011 年《糖尿病周围神经病变中医防治指南》[17]确定了消渴痹证可分为四个基本证型，其中气虚血瘀证、痰瘀阻络证为两大主要证型。推荐属气虚血瘀者以补气活血、化瘀通痹为法，予以补阳还五汤加减。若四肢冷痛、得温则减、遇寒痛剧、入夜尤甚可予当归四逆汤合黄芪桂枝五物汤加减。痰瘀阻络者治以祛痰化瘀、宣痹通络，予以指迷茯苓丸合黄芪桂枝五物汤加减。

综上所述，脾虚在糖尿病周围神经病变发生发展过程中具有重要作用。现代医家认识到脾虚与糖尿病及其并发症的发病和病机密切相关，认为消渴虽与肺燥、胃热、肾虚有关，但关键在脾虚。消渴痹证患者多有神疲乏力，四肢困倦，少气懒言，精神不振，形体消瘦，肢体麻木，皮肤薄，腹胀纳差，舌淡胖、边有齿痕，苔腻，脉濡滑等脾虚表现。脾气亏虚、脾虚湿困、脾阳不足为消渴痹证常见的三大证型。消渴痹证脾虚多见，与现代生活方式改变有关。现代人多嗜食肥甘厚腻，贪食生冷寒凉，静坐少动，损伤脾胃功能，脾虚而运化减弱，或工作、家庭压力导致肝气郁结，木克脾土，思虑劳倦过度，脾气内耗，均可致脾气亏虚。脾气不升，精微不为人体所利用，酿湿生痰，气机不畅，脉络瘀阻，为消渴痹证的病理基础。消渴日久，阴损及阳，脾肾阳虚，阳气温煦、气化与推动功能减退，致血脉不利，水液不化，气机不畅，终使痰浊、瘀血、水饮、湿毒等病邪丛生，发为本病。

（卢绮韵）

四、糖尿病性胃轻瘫

糖尿病性胃轻瘫是糖尿病常见的慢性并发症，其主要特点是在没有机械性梗阻的情况下出现胃排空延迟。典型症状表现为腹胀、早饱、厌食、嗳气、恶心、呕吐、上腹痛、体重减轻，不但引起消化道症状导致营养不良和水电解质紊乱，还可影响口服药物的吸收及血糖的调控，尚可导致其他并发症的发展，患者常因症状反复发作而明显影响生活质量。早期多数胃部症状较轻或无胃部症状，体格检查也可无特殊异常发现，目前最可靠的检查方法是胃排空试验中的核素胃排空检查，其次是胃电图等。糖尿病性胃轻瘫目前尚缺少有效的治疗方法[18]，治疗以积极控制血糖为主，配合促进胃肠蠕动的药物。

中医学无糖尿病性胃轻瘫这一病名，《千金翼方》记载："食不消，食即气满，小便数起，胃痹也……"痹者，闭也，疲也。临床多依据证候将糖尿病性胃轻瘫归入"呕吐""胃痞""嗳气"等范畴。《诸病源候论·积聚病诸候》中言："荣卫俱虚，其气血不足，停水积饮在胃脘则脏冷，脏冷则脾不磨，脾不磨则宿谷不化，其气逆而成胃反也，则朝食暮吐，暮食朝吐，心下牢，大如杯，往往寒热，甚者食已即吐。"除胃外，消渴与脾的关系亦密切。《灵枢·本脏》提出"脾脆则善病消瘅"。张锡纯亦在《医学衷中参西录》中进一步指出消渴"皆起于中焦而极于上下",均提示消渴与中焦脾胃关系密切。消渴并呕吐、消渴并胃痞多因消渴病程日久,气阴两虚,导致脾胃虚弱,脾阳不振,运化无力,升降失常,使精微不布,水谷难化,湿邪内生,湿蕴化热,湿热中阻,或中虚生内寒,而成寒热虚实夹杂之证;脾胃受纳运化失常亦致胃痞、嗳气,甚至胃气上逆而吐。因此,中焦气机逆乱,脾胃功能失常是糖尿病性胃轻瘫的基本病机;糖尿病性胃轻瘫病位在脾胃,病机特点多为本虚标实,以脾胃虚弱、运化无力为本,以痰浊、血瘀等病理产物阻滞为标[19]。

《丹溪心法·痞》云:"……有中气虚弱,不能运化精微为痞者;有饮食痰积,不能化为痞者;有湿热太甚为痞者。"痞者,处心下,位中央,满痞塞者,皆土之病也。朱震亨认为痞有中气亏虚所致的虚痞,有痰湿不能运化所致的痰湿痞。治痞用黄连、黄芩、枳实之苦以泻之;浓朴、生姜之辛以散之;人参、白术之甘苦以补之;茯苓、泽泻之淡以渗之。治痞,惟宜上下分消其气。

《景岳全书·痞满》第一次将痞分为实痞和虚痞,"凡有邪有滞而痞者,实痞也;无物无滞而痞者,虚痞也……实痞实满者,可散可消;虚痞虚满者,非大加温补不可。""实痞",是指邪滞引起的痞证,多由湿热内阻,或寒滞脾胃,或痰食内结,或肝气郁遏或外邪内恋所致。治疗宜以调气机,祛湿痰,通腑气为主。"虚痞",是指由脾胃心肾虚衰,阴阳气血亏损引起的痞证,多由饥饱失常,劳倦过度,脾胃虚寒,运化无力,或心营不足,或命门火衰所致。治疗以温补为主。

治疗痞证,汉唐医家多喜辛开苦降法,李杲创《脾胃论》,强调健脾升阳之法,升阳益胃汤为李杲补气升阳之名方。在其所著《脾胃论》中指出:脾胃虚则倦怠嗜卧,四肢不收,……体重节痛,口干舌干,饮食无味,大便不调,小便频数,不欲食,食不消……乃阳气不升故也。又说:"内伤不足之病,……惟当以甘温之剂,补其中,升其阳,甘寒以泻其火则愈"(《内外伤辨惑论》)。方中重用黄芪,配伍人参、白术、甘草补脾益气养胃;柴胡、防风、羌活、独活升举清阳,祛风除湿;法半夏、茯苓、陈皮、泽泻、黄连除湿清热;白芍养血和营,适用于脾胃气虚,清阳不升,湿郁生热之证。

清代医家叶桂在《脾胃论》基础上发展出柔润养胃的治则,补充了前代之不足,强调脾胃分论,创立了胃阴学说,指出胃为阳土,脾属阴土,脾为脏,胃为腑,脏宜藏,腑宜通,用各有殊,曰:"故凡遇禀质木火之体,患燥热之症,或病后热伤肺胃津液,以致虚痞不食,舌绛咽干,烦渴不寐,肌燥熇热,便不通爽,此九窍不和,都属胃病也……故先生必用降胃之法。"然叶氏治胃之通降法,既不用辛开苦降之药,也不用苦寒下夺之品,此二者均易损伤胃阴,而是运用"甘平或甘凉濡润,以养胃阴,则津液来复,使之通降而已矣",临证使用益胃汤、增液汤、沙参麦冬汤治疗阴不足之痞证。消渴以阴虚为本,燥热为标,故滋养胃阴亦为治疗消渴并痞证的治疗大法之一。

仝小林[20]将糖尿病性胃轻瘫分为急性期和缓解期，急性期主要以胃气上逆、脾胃阳虚为主，脾胃阳虚是急性期的主要证型，常用小半夏汤、苏连饮、旋覆代赭汤、左金丸。缓解期的常见中医辨证分型为：①中焦壅滞，寒热错杂，代表方为半夏泻心汤；②中焦虚寒，脾肾阳衰，是糖尿病性胃轻瘫中后期的最常见证型，以附子理中汤为主方治疗；③脾胃虚弱，痰湿阻滞，代表方为黄芪建中汤、苓桂术甘汤、补中益气汤、四君子汤、益胃汤或麦门冬汤等。

高彦彬[21]认为消渴胃痞病位在胃，与肝脾关系密切。消渴日久，气阴两伤，或因情志抑郁，或精神刺激而致肝郁气滞，横逆乘脾犯胃而致脾胃气机升降失常；或因过食肥甘，或暴饮暴食损伤脾胃，或因素体脾虚，或忧思劳虑伤脾而致脾胃虚弱，运化失职，脾胃气机升降失常。中焦气机不利，脾胃升降失职当为本病病机关键。在临床治疗中，高彦彬将本病辨证分为肝胃郁热、脾虚痰凝、脾胃虚弱、气阴两虚、肝气郁滞五个证型论治，分别喜用四逆散合玉女煎加减、四君子汤合二陈汤加减、补中益气汤加减、生脉散合益胃汤加减、柴胡疏肝散加减，每多获效。

徐远[22]治疗糖尿病性胃轻瘫重视胃阴不足，胃的受纳腐熟不仅依赖胃气的推动和蒸化，亦需胃中津液的濡润。胃中津液充足，则能维持其受纳腐熟的功能和通降下行的特性。胃为阳土，喜润而恶燥，故其病易成燥热之害，胃中津液每多受损。徐远认为胃以和降为顺，养阴即可消痞，治以益胃养阴，方药以益胃汤加减。

综上所述，糖尿病性胃轻瘫属于中医学"呕吐""胃痞"等范畴，病位在中焦脾胃。多因饮食不节，脾胃运化失职，痰湿内蕴；或情志失调，气郁化火，火热伤阴耗气，阴虚胃失濡养，气虚脾失运化，脾胃失和，升降失常而发病。中医学治疗消渴并呕吐、消渴并胃痞具有优势，已有很多临床研究证实，中医中药能显著改善患者的临床症状，提高患者的生活质量。中医学认为本病病位在胃，与脾胃功能密切相关，中医辨证主要分为脾胃气虚、脾阳不足、痰湿中阻、胃阴不足、肝脾不和型，为临床治疗本病提供了良好的思路和方法，值得临床推广应用。

（卢绮韵）

五、糖尿病肾病

糖尿病肾病是糖尿病最主要的微血管并发症之一，是目前引起终末期肾病的首要原因。根据流行病学统计研究，预计到2030年，世界范围内的糖尿病患者将达到3.66亿，而糖尿病肾病患者将超过1亿[23]。糖尿病肾病起病隐匿，早期一般无临床症状，一旦进入大量蛋白尿期后，进展至终末期肾病的速度约为其他肾脏病变的14倍，因此早期预防与延缓糖尿病肾病的发生发展对提高糖尿病患者生存率，改善其生活质量具有重要意义。糖尿病肾病的发生除了高血糖外，血液流变学异常、糖基化总产物作用、氧化应激损伤内皮等因素也是导致糖尿病肾病发生发展的重要因素。糖尿病肾病的西医治疗以控制血糖、抗凝、控制血压、减少尿蛋白为主[24]。

糖尿病肾病在古医籍文献中未见有独立的病名记载，多数学者认为有关消渴并发水肿、尿浊、吐逆等与消渴肾病相近。如巢元方在《诸病源候论》[25]中提出："消渴……其久病变成发痈疽，或成水疾。"沈金鳌的《杂病源流犀烛》[26]也有"有消渴后身肿者，有消渴面目足膝肿，小便少者"的记载。唐代王焘的《外台秘要》[27]载："消渴病有三……三渴饮水不能多，但腿肿……是肾消病也。"其面色黧黑、形瘦耳枯、腿肿、小便浑浊等表现皆与今之糖尿病肾病相符合，并明确指出其病位在肾。脾肾相互影响，糖尿病肾病虽然病位在肾，亦与脾胃关系密切。

首先，从先后天相互资生的关系来说，脾主运化水谷精微，化生气血，为后天之本；肾藏精，主命门真火，为先天之本。"脾为后天，肾为先天，脾非先天之气不能化，肾非后天之气不能生"（《傅青主女科·妊娠》）。肾精又赖脾运化水谷精微的不断补充，才能充盛。脾主运化，胃主受纳，腐熟水谷，化生气血，《灵枢·决气》云："中焦受气取汁，变化而赤，是谓血。"糖尿病患者长期饮食不节，恣食肥甘厚味，或过食生冷寒凉之品，均可损伤脾胃，如加之肾虚火衰，无以温煦脾阳，使中焦化生气血不足，则见精神倦怠，肢软乏力，眼睑浮肿，畏寒肢冷，面色不华，食少纳呆之脾肾气虚、脾肾阳虚证候。

其次，在水液代谢方面，脾主运化水湿，肾主水，司开阖，使水液的吸收和排泄正常。肾司开阖作用，又赖脾气的制约，即所谓"土能制水"。脾肾两脏相互协作，共同完成水液的新陈代谢。若脾阳不振或脾阳久虚，可进而损及肾阳，引起肾阳亦虚，二者最终均可导致脾肾阳虚，水湿内停。

最后，糖尿病肾病晚期肾衰竭甚至尿毒症阶段，相当于中医学"关格"范畴。"关格"一词，首见于《黄帝内经》，作为病名提出见于《伤寒论·平脉法》[28]。即所谓"关则不得小便，格则吐逆"，可见于慢性肾衰竭患者。《证治汇补·癃闭》[29]说："既关且格，必小便不通，旦夕之间，陡增呕恶，此因浊邪壅塞，三焦正气不得升降。所以关应下而小便闭，格应上而吐呕，阴阳闭绝，一日即死，最为危候。"《圣济总录·消渴后成水》[30]也记述了消渴肾病并发呕吐的表现："治消渴后，头面脚膝浮肿，胃虚不能下食，心胸不利，或时吐逆。"消渴肾病晚期，脾胃虚弱，中气不足，胃虚不能盛受水谷，脾虚不能化生精微，脾气不升，胃气不降，上逆成呕；或中阳不振，脾胃运化功能失常，痰饮、浊毒内盛，导致胃失和降，胃气上逆。

综上所述，消渴肾病与脾胃功能密切相关。历代医家治疗消渴肾病时也非常注重调理脾胃功能。

张介宾[31]主张先天肾与后天脾相关互济，是构成人体生命之基础；认为"水谷之海，本赖先天为之主，而精血之海，又必赖后天为之资"；指出"人之始生本乎精血之原，人之既生，由乎水谷之养，非精血无以立形体之基，非水谷无以成形体之壮"；治疗上认为"病由中焦，则当以脾胃为主，宜参、芪、白术、干姜、甘草之属主之"，温阳益气，益气以助阳；培阳以育阴，阴阳相顾以补脾肾。由此创立了一系列补脾温脾强肾之方。对于消渴肾病水肿，张介宾指出水肿的形成乃是"脾虚则土不制水而反克，肾虚则水无所主而妄行，水不归经则逆而上泛，故传入于脾而肌肉浮肿"。以温脾补肾，为治水肿之正法。

施今墨[32]认为糖尿病肾病的病机为脾肾不足，中气不升，固摄失权，精微下泄，其治法着眼于益脾固肾；擅用黄芪配山药药对，其中黄芪，味甘，性平微温，入肺、脾、肾、三焦经。炙品可补中气、益元气、温三焦、壮脾阳。山药，味甘，性平，入肺、脾、胃、肾经。其既可以补脾胃而助消化，又可以补脾胃而益肺气，此外还有益肾强阴、补肾固精之功效。消渴伤中，而致脾胃之中气不足，下焦之元气不固，表现出尿糖增多的现象，治以健脾阴并固肾精。二药配用，气阴兼顾，健脾益气生津，补肾涩精止遗，相得益彰，使脾气健旺，下元固壮，漏泄自止。此补中，即所以泻火；滋肾，即所以养阴是也。药后尿糖减少或消失，此所以顺势而为治之。

祝谌予[33]治疗糖尿病肾病，根据久病及肾，气血虚衰，阴阳俱虚，水湿泛溢之病机特点，始终以培补脾肾、活血利水、补益气血为主治疗而使血糖、血压稳定，尿蛋白下降，低蛋白血症纠正。早期以降糖为主，蛋白尿者重用生黄芪50g，再加山药等。晚期病变的治疗，对浮肿明显者，常用防己黄芪汤合六味地黄汤或桂附地黄汤；对贫血严重，面色苍白，全身无力者，常用参芪四物汤等益气养血，补肾生精；对血尿素氮、肌酐增高，胃中湿浊上逆而见恶心、呕吐、不能进食，口中尿臭味，苔厚腻者，常用香砂六君子汤加石菖蒲、佩兰、竹茹、旋覆花等健脾和胃，芳香化浊，降逆止呕。

程益春[34]提出"脾虚致消"的观点和"理脾愈消"的治疗原则，并运用益气健脾法治疗糖尿病。其认为糖尿病肾病的发病机制，脾虚当为其本。

仝小林[35]认为本病的病机为脾失健运，水湿内停，肾不主水致水湿泛滥；另外，脾气下陷，肾虚封藏失职致精微漏出。正气日益耗损，脾肾更见虚亏，形成恶性循环。其[36]认为糖尿病肾病的治疗应当以补虚补气为主，因此以黄芪建中汤为主方，再根据糖尿病肾病的辨证分型加用其他方剂。气阴两虚证加用参芪地黄汤，肝肾阴虚证加用杞菊地黄丸，气血两虚证加用当归补血汤，脾肾阳虚证加用真武汤。

张永杰[37]认为，脾肾为糖尿病肾病的病机之本，瘀痰为糖尿病肾病的病理产物，脾虚为本，痰浊、瘀血为标，本虚标实；提出了从脾论治糖尿病肾病的方法。脾为后天之本、气血生化之源，脾虚运化失职，津液不能上承，患者引水以自救，故出现口渴多饮；脾虚其气不升而下降，使水谷精微随小便而排出体外，故糖尿病患者出现尿多浑浊而味甘。脾虚既包括脾气，亦包括脾阴，强调从脾论治，以健脾滋阴，活血通络为治疗大法。

综上所述，中医学中关于消渴肾消、水肿、吐逆、尿浊等的描述均十分类似于消渴肾病，其病位在肾，但与脾密切相关。脾肾互济，资生相助；脾肾失济，疾病由生。病机为消渴病久，脾肾受损，脾失运化，气阴亏虚，或脾阳不足，或脾胃运化功能失常，痰饮、湿浊内盛，同时肾气化失常，开阖不利，精津不固而致本病，并针对其病因病机制定了一系列治法方药，为后世消渴肾病从脾论治提供了诸多理论和临床依据。

（卢绮韵　朱　樱）

第二节　甲状腺疾病

一、甲状腺功能亢进症

甲状腺功能亢进症（简称甲亢）可归属于中医学"瘿病"或"瘿气"范畴，其发生主要与生活环境、饮食失节、情志内伤有关；或长期抑郁，肝气失于条达，郁久化火，造成阴虚火旺，火盛动风，煎熬津液，凝聚成痰，痰气凝结颈前；或忧愁思虑伤脾，肝郁疏泄失常，横逆犯脾可致脾气虚弱，痰湿内生，肝气夹痰上逆，痰气交凝于颈前肝经循行部位而发本病。因而本病与肝、脾密切相关。治疗以调理肝脾，行气化痰，活血通络为法，以达到脾气升降正常，肝气条达之效果。甲亢的病程较长，早期多以胃热、气滞为主，中期以痰凝血瘀为主，早中期均以标实突出，如胃热、气滞、血瘀、痰浊、痰火等；后期则以本虚为主，如气阴两虚、心脾两虚、脾虚痰湿、肝郁脾虚等。

（一）胃热亢盛

廖世煌教授[38]认为，甲亢的病理性质属虚实夹杂，以虚为主，寒热错杂，以热为主；"实"在于肝郁化火，胃热亢盛。胃热亢盛者见口渴多饮，消食易饥，消瘦汗多，舌红苔白或黄，脉洪大数或细数等实热症状，治当清胃火泻实热，方用白虎加人参汤加减。方水林教授[39]认为，对于胃热亢盛者，当重用滋阴而清热，可选用生石膏、知母、黄连、苦参、生甘草等；同时亦当配合滋养肺胃阴液，当加细生地、玄参、麦冬、天花粉、石斛之品。黄仰模教授[40]则认为甲亢素体阴虚，阴虚日久则火旺，热入阳明，津气两伤，宜清胃除热、益气养阴，方选白虎加人参汤合麦门冬汤加五味子。

（二）气滞痰凝

林兰教授[41]认为本病初起，情志抑郁不遂，气机不畅，肝气不疏，疏泄失职，水湿停聚，气不行血，血运迟缓，进而痰凝血瘀，肝气上逆，聚结于颈则成瘿肿。临床症见颈前正中肿大，质柔软或偏硬韧，颈部觉胀，胸闷、喜太息，或兼胸胁窜痛，舌质红，苔薄腻或黄，脉弦滑或兼数。针对该证，林兰教授治以疏肝理气、化痰散结之法，方用四逆散合化痰、软坚散结之品，但应该避免应用海藻、昆布、海带等含碘丰富之药物，以免加重甲亢病情。常用药为柴胡、白芍、枳实、夏枯草、山慈菇、浙贝母、连翘、香附、郁金等。

对于气滞痰阻者症见颈前肿大，无明显结节，质软不硬，常伴颈部胀，胸闷，善太息，心烦易怒，舌淡红苔薄白，脉弦。廖世煌教授常以半夏厚朴汤合小柴胡汤加香附、郁金及川楝子等治疗，以疏肝行气解郁，兼软坚散结[38]。

（三）痰浊扰心

甲亢中的痰浊之邪多为无形之痰，《杂病源流犀烛·痰饮源流》说："其为物则流动不测，故其为害，上至巅顶，下至涌泉，随气升降，周身内外皆到，五脏六腑俱有。"甲亢痰浊扰心者症见甲状腺肿大，心悸，眠差，胸闷痰多，舌淡红苔白厚，脉弦滑。黄仰模教授[40]认为此型治宜豁痰下气，软坚散结，方选消瘰丸合瓜蒌薤白半夏汤；痰浊日久，郁而化热，可选用黄连温胆汤。

（四）肝郁脾虚

肝旺克脾，脾失健运，气机郁滞，津聚痰凝，痰气互结于颈前而成瘿肿，与情志内伤、饮食失调、肝气损伤等有关。甲亢肝郁脾虚者症见甲状腺肿大，情绪焦虑易怒，心悸眠差，自汗乏力，大便稀溏，腹痛腹泻等，舌淡红，苔薄，脉弦滑或脉弦。治疗当疏肝健脾，可用柴胡疏肝散合生脉散、补中益气汤化裁以疏肝健脾助运[40]，亦可用当归芍药散为主加减[38]。

（五）心脾两虚

"见肝之病，知肝传脾"，肝克脾土，脾气虚弱，运化失职，气血生化无源，血不养心形成心脾两虚之证，症见甲状腺肿大或不大，心悸气短，头晕目眩，面色无华，神疲乏力，纳呆食少，腹胀便溏，少寐多梦，健忘，舌淡红，脉细弱。治宜补血养心、益气安神，方选归脾汤[40]。

甲亢的中医治疗，以疏肝、健脾、化痰、清火为主要治法，始终离不开对于中土的疏通及调补。临床中对于甲亢的诊治应强调脾、胃、肝三脏，用药则不至于失当矣。

二、甲状腺功能减退症

甲状腺功能减退症（简称甲减）是甲状腺激素缺乏或不足或对其不反应致机体代谢活动下降而引起的一种内分泌疾病。临床症状表现为表情呆滞，反应迟钝，动作缓慢；面色苍白或微黄，面容虚肿，体温偏低，畏寒少汗；皮肤干冷、粗厚，呈非凹陷性水肿；智力、理解力、记忆力下降；严重者可出现情绪抑郁、幻觉妄想、木僵、痴呆。针对甲减的中医病名有不同的观点，一方面，根据临床表现复杂多样的特点，以不同主证作不同归属，如以神疲乏力、形寒怯冷、性欲减退等为主的"虚劳""虚损"；以面浮肢肿为主的"水肿"；以记忆力减退、失眠多梦、思维迟钝为主的"失眠""痴呆"；以胸闷、心悸、心前区不适为主的"胸痹""心悸"等。另一方面，可根据古籍的描述统一归为"瘿病"。本病的主要病因是情志内伤、饮食及水土失宜，但也与禀赋因素有密切关系，基本病机总的来说以"虚"为主，"阳虚"常见。因虚所致气滞、痰饮、血瘀等病理产物，形成虚实夹杂的病症。

（一）脾肾阳虚

冯建华教授[42]认为本病的主要病机为脾肾阳虚，脾肾阳虚是甲减的中心环节，温补脾肾是本病的基本治法。甲减脾肾阳虚者可见神疲纳呆，面色㿠白，四肢倦怠，手足不温，腰膝冷痛，大便溏薄，舌淡苔白，脉虚弱或迟缓。治疗应以温补脾阳为主，使五脏六腑得以充养，气血津液得以充盛。方药以补中益气汤、金匮肾气丸加减。

（二）阳虚水泛

在脾肾阳虚的基础上兼见双下肢凹陷性浮肿。阳气亏虚，脏腑气血生化不足，因虚所致气滞、痰饮、血瘀等病理产物，气血不利则见肢体浮肿。治宜温肾健脾，通阳利水，方选实脾饮合济生肾气丸加减[43]。

（三）阴阳两虚

甲减到了后期，阳病及阴，出现阴阳两虚证，症见畏寒蜷卧，腰膝酸软，小便清长或遗尿，男子阳痿，女子不孕，或见五心烦热，盗汗，舌质淡红，舌体胖大，苔薄白，尺脉弱。治宜补肾益气，滋阴填精。方予六味地黄丸、右归丸等化裁治疗[44]。

（四）痰瘀内阻

痰瘀内阻是甲减的常见证型，此乃由于脾胃亏虚，水湿停留，聚而成痰；阳气亏虚，无力推动血液运行，血行瘀滞，而致痰瘀互结。症见颈前两旁结块肿大，按之较硬或有结节，肿块经久未消，纳差，舌暗有瘀斑，脉沉细。治以温阳化痰，活血化瘀，化痰行水，方选阳和汤合血府逐瘀汤加减[42]。

综上所述，脾肾阳虚是甲减的核心病机，其中又以脾阳亏虚为始动因素。阳虚推动无力则出现痰、湿、瘀等病理产物。因此，甲减的治疗以温补脾肾，化痰祛瘀等为基本治法。虚寒得阳气则去，痰瘀得温通则消。

三、亚急性甲状腺炎

亚急性甲状腺炎多见于 30～50 岁的成人，女性发病率较男性为高。本病多由甲状腺感染病毒引起，以短暂疼痛的破坏性甲状腺组织损伤伴全身炎症反应为特征。亚急性甲状腺炎属中医学"瘿痛"等范畴，与外感风温、疫毒之邪和内伤七情有关。"邪之所凑，其气必虚"，多数医家认为，亚急性甲状腺炎患者平素多情绪抑郁，则肝气郁结，肝气失于条达，则气机不畅，气机阻滞，不能行津化湿，肝木克于脾，脾失健运，气血生化乏源，则痰湿内生。"气为血之帅"，气滞行血不利，则血液瘀滞，瘀滞的气、血、痰湿等病理产物又可郁而化热，痰湿、瘀血与热相煽，火热为阳邪，火性炎上，诸病理产物循经脉搏结于颈部则可发生本病，出现甲状腺区肿胀、疼痛等症状。若病理产物潜伏于体内，又可成为本病发生的宿根，遇到外邪引动则可发病。对于本病的治疗，多数医家建议根据病程进行分期辨证。

早期标证为主，陈如泉教授认为本病的病因始于正气虚损，热毒乃犯，外感无论风寒还是风热邪气，均可入里化热，咽颈部随之而疼痛，久则气滞血瘀，甲状腺肿大[45]。病机为外感风热，兼肝胆蕴热，治疗以疏风解表，疏肝利胆，清热散结止痛为主，常用银翘散、逍遥散、仙方活命饮加减[46,47]；亓鲁光教授则提出清热解毒的同时注意治未病的思想，健脾益胃，既可防止肝木犯脾土，又可防止苦寒之药凉遏伤胃之弊[48]。

中期一般是缓解期，钱秋海教授认为此时由于气阴两虚、夹痰夹瘀且火热毒邪虽有所消减却缠绵难去，以益气养阴，清热解毒，化痰活血为法，方用生脉散加理气活血，化痰散结药加减[49]。

甲状腺功能恢复期，发热、疼痛不明显，以甲状腺肿大为主要表现，魏子孝认为本期病机为肝郁伤脾日久，肝气郁滞，脾气虚弱，水湿不运，痰瘀阻滞，以行气解郁，健脾化痰为基本治法，防止郁结蕴而化火，多以柴胡疏肝散、四逆散合半夏厚朴汤为基础方加减[50]。

当病程进入后期，阴损及阳，形成脾肾阳虚，痰瘀互结证，则以温阳通滞，化痰散结为主，常用阳和汤化裁。另外，由于久病导致气滞血瘀，痰气交阻证，则以理气破瘀，化痰散结为法，方用血府逐瘀汤合二陈汤化裁[51]。

总的来说，亚急性甲状腺炎应根据病程进行分期辨治，早期疏风解表清热，中期清热解毒、化痰散瘀，晚期温阳化痰散结，全程应注意顾护中焦脾胃，以防损伤脾胃，出现各种变证。

四、桥本甲状腺炎

桥本甲状腺炎即慢性淋巴细胞性甲状腺炎,是一种自身免疫性甲状腺疾病,以甲状腺肿大和甲状腺自身抗体增高为特征。桥本甲状腺炎属于中医学"瘿病"范畴,病位与肝脾密切相关,基本病机以脾气虚弱受损为本,气滞、痰浊、瘀血为标。临床常见肝郁脾虚型、痰凝血瘀型、脾肾阳虚型,以肝郁脾虚为本,治疗上以疏肝健脾为主线,火盛当泻火,阳虚当温阳。

(一)肝郁脾虚

李晓霞等[52]提出桥本甲状腺炎以肝郁脾虚为本,肝主疏泄,分泌胆汁,输入肠道,帮助脾胃对饮食物的消化。脾得肝之疏泄,故升降相因,使运化功能健旺。《素问·举痛论》曰:"思则心有所存,神有所归,正气留而不行,故气结矣。"情志失调、饮食失宜等导致肝气郁结,气机郁滞,脾失健运,脾虚不能运化水湿,致肝郁脾虚。临床可表现为甲状腺肿大,善太息,易疲劳,胸胁胀满,纳呆腹胀,临床上多采用柴胡疏肝散或逍遥散加减,柴胡、香附、郁金等疏肝解郁,黄芪、太子参等益气健脾。

(二)痰凝血瘀

明代王肯堂在《证治准绳·痰饮》中曰:"痰之生,由于脾气不足……而淤以成焉者也。"朱震亨谓"气有余便是火",若肝气不疏,气机郁滞,郁久化热,灼津炼液而为痰。而脾为生痰之源,若脾失健运,则水液输布失常,聚而成痰。临床表现为甲状腺肿大,颈前压迫感,临床上多以夏枯草、白芥子、浙贝母等化痰。

(三)脾肾阳虚

桥本甲状腺炎到了后期可出现甲减,表现为神疲纳呆,面色苍白,四肢倦怠,手足不温,腰膝冷痛,大便溏薄,舌淡苔白,脉虚弱或迟缓等。陈思兰[53]认为瘿病后期,脾肾阳虚,气血不足,故水液代谢异常致水湿、痰饮、瘀血内停,日久痰饮、瘀血胶结于颈项,遂成颈前积块。因虚致实,正虚为本,邪实为标。正虚主要责之于脾阳亏虚、气血阴阳亏损,亦与先天不足、外邪、情志等诱因相关。治疗上,以温补脾肾阳气为法,方用金匮肾气丸加减。

综上所述,桥本甲状腺炎的治疗主要围绕肝郁脾虚、痰瘀互结的病机,以疏肝健脾、化痰活血为主线,到了疾病后期则要温补脾肾之阳,注意各证的转换。根据病期及症状,随证治疗。

五、甲状腺肿(结节)

甲状腺肿(结节)是指甲状腺出现的局限性肿块。它是多种甲状腺疾病的体征之一，有时是甲状腺疾病的首要甚或唯一临床表现。常见于单纯性结节性甲状腺肿、甲状腺腺瘤、甲状腺囊肿、亚急性甲状腺炎、慢性淋巴细胞性甲状腺炎和甲状腺癌等疾病。甲状腺肿（结节）在人群中的患病率比较高，一般而言，女性患病率高于男性。主要临床表现为颈部肿块、颈部压迫性憋闷、产生阻塞感，属中医学"瘿病"范畴。

本病由情志因素而致病，肝脏气机失调，肝郁不疏为其核心病机。由饮食所伤而致病者，脾脏首先损伤，脾失健运为其核心病机。肝郁不疏，脾失健运，气机不畅，经血瘀滞，痰凝结于颈部而成块。病久又可累及心、肾等五脏六腑，出现五脏六腑功能失常。治疗常以疏肝解郁、健脾化痰为法。

（一）气郁痰阻

段富津[54]认为甲状腺肿（结节）以气滞、痰凝、血瘀为主要病理变化，但以肝气郁结为发病之本，与肝密切相关。但治疗切不可一味化痰，还需配合疏肝理气之药与健脾益气之药交替使用。方药一般选用柴胡、香附、郁金、半夏、生地黄、牡蛎等。

贺支支[55]认为，甲状腺肿（结节）的发病与肝经功能失调具有密切关系，其发展可因肝火亢盛而引动心火，也可木乘脾土，脾运之津液不得输布全身，痰浊内停，痰气壅结颈前形成"瘿瘤"。且足厥阴肝经联络于胃、肝、胆、胁肋，经咽喉上联目系，为气血疏泄之司。因此，其提出消瘿必须令肝气顺和，脾气健运，则可无病。治疗上以疏肝解郁，兼化痰除湿为根本治疗法则，可选用当归、白芍、青皮、陈皮、牡丹皮、栀子、贝母、泽泻等药物进行加减治疗。

曲竹秋[56]认为甲状腺肿（结节）是由于肝失疏泄，肝病横逆犯脾，脾失健运而生痰湿，气血运行不畅，气滞、痰凝、血瘀互结，循肝经壅于颈前而成。治疗上，以疏肝理气、化痰散瘿、活血化瘀为大法，疏肝药用柴胡、青皮等；化痰药选浙贝母、瓜蒌、海浮石等；软坚散结药常用夏枯草、山慈菇、海藻等；再辅以桃仁、红花等活血化瘀之品。

总结众多医家治疗此证型之甲状腺肿（结节），选方用药各异，然终不离疏肝行气为主，化痰散结为辅的治疗原则，承气顺痰自消之理。气郁痰阻之证多见于瘿病先期或中期，病理性质以实证为主，正气未虚，故临床用药多以攻伐之品为主。

（二）脾虚痰阻

脾胃为后天之本，饮食所伤，脾脏首当其冲，脾失健运为其核心病机。肝病易犯脾，肝气不疏，造成脾失健运，气机不畅，经血瘀滞，痰凝结于颈部而成块。支颖川教授[57]认为素体脾虚，脾虚失运而聚湿成痰，痰湿聚在颈部，使得甲状腺肿大或肿块者，可辨证为脾虚痰阻之证，主要症状为颈部肿大，甚或下垂，有压痛和憋胀感，伴有食少纳呆、肢体浮肿、腹胀便溏、体倦乏力等，舌淡苔薄腻，脉细滑。临床多选用四君子汤、异功散、二陈汤等加减治疗。常用药物有黄芪、白术、党参、茯苓、砂仁、木香、陈皮、山药、枳壳、半夏、白芥子等。

（三）痰瘀互结

吴信受[58]、韩瑚[59]等认为甲状腺肿（结节）随着病程的进展，临证表现由气郁痰阻见证为主，转变为痰凝血瘀为主要病变矛盾，治疗的侧重点亦应由气分转为血分，加强活血化瘀之力量。然瘿病的病程较长，亦不可一味攻伐，活血行气之品尤易耗气伤阴，进而使病证性质发生转变，更为难治。治疗上当以化痰散结为主，在攻消症结之际，稍佐益气健脾之品，使攻伐痰结、血瘀而无耗气之虞，益气助运而杜绝生痰之虑。临证常用海藻、昆布、黄药子、郁金、香附、茯苓、牡蛎等药物，化痰散结，活血行气。

（四）脾肾阳虚

疾病到后期，随着病变的时间推延，有形实邪久居体内，一方面可以损耗机体的正气，耗气伤血、损阴伐阳，导致脏腑功能失常，转为脾肾阳虚。症状为颈前有瘿瘤质软，无痛感，皮色不变，伴畏寒怕冷，面色无华，腹胀不思饮食，甚至出现浮肿，舌淡苔薄白，脉缓而滑或沉缓。临床常用二仙汤、阳和汤、桂附八味丸等加减治疗。常用药物有淫羊藿、菟丝子、枸杞子、补骨脂、附子、肉桂、当归、益智仁、白术、党参等。

甲状腺肿（结节）的临床证型并不是孤立的，常相互兼夹，如脾肾阳虚证可兼有痰凝血瘀证。同时，证型之间可以相互转化，或兼夹其他证候，如气郁痰凝可以转化为痰结血瘀证，有时可以出现气郁化火，兼有肝火证。因此，在临床治疗时，宜根据具体病情，灵活加减用药。

（温建炫）

第三节 肥 胖 症

肥胖是一种由多种因素引起的慢性代谢性疾病，以体内脂肪细胞的体积和数量增加导致体重的百分比异常增高并在某些局部过多沉积脂肪为特点。从现代医学角度来看，肥胖主要是由于体内脂肪过多所致。从中医学角度来看，若人体因脏腑功能失调，或多饮多食而摄入肥甘厚味，会造成脂膏过多，积堆体内，进而产生痰湿、脂油、瘀血等，阻滞于经脉，影响到肌肤腠理及脏腑三焦，发为肥胖。这主要与饮食、劳逸、体质、遗传、年龄、性别、工作性质、精神情志及地域等因素有关。

　　中医学认为肥胖的主要原因在于脾胃功能失调。胃的主要功能为受纳、腐熟水谷，故称为"水谷之海"。脾的主要功能为运化，将水谷转化为精微物质，并将精微物质输布全身。饮食入胃后，胃和小肠消化、吸收水谷精微，并依靠脾的运化功能输布全身。如《素问·经脉别论》所述："饮入于胃，游溢精气，上输于脾。脾气散精，上归于肺。"脾除了运化水谷精微以外，也运化水液。吸收的水液被输布到肺和肾脏，依靠肺的通调水道和肾的气化功能生成汗液和尿液排出体外。脾的运化功能对于人体全身具有重要作用。如脾的运化功能正常，则进入体内的水谷精微正常输布全身；若脾胃功能失调，则运化功能失职，水谷精微布散功能失调，而聚积成为膏脂痰浊，停聚在体内各个部分，形成肥胖。另外，如胃热亢盛，导致食欲充盛，摄取饮食量过多，膏脂聚积而形成肥胖。可见，肥胖与脾虚湿阻、胃热亢盛两因素密切相关。

　　肥胖是心理、社会、生物等多方面因素综合作用所致。多食肥甘，好逸少动是肥胖形成的基本病因，痰湿内聚是基本病机，而病之根本仍在脾胃功能失调，饮食精微不能化气生血，水液不能转化为津液，反而变为痰湿浊物滞留体内，渐成肥胖。故改善痰浊肥胖体质，健脾和胃、利湿化痰是中医防治肥胖的基本原则[60]。

（一）脾虚湿阻

　　脾虚湿阻型临床表现以肥胖，疲乏无力，肢体困重为特征，可伴有尿少，纳少腹胀，便溏，下肢时有轻度水肿等症状，舌淡边有齿痕，舌苔薄腻，脉濡或缓。本证多因饮食不节致使脾胃受损，脾失健运，生湿生痰，痰湿壅滞进而影响脾之运化及胃之受纳转输功能，而成脾虚湿困之证。治疗应以健脾利湿为原则，方药可选用参苓白术散、五苓散、泽泻汤等[61]。

（二）胃热亢盛

　　胃热亢盛型临床表现以肥胖，消谷善饥，口渴喜饮为特征，可伴有肢重，困楚怠惰，头胀，眩晕，口臭，便秘等症状，舌质红，苔腻微黄，脉滑数。本证形成以胃热为主，胃热盛则消谷善饥，食欲亢进，纳食超常，而脾运化不及，痰湿内生而为肥胖。因此在治疗上应以清胃泻火为原则，方药可选玉女煎、平胃散、泻黄散等[62]。

（三）痰湿内阻

　　痰湿内阻型临床表现为素体肥胖，喜食甜肥食品，头晕眼花，恶心欲呕，视物旋转，脘腹胀满，肢体困重，手足麻木，咯吐黏痰，舌质淡红，苔白腻，脉滑。本证多因过食膏粱厚味甘美之品，促生痰湿，阻滞于脾，影响脾的运化功能，水谷精微不得转输聚积体内而为痰，发为肥胖。本证治宜健脾化痰，和胃降浊，方药可选用二陈汤、导痰汤等[63]。

（四）肝郁脾虚

本型表现为患者形体肥胖，时有胸闷，胸胁胀满，疲倦无力，脘腹胀满，肢体困重，精神抑郁或烦躁易怒，可伴月经不调或闭经，失眠多梦，舌质淡胖或暗红，苔白腻，脉弦滑。本证多因肝胆疏泄不畅，加上过食肥甘厚味，脾胃运化输布失常，木郁土壅，以致水谷精微不能送达全身，聚湿成痰，痰湿浊化，酿脂为膏，阻于脉络，壅滞气血，瘀血内生，痰凝瘀血内滞，渐成本病。本证治宜疏肝通络，健脾化痰，方药可选用柴胡疏肝散、疏肝饮、逍遥散等[61, 62]。

（五）脾肾两虚

本型患者多为中老年或反复减肥并反复反弹者，主要表现为虚肿肥胖，疲乏无力，可伴腰酸腿软，阳痿，阴寒，舌淡红，苔白，脉沉细无力。本证是在长期脾虚的基础上，加之中年以后，肾气渐衰，脾病及肾，脾肾阳虚，不能气化行水，水湿运化无权，湿浊内聚更甚而发为肥胖。治疗上以温肾健脾，化湿消脂为治则，方选济生肾气丸、甘草附子汤、苓桂术甘汤、右归丸等[64]。

总之，健脾利湿化痰贯穿了肥胖治疗始终，而调理脾胃是治疗肥胖的根本。肥胖实证常以祛痰、利湿、通腑立法，兼以理气、活血、清湿热等法；虚证以健脾、补肾温阳等立法，标本兼治，使脏腑调和，气血畅，浊脂化，肥胖消。

（温建炫）

第四节　痛　风

痛风是一种难治愈、易复发的代谢性疾病，高尿酸血症为其生化基础，反复发作的痛风性关节炎是其主要临床特点；后期常出现痛风石、间质性肾炎、尿酸性尿路结石、关节功能障碍甚至畸形等，严重影响患者的工作与生活。中医学认为"脾虚湿浊内阻"是痛风的病机关键，湿、痰、浊、瘀是其致病之本，脾虚痰湿体质是其体质基础，外感风寒湿邪是其发病外因。临床上将痛风分为急性期和缓解期，因此，治疗上当分期论治，在调理脾胃的基础上加以祛湿、化痰、活血等方法。

一、急性期

（一）湿热蕴结

《医学正传·痛风》中言："肢节肿痛，痛属火，肿属湿，兼受风寒而发动于经络之中，湿热流注于肢节之间而无已也。"多数医家认为本病多风寒湿热外袭，郁而化热，瘀滞于关节、肌肉，不通则痛，治当清热利湿、凉血活血，方用四妙散、当归拈痛汤等加减化裁，药用土茯苓、薏苡仁、黄柏、苍术、茵陈等，尤以土茯苓解毒、除湿、通利关节[65-67]。

（二）寒湿痹阻

《内经博议·厥逆痹病》记载："寒气胜者为痛痹，以寒凝气聚壅而不行，痛不可忍，所谓痛风也。"痛风日久，阳气不足，外感风寒湿邪，易成寒湿痹阻型痛风。《金匮要略·中风历节病脉证并治》记载："诸肢节疼痛，身体尪羸，脚肿如脱，头眩短气，温温欲吐，桂枝芍药知母汤主之。"桂枝芍药知母汤可祛风除湿、散寒止痛，兼滋阴清热，主治中风历节，实为治疗寒湿痹阻型痛风之经典方。对于部分患者因脾肾阳虚，寒湿内生，复感风寒湿之邪，痹阻经络者，以寒湿为主要病机，治宜温阳散寒通络，予乌头汤加减治疗[68]。

二、缓解期

（一）脾虚湿阻

《景岳全书·湿证》中说："有湿从内生者……在经络则为痹，为重，为筋骨疼痛，为腰痛不能转侧，为四肢痿弱酸痛。"湿邪贯穿痛风始终，脾虚湿盛，湿、浊、痰、瘀是其重要病理因素。脾虚生湿，肾的气化作用减弱，湿痰阻滞经络，发为疼痛，治宜健脾利湿、益气通络[69]。此期热毒虽解，但仍有湿邪痹阻经络，治宜益气健脾、利湿化浊，常用痛风清消汤去清热解毒之品，加黄芪、党参、陈皮健脾益气为基本方，兼见腹胀、腹泻、大便稀溏者，加茯苓、山药、砂仁[70]。

（二）脾肾两虚

痛风进一步发展，肾虚脾弱，痹阻经络关节，日久不愈，反复发作，伤害脏腑，导致肺、肝、脾、肾各脏虚损。黄春林[71]指出脾肾虚衰是本病的病理基础，湿浊是主要病理产物，善用薏苡仁、黄芪、淫羊藿、土茯苓等健脾补肾益气类药物。谢春光[72]认为本病是肺脾肾虚、湿瘀互结所致，善用防己黄芪汤、苓桂术甘汤及五苓散化裁以达肺脾肾同治。徐文华[73]认为痛风以脾肾不足为本，湿热痰浊为标，方药可选土茯苓、苍术、黄柏、薏苡仁、泽泻、车前子、牛膝、白花蛇舌草、赤芍、延胡索、甘草等药物，健脾益肾，泻湿化浊。

（三）气血两虚

《金匮要略·血痹虚劳病脉证并治》曰："血痹，阴阳俱微，寸口关上微，尺中小紧，外证身体不仁，如风痹状，黄芪桂枝五物汤主之。"痛风后期，肝肾不足，气血亏虚，复感风寒湿热之邪，内外相合而迁延难愈。患病日久，耗气伤血，气血两虚，出现肢体局部麻木不仁，方用黄芪桂枝五物汤治疗，黄芪补气生血，芍药养血和营，桂枝祛风、通阳[74]。脾胃虚弱、后天不足导致气血亏虚，以当归养血汤加味[75]。痛风以血虚为本时，强调应特别注重顾护正气，养血滋阴，方用四物汤去川芎加人参、五味子养血调血、敛气[76]。

综上所述，随着痛风发病率的逐年提高，痛风性关节炎长久以来困扰着广大患者的身体健康，而对于本病病因病机的探究一直在不断发展。以脾胃气机不畅为出发点来对本病进行分析，并依此为基本病机进行辨证分型，结合患者个人体质及病情特点进行治疗，可极大程度上提高治疗本病的疗效，并可一定程度上减少西药所带来的不良反应。

（温建炫）

参 考 文 献

[1] 田凤胜，李文东. 张锡纯治疗消渴病经验及理论探析[J]. 中华中医药杂志，2011，26（11）：2726-2727.

[2] 庞博. 施今墨学派名老中医诊治糖尿病学术思想与经验传承研究[D]. 北京：北京中医药大学，2012.

[3] 温子龙. 邓铁涛老中医治疗中老年消渴病的经验[J]. 中医研究，2001，14（6）：42-43.

[4] 宓哲伟. 颜德馨老中医治疗消渴症的经验[J]. 新中医，1996，7（3）：4.

[5] 吕仁和. 糖尿病及其并发症中西医诊治学[M]. 北京：人民卫生出版社，1997.

[6] 吕仁和，肖永华，刘滔波. 脾瘅期（糖尿病前期）的防治[R]. 中医讲坛，2008，5（4）：175-177.

[7] 赵娴. 浅谈历代医家对消渴病机的认识[J]. 陕西中医学院学报，2000，23（3）：44-45.

[8] 史宇广，单书键. 当代名医临证精华：消渴专辑[M]. 北京：中医古籍出版社，1992：20-28.

[9] 缪希雍. 先醒斋医学广笔记[M]. 王新华 点注. 南京：江苏科学技术出版社，1983.

[10] 钟嘉熙，林培政. 中国百年百名中医临床家丛书[M]. 北京：中国中医药出版社，2001.

[11] 史宇广，单书键. 当代名医临证精华——消渴专辑[M]. 北京：中医古籍出版社，1992.

[12] 高彦彬. 古今糖尿病医论医案选[M]. 北京：人民军医出版社，2005.

[13] 李智，齐铮. 从施今墨药对浅析消渴病病机[J]. 北京中医药，2012，31（1）：28-29.

[14] 康桂兰. 温阳法治疗消渴病的体会[J]. 河南中医，2009，29（11）：128-129.

[15] 刘振杰. "动定序贯"动态辨析糖尿病脾胃分治[J]. 世界中医药，2012，7（4）：287-288.

[16] 郭蕾，李振中，丁学屏. 论"气虚浊留"在糖尿病中的病机学意义[J]. 中国医药指南，2008，6（24）：283-285.

[17] 中华中医药学会. 糖尿病周围神经病变中医防治指南[J]. 中国中医药，2011，9（22）：119-121.

[18] 程友忠，唐勇，李峻. 糖尿病胃轻瘫临床研究进展[J]. 实用医院临床杂志，2010，7（2）：135.

[19] 中华中医药学会. 糖尿病中医防治指南[M]. 北京：中国中医药出版社，2007.

[20] 逄冰，周强，李君玲，等. 仝小林教授治疗糖尿病性胃轻瘫经验[J]. 中华中医药杂志，2014，29（7）：2246-2249.

[21] 姚静娟，高彦彬. 高彦彬教授治疗糖尿病胃轻瘫经验[J]. 世界中医药，2013，8（10）：1217-1218.

[22] 祝捷，孔艳华，徐远. 徐远教授治疗糖尿病胃轻瘫的经验[J]. 中医药学报，2013，41（3）：131-132.

[23] Reutens AT，Atkinstkins RC. Epidemiology of diabetic nephropathy[J]. Contrib Nephrol，2011，170（1）：1-7.

[24] 赵娟，戴助. 糖尿病肾病的药物治疗进展[J]. 医药导报，2017，36（1）：60-64.

[25] 巢元方. 诸病源候论 [M]. 刘晓峰 点校. 北京：人民军医出版社，2006.

[26] 沈金鳌. 杂病源流犀烛 [M]. 北京：学苑出版社，1984.

[27] 王焘. 外台秘要 [M]. 北京：人民卫生出版社，2000.

[28] 张仲景. 伤寒论 [M]. 北京：中国医药科技出版社，1996.

[29] 李用粹. 证治汇补 [M]. 吴唯 校注. 北京：中国中医药出版社，1999.

[30] 王怀隐. 太平圣惠方 [M]. 北京：人民卫生出版社，1956.

[31] 龙捧玺. 论张景岳注重脾肾思想[J]. 湖北中医杂志，2003，25（3）：3-4.

[32] 李智，齐铮. 从施今墨药对浅析消渴病病机[J]. 北京中医药，2012，31（1）：28-29.

[33] 王忆卓. 祝谌予消渴兼症验案[J]. 中国社区医师，2010，26（16）：18.

[34] 郑国静，常瑜，程益春. 糖尿病肾病的中医治疗思路和方法[J]. 湖北中医杂志，2004，26（1）：23.

[35] 华金金，仝小林. 糖尿病肾病综合征病因证治初探[J]. 中国医药学报，2001，16（4）：46-47.

[36] 仝小林，周强，赵林华，等. 糖尿病肾病的中医辨治经验[J]. 中华中医药杂志，2014，29（1）：144-146.

[37] 邱晓堂. 张永杰教授从脾论治糖尿病肾病[J]. 河南中医，2005，25（1）：26-27.

[38] 张鹏，高红霞，廖世煌运用金匮方辨证治疗甲亢的经验[J]. 湖北中医杂志，2006，28（4）：26-27.

[39] 陈茂盛. 方水林治疗甲状腺功能亢进症经验[J]. 浙江中医杂志，2009，（11）：781-782.

[40] 刘丽娟，黄仰模. 黄仰模教授中医治疗甲亢的经验[J]. 中国中医药现代远程教育，2008，（10）：1158-1159.

[41] 李鸣镝. 林兰辨治甲状腺功能亢进症经验[J]. 中国中医基础医学杂志，2011，17（2）：183-184.

[42] 张晓斌，司廷林. 冯建华教授治疗甲状腺功能减退症的经验[J]. 光明中医，2011，26（11）：2206-2208.

[43] 蓝文薇，殷丽平. 从脾论治甲状腺功能减退症探讨[J]. 山西中医，2016，32（11）：1-3.

[44] 莫崇念，康晓燕，邓丽莎，等. 谢春光教授治疗甲状腺功能减退症经验[J]. 湖南中医杂志，2012，28（1）：27-28.

[45] 张玉娥. 陈如泉教授治疗复发性亚急性甲状腺炎临床经验[J]. 四川中医杂志，2014，32（10）：1-3.

[46] 单金妹. 裴正学教授治疗亚急性甲状腺炎经验介绍[J]. 甘肃医药，2013，29（5）：520-522.

[47] 陈如泉. 陈如泉教授医论与临床经验选萃[M]. 北京：中国医药科技出版社，2007.

[48] 王冰冰. 亓鲁光治疗亚急性甲状腺炎经验[J]. 山东中医杂志，2011，30（6）：426-427.

[49] 白海龙. 钱秋海教授治疗亚急性甲状腺炎经验[J]. 现代中药，2015，35（1）：3-4.

[50] 张广德. 魏子孝辨治亚急性甲状腺炎的经验[J]. 北京中医药，2010，29（8）：592-593.

[51] 罗志昂. 许芝银教授治疗亚急性甲状腺炎临床思辨特点[J]. 中华中医药杂志，2014，29（12）：3735-3737.

[52] 李晓霞. 疏肝健脾消瘿方治疗桥本甲状腺炎的临床研究[D]. 济南：山东中医药大学，2016.

[53] 陈思兰，林兰. 补先天之肾、益后天之脾为治疗桥本氏甲状腺炎之大法[A]//中国中西医结合学会. 第三次全国中西医结合内分泌代谢病学术大会暨糖尿病论坛，济南，2010.

[54] 段凤丽，段富津. 段富津教授治疗瘿病效案探析[J]. 中国中医药现代远程教育，2011，9（9）：113.

[55] 贾龙睿，刘春援. 贺支支治疗瘿病经验[J]. 江西中医药，2013，44（2）：11-12.

[56] 卢秀鸳. 曲竹秋教授治疗瘿病的临床经验[J]. 天津中医，2000，17（1）：3-4.

[57] 支颖川. 从肝脾论治甲状腺结节[J]. 环球中医药，2015，8（2）：184-186.

[58] 康煜东. 吴信受治疗瘿病经验[J]. 中医杂志，2003，44（8）：582.

[59] 韩瑚. 辩证良性甲状腺结节临床体会[J]. 泸州医学报，2014，37（3）：316-317.

[60] 孔月晴，高翠霞. 探讨"脾失健运"是肥胖之根[J]. 中医研究，2015，28（12）：10-11.

[61] 徐珊珊，龚美蓉，孙亦农. 从脾胃论治单纯性肥胖[J]. 辽宁中医杂志，2015，42（3）：628-629.

[62] 李永华，韩裕璧，王晓川，等. 肥胖辨证分型及诊治探讨[J]. 中医药信息，2012，29（4）：116-117.

[63] 杨玲玲，倪诚，李英帅，等. 王琦治疗肥胖经验[J]. 中医杂志，2013，54（21）：1811-1813.

[64] 冯博，徐云生. 徐云生从脾虚论治单纯型肥胖经验[J]. 河北中医，2014，36（5）：646-648.

[65] 石鹏，华为民，赵武，等. 杨宗善治疗痛风经验总结[J]. 陕西中医，2013，34（1）：57-58.

[66] 罗明，万雷，赖圆圆，等. 黄宏兴教授治疗急性痛风性关节炎[J]. 吉林中医药，2014，34（1）：26-28.

[67] 陈刚，蒋薇. 章祖林治疗急性痛风性关节炎经验[J]. 实用中西医结合临床，2015，15（2）：61-62.

[68] 吴斌龙. 温阳散寒通络法治疗痛风浅析[J]. 中国中医急症，2010，19（12）：2157.

[69] 吕云华，张建梅. 张沛霖主任治疗痛风的经验[J]. 云南中医中药杂志，2010，31（6）：1-2.

[70] 李华南，刘峰，涂宏，等. 邓运明教授从脾胃辨证论治痛风经验[J]. 南京中医药大学学报，2014，30（2）：180-182.

[71] 黎创，吴一帆. 黄春林治疗高尿酸血症及痛风经验分析[J]. 河北中医，2012，34（9）：1287-1288.

[72] 胡芸，南小亚. 谢春光教授论治痛风经验[J]. 中医研究，2014，27（11）：36-39.

[73] 覃佐涛，赵勇，计佳敏. 徐文华治疗痛风性关节炎经验[J]. 湖北中医杂志，2015，37（4）：29-31.

[74] 梁健忠. 历节、痛风与痹证的证治鉴别[J]. 湖北中医杂志，2002，24（6）：18-19.

[75] 刘健，万磊. 风湿病中医临证经验[J]. 风湿病与关节炎，2013，2（6）：53-56.

[76] 殷海波，张锦花. 丹溪痛风思想与临床验案分析[J]. 北京中医药，2013，32（1）：35-37.

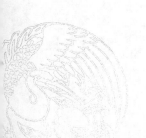

下　篇

第四章 补土理论在糖尿病前期的临证运用

一、概述

糖尿病前期即指血糖调节受损，包括空腹血糖调节受损和糖耐量减低，为介于正常血糖和糖尿病之间的一种糖代谢异常状态。糖尿病前期的出现标志着未来发生糖尿病、微血管病、心血管病、肿瘤及痴呆等的危险性增高[1]。如针对大庆市的糖尿病预防研究揭示了糖尿病前期人群心血管事件发生率和死亡率均高于正常人群，而通过生活方式干预，可以降低糖尿病发生率，干预结束后的14年随访发现，干预组糖尿病发生时间仍较对照组晚3.6年[2,3]，因此早期诊治糖尿病前期有重要意义。

中医学认为，糖尿病前期属中医学"脾瘅""消瘅"范畴，近代吕仁和教授在分期辨证糖尿病理论中，明确把糖尿病前期命名为"脾瘅"。"脾瘅"最早见于《素问·奇病论》"帝曰：有病口甘者，病名为何？何以得之？岐伯曰：此五气之溢也，名为脾瘅……此肥美之所发也，此人必数食甘美而多肥也，肥者令人内热，甘者令人中满，故其气上溢，转为消渴。"脾瘅与过量进食甘甜美味饮食有密切关系，病机特点为内热中满，气机上溢而为消渴，并提示了脾瘅患者多肥胖。现代研究也观察到糖尿病前期患者体型多肥胖，体质特征也以痰湿质和气虚质为多见[4]。糖尿病前期临床表现多不典型，常见以神疲乏力、自汗、舌体胖大为主症，故中医证型虽有气虚证、阴虚证、脾虚湿阻证、肝郁脾虚证、血瘀痰凝证、湿热蕴脾证之分类[5]，但终与脾胃功能失调，脾虚不运有关，下面以几个临床典型医案加以论述。

二、临证案例

案例一 健脾益气法治疗脾瘅案

何某，女，46岁，2017年3月17日初诊。

主诉 疲倦乏力1年。

现病史 患者1年前始出现周身乏力，休息亦不能缓解，经检查发现血糖升高，空腹血糖波动于6～7mmol/L，餐后血糖未检测。患者不愿服西药治疗，为寻求中药调摄而来就诊。

刻下症 精神疲倦，全身乏力，双下肢尤甚，休息不能完全缓解，症状时轻时重，伴脘闷纳呆，口干、不多饮，口中黏腻感，睡眠可，小便调，大便不爽，偶有便溏，时有肠鸣。舌暗淡，舌体胖大，边有齿痕，苔黄腻，脉沉细。

中医诊断　脾瘅。

中医证型　脾虚湿滞，清阳不升。

西医诊断　糖尿病前期。

治法　健脾利湿，补中益气。

中药处方　人参10g，五指毛桃30g，茯苓20g，桂枝10g，白术20g，地骨皮30g，牛膝15g，黄连5g，淡竹叶10g，荔枝核30g，蚕沙10g，厚朴30g。

共14剂。每日1剂，水煎分早晚服。嘱患者加强饮食与运动治疗。

2017年4月4日二诊：

刻下症　患者精神好转，自测指尖血糖：空腹6mmol/L，餐后2小时7～9mmol/L，诉乏力改善，无口干多饮，食欲好转，胃脘稍胀，时有肠鸣，大便不爽。舌暗淡，舌体胖大，边有齿痕，苔白微腻，脉沉细。考虑患者仍有中焦气机壅滞不畅，予上方加木香（后下）3g，理气调中，再进14剂。

2017年4月20日三诊：

刻下症　患者乏力感进一步改善，精神可，胃纳可，在饱食后间有胃胀，肠鸣音明显减少，大便正常，无口干多饮。舌暗淡，边有齿痕，苔白微腻，脉沉细。考虑患者胃气渐复，郁热之象减轻，舌质暗淡，仍气机不畅，有瘀滞之象，予前方去淡竹叶，加三七片5g活血化瘀，增木香至5g，加大理气导滞之力，共计14剂。

此后，守上法继予健脾益气、渗湿化浊为大法调护，诸症均渐见改善，精神和体力恢复，可正常工作，饮食、睡眠及二便正常，按时监测血糖：空腹5mmol/L左右，餐后2小时6～8mmol/L，患者甚感欣慰。嘱患者继续注意饮食控制，并规律运动。

按语

患者以疲倦乏力伴纳食不佳，腹胀，肠鸣为主诉来就诊，结合舌体胖大，边有齿痕，脉沉细，知患者平素脾胃虚弱，运化不及，内有停饮。《素问·经脉别论》云："饮入于胃，游溢精气，上输于脾。脾气散精，上归于肺，通调水道，下输膀胱。水精四布，五经并行"，提示脾胃在人体水液代谢中的重要作用。补土派创始人李杲强调脾胃为元气之本，是人体生命活动的动力来源，认为元气虽然来源于先天，但人生下来之后，其唯一来源则在于后天脾胃，所以只有后天水谷之气不断补充，才能保持元气的不断充盛。如脾胃功能紊乱，胃不能受纳水谷，脾不能输送精微，升降功能失调，脾气下陷，阴火上升，上乘阳位，致元气与阴火不相两立，病随之以生，也就是所说的"内伤脾胃，百病由生"。患者平素脾胃虚弱，运化不及，故有痰饮内生，饮停中焦，气机升降失职，清阳不升，浊阴不降，弥漫于脾胃而觉痞胀；脾胃虚弱，后天生化无源，精神、机体失于濡养则精神疲倦、乏力；脾虚运化失司，湿浊内生，推动无力，故有大便不爽、便溏；湿浊内停，化痰成饮下走肠间，故肠鸣有声。

综上所述，患者诸症皆以脾胃虚弱为本，以湿浊气滞为标，浊阴不降，清阳不升发为此病。故治疗以健脾益气，化湿泻浊为法。方中以人参、五指毛桃补气益中；茯苓加桂枝温阳化气、平冲利水，茯苓既有健脾化痰之功，又有利水祛湿之效；白术有健脾燥湿，助运化以杜绝痰饮生化之源的作用，茯苓、白术相须为用，增强健脾祛湿之力，桂枝、白术同用，可温阳健脾，升发阳气；脾虚则胃气多有不顺，故以有理气之功的荔枝核、蚕沙、厚朴、木香运脾开胃，助胃气下顺，体现了李杲升清降浊的核心理论；湿郁不化，气机郁滞化热，故以少许黄连、牛膝、地骨皮清泻郁热，淡竹叶清热利湿，热从小便而解，使邪有出路，而泻阴火；气虚多血瘀，久病亦多瘀，故治疗后期要注意活血通络化瘀。全方体现了补益与调畅、升清降浊共施。需要指出的是，除了辨证用药外，处方中也注意结合现代药理研究辨病用药，选择了一些有降糖作用的中药，如人参、黄连、荔枝核、地骨皮等。

案例二　健脾利湿法治疗脾瘅案

刘某，女，31 岁，2011 年 3 月 12 日初诊。

主诉　发现血糖升高 1 月余。

现病史　因近期单位体检发现血糖升高，空腹 6.5mmol/L，餐后 2 小时 7.0mmol/L，而来求诊。查体：身高 156cm，体重 65kg，BMI 26.71kg/m²。母亲有糖尿病病史。

刻下症　平时工作较繁忙，应酬较多，饮食不节，有疲倦乏力感，口干能饮，口苦，纳眠欠佳，小便黄赤，大便溏而不爽。舌体胖大，边有齿痕，质淡暗，苔黄腻，脉弦滑。

中医诊断　脾瘅。

中医证型　脾虚湿热瘀阻。

西医诊断　糖尿病前期。

治法　健脾益气，清热利湿，活血化瘀。

中药处方　黄芪 30g，山楂 15g，苍术 10g，关黄柏 10g，车前草 30g，薏苡仁 30g，茵陈 15g，生地黄 15g，地骨皮 15g，葛根 15g，玄参 10g，淡竹叶 10g，夜交藤 15g。

共 14 剂。每日 1 剂，水煎分早晚服。嘱患者平时加强饮食与运动控制。

2011 年 5 月 24 日二诊：

刻下症　查空腹血糖 5.7 mmol/L，餐后 2 小时血糖 7.2 mmol/L，体重有减轻。患者口干口苦、疲倦乏力症状改善，纳眠可，舌淡暗，苔白腻，脉弦滑。苔黄腻转为白，考虑热减而湿浊未化，予在上方基础上加用陈皮 10g 理气化湿，神曲 30g 健脾消积，白豆蔻 10g 芳香化湿，莪术 10g 活血通络、湿瘀并治，共 14 剂。

2011年10月11日三诊：

刻下症 查空腹血糖5.6mmol/L，餐后2小时血糖6.6mmol/L，体重减至56kg，诸症减轻，睡眠已正常，小便色淡，故去夜交藤、淡竹叶，减少关黄柏用量。

2个月后随访，诸症消失，查空腹血糖5.8mmol/L，餐后2小时血糖6.9mmol/L，体重维持在56kg。

按语

患者久居岭南湿地，平素生活不规律，饮食不节，过食肥甘，内湿、外湿协同致病，损伤脾胃。脾失健运，湿浊内生阻碍气机，水谷精微不得输转，而发为消渴。脾喜燥恶湿，脾病的发生多数和湿相关，脾虚易致湿阻，反过来湿浊亦能阻碍脾胃运化功能，故二者时常相须为病，临床上要细辨主次是湿重还是脾土不运为主。本案例中，虽有疲倦乏力，舌体胖大，边有齿痕等脾虚之象，但口干能饮，不多食，大便溏而不爽，小便黄赤，苔黄腻均提示有湿浊内停，湿热交蒸，因而首诊治疗重点在于清化湿热，理气化浊，兼以健脾益气。《素问·奇病论》提出脾瘅"治之以兰，除陈气也"，认为可采用芳香醒脾之药。故本案先予苍术、关黄柏、车前草、薏苡仁、茵陈并用，温燥与苦寒并用，升阳与降浊同行，清热而不伤脾，使祛湿之力增强；陈皮理气健脾，白豆蔻芳香化湿，补益脾土，健脾助运，使湿浊自消；山楂、神曲健脾消食以助运化。湿蕴中焦，缠绵中焦，日久必阻滞气机，血行不畅，湿瘀互结，故治疗上多祛湿与活血并用，故加莪术行气活血，令气血调畅，强调"通""调""畅"。另外治脾扶土过程中亦须兼顾益肾。清代名医李用粹提到："五脏之精华，悉运乎脾，脾旺则心肾相交，脾健则津液自化"，指出脾土旺而心肾得交。此案方中同时并用地骨皮、生地黄、葛根、玄参养阴生津，顾护阴液，以制约苍术、黄芪之温燥；黄芪除补中益气外，黄芪配伍生地黄，一阴一阳、一脾一肾着重从先后天两方面滋养培本；热扰心神，故加夜交藤、淡竹叶清心火以安心神。诸药合用，体现升阳降浊、补而不滞、补益与调畅共施。本案特点重在辨别虚实，脾土不运多有湿浊血瘀，故扶助中焦脾土，不在于呆补，而在于先祛除湿浊、血瘀等病理因素，再扶助脾土，脾胃生化功能方能得以恢复。

案例三 疏肝补脾法治疗脾瘅案

吴某，女，30岁，2009年3月10日初诊。

主诉 口干多饮1周。

现病史 患者平时工作较忙，性情急躁，1周前体检发现血糖升高而来就诊。查空腹血糖6.4mmol/L，餐后2小时血糖6.8mmol/L，伴有口干多饮。查体：身高160cm，体重60kg，BMI 23.43kg/m^2。

刻下症 倦怠乏力，口干口渴，性情急躁，纳食欠佳，睡眠差，二便调。平时月经延期，月经量少，有血块，经前有乳房胀痛，舌体胖大，边有齿痕，舌质淡红，苔薄白，脉弦滑。

中医诊断　脾瘅。

中医证型　肝郁脾虚，气阴两虚。

西医诊断　糖尿病前期。

治法　疏肝健脾，益气养阴。

中药处方　黄芪 15g，生地黄 15g，石斛 10g，葛根 15g，天花粉 10g，地骨皮 10g，炒白术 15g，生甘草 5g，柴胡 10g，白芍 30g，薄荷（后下）10g，牡丹皮 15g。

共 30 剂。每日 1 剂，水煎分早晚服。嘱患者控制饮食与加强运动治疗。

2009 年 4 月 21 日二诊：

刻下症　患者倦怠乏力、性情急躁、乳房胀痛、纳眠欠佳等症状减轻，仍有口干多饮，舌质暗红，苔薄白，脉弦滑。查空腹血糖 5.5mmol/L，餐后 2 小时血糖 7.0mmol/L，考虑患者阴分有伏热，于初诊方加玄参 10g，以凉血养阴清虚热，共 14 剂。

2009 年 5 月 15 日三诊：

刻下症　患者体重有减轻，余无特殊不适，舌质暗红，苔薄白，脉弦滑。查空腹血糖 5.7mmol/L，餐后 2 小时血糖 5.6mmol/L，于二诊方加用山药 30g，以健脾益气养阴。

按语

患者中青年女性，平素工作紧张，性情急躁，月事不利，经前乳胀，脉弦滑，故知肝气郁结较甚。但形体虽盛而脾气反虚，可见倦怠乏力，舌体胖大，边有齿痕，质淡红之征象；脾气虚弱，则"游溢"与"散精"作用失调，不能化津液水谷，气机郁滞化热，又不能为胃行其津液而令胃阴不足，故见口干多饮、胃纳差；故本案病机复杂，病位涉及肝、脾、胃，有肝郁、脾虚、胃阴不足等，但以肝气郁结为主因。且患者病发于春季，肝气较旺，平时性情急躁，乳房胀痛，故治疗上应顺应天时，抓核心病机，以疏利肝气为法。《金匮要略》云："见肝之病，知肝传脾，当先实脾"，根据五行学说，五行之间存在着生克制化的关系，肝属木、脾属土。就木与土而言，木气过于充盛，对土过度克制，谓之"木旺乘土"；若土气过虚，虽木气处于正常水平的克制，土气亦难以承受，谓之"土虚木乘"，此患者舌体胖大、边有齿痕，提示脾虚，在疏肝的同时注意补脾，防止肝旺乘脾。"木之疏土"说明肝可以调畅气机从而促进脾土运化，同时也可以促进胆汁分泌直接参与食物的消化。故调畅肝气，有助于脾土健运。方中以柴胡、白芍、薄荷、牡丹皮疏肝理气，调畅升降之气机；黄芪、炒白术、山药补中益气健脾。胃喜湿恶燥，胃阴是胃所司之阴津，乃水液之属，功在滋润，其与胃阳、胃气相得，共同完成食物之腐熟、传导之职，胃阴不足，应以养阴生津为治疗大法，吴鞠通认为"复胃阴者莫若甘寒"，胃阴虚属有邪之阴虚，不宜选用滋补太过、留邪碍胃纳化之品，临床用药当选甘寒、甘凉，以清养为原则，而达热清阴复之目的，故用石斛、葛根、天花粉、地骨皮养阴生津，清润而不碍脾，脾健胃润肝顺，妙在加用山药，既可健脾补肾，又可滋养胃阴，切中病机，故患者症状及实验室指标均有明显好转，血糖得以稳定。

案例四　补肾健脾法治疗脾瘅案

刘某，女，70 岁，2006 年 2 月 15 日初诊。

主诉　疲倦口渴 1 年余。

现病史　就诊前体检查空腹血糖 6.5mmol/L，餐后 2 小时血糖 10.7mmol/L，血脂异常，低密度脂蛋白增高，既往有高血压病史多年，未服用降压药。

刻下症　倦怠乏力，腰膝酸软，口渴喜饮，纳眠可，二便调。舌质暗红，苔白腻，脉弦细。

中医诊断　脾瘅。

中医证型　肾虚血瘀，脾虚湿困。

西医诊断　糖耐量减低，高血压 1 级（高危组）。

治法　补肾活血，健脾利湿。

中药处方　狗脊 10g，续断 10g，女贞子 20g，旱莲草 20g，黄芪 30g，生地黄 20g，地骨皮 20g，川芎 20g，丹参 20g，莪术 10g，绵茵陈 10g，山楂 20g，生甘草 5g。

共 14 剂。每日 1 剂，水煎分早晚服。嘱患者加强饮食与运动治疗。

2006 年 3 月 4 日二诊：

刻下症　服药后精神好转，腰膝酸软减轻，仍口渴喜饮明显，舌质偏红，苔白腻，脉弦。考虑阴分不足，血分郁热。予原方加玄参 10g，牡丹皮 10g，麦冬 15g 以养阴凉血，共 14 剂。

2006 年 4 月 10 日三诊：

刻下症　服药后腰膝酸软、口干多饮症状减轻，身体沉重感，时有头晕，胃纳仍欠佳，舌质淡红，苔薄白腻，脉弦。血糖正常，血压有所波动。考虑脾虚湿困，予上方加用薏苡仁 20g，茯苓 20g，共 12 剂。

5 年来患者坚持门诊就诊服用中药，未服用降压、降糖西药，目前精神、体力尚好，各项指标控制正常。

按语

从本案各诊辨治来看，随着病情变化及经过治疗后，证候相兼出现，各诊证候均呈动态变化，然脾肾亏虚始终贯穿其中。缘于患者年老，脾肾渐亏，脾肾为先、后天之本。脾主运化，人体精微依赖脾气的转输和散精功能输布，营养全身；肾内寓真阴真阳，如火能蒸腾则精气上承，心肺得润；气能涩精则真水充而不下注。若脾气虚，枢机不利致津液输布障碍，津不上承，出现口渴多饮水；脾失健运，水谷津液不能输布全身，壅滞中焦化为痰湿水饮，反困脾土；肾气亏虚，命门火衰，不能蒸化阴液以荣养五脏，五脏脆弱，可表现为乏力、腰膝酸软等；后天脾土生化无源，先天真阴得不到濡养，阴液匮乏，久炼化火，故见口干欲饮。故治病必求于本，本于补肾助阳，重在激发先天之原动力，温先天以助后天，使其蒸腾气化津液到达全身脏腑组织，助肾之封藏功能复常，以免精微物质外流。再健脾益气，顾护后天，使水谷精微得以四布，脏腑得养，清者得升，浊者得降，湿浊得化，精微得布；脾气充盛则可化生气血，并运血周流全身，避免瘀血形成。故本案治以健脾利湿，补肾活血，方中黄芪补中益气，茯苓、薏苡仁健脾利湿，山楂健脾消积，绵茵陈清热利湿，体现李杲补土理论中补脾与调畅气机共施；生地黄、地骨皮、玄参、牡丹皮、麦冬养胃阴清虚火，生津消渴；狗脊、续断、女贞子、旱莲草平补肾之阴阳；丹参、莪术、川芎破血行血，体现以补益脾肾为治本之法，兼以活血、祛湿、养阴、生津治标之法，做到主次分明，诸症解除，血压、血糖等代谢异常病症可长期控制，实属不易。

三、临证小结

对于脾瘅之病因病机及与消渴间的关系，《圣济总录》在《黄帝内经》的基础上作了进一步发挥，"夫食入于阴，长气于阳，肥甘之过，令人内热而中满，则阳气盛矣。故单阳为瘅，其证口甘，久而弗治，转为消渴，以热气上溢故也"。从原文可知，脾瘅发病机制与内热，气上溢有关，且核心与脾的功能密切相关。脾为后天之本，如饮食失调，过食肥甘厚味，则影响脾之运化功能，水谷运化失健，反聚湿变浊生痰，痰浊停聚，形体肥胖。肥胖之人，喜久坐而不愿劳作运动，久坐气机郁滞，多成郁热，郁热耗气，引李杲之说，火为气之贼，则脾气日渐不足，故形盛反气虚。故脾虚气弱，脾虚不用，气机郁滞化热为糖尿病前期之核心病机。再有，脾为中土，具有坤土之德，《素问·太阴阳明论》言："脾者土也，治中央，常以四时长四脏，各十八日寄治，不得独主于时也。脾脏者常著胃土之精也，土者生万物而法天地，故上下至头足，不得主时也。"其独特的生理位置及功能决定了土在藏象中的"中轴"作用，春升、夏长、秋收、冬藏，在季节的更迭中，都是以土的斡旋功能使得他脏得以顺利行使功能，故若脾土受损，则会影响他脏，正如《脾胃论》提到"内伤脾胃，百病由生"，因此常会出现脾土虚则肝木乘之而致肝郁脾虚，后天之脾气无法濡养先天肾气而致脾肾两虚，脾虚生化无源无法充养心脉而致心脾两虚，脾生痰浊贮于肺而致肺失宣降等。综观诸证，糖尿病前期的主要病机为脾胃虚弱，气机郁滞化热，兼夹痰湿、瘀浊等病理产物，同时可多涉及他脏。因此，临床上糖尿病前期多表现为形体肥胖、腹软膨大，倦怠乏力、多食易饥，或纳呆便溏、舌体胖大，边多有齿印，舌质淡红或淡暗，舌苔薄白或厚腻，脉沉滑或濡缓，重按无力。

治疗上，糖尿病前期是正常糖耐量转归为糖尿病的过渡时期，可采取一定的干预措施，延缓甚至逆转为正常糖调节状态，具体干预方法包括生活方式干预、药物干预两种。中西医方法的生活方式干预均强调饮食控制、运动控制体重，中医调摄还包括情志养生、心身一体、艾灸扶助阳气等特色方法，可在保证有效的同时易为广大人群接受并长期坚持。中医药防治糖尿病前期有其特色，体现了"治未病"的中医防治原则[6]。早在《素问·奇病论》就提出"治之以兰，除陈气也"，认为脾瘅可采用芳香醒脾之药，治以健脾化湿，理气化浊。现代中医临床分型研究结果表明，脾胃虚弱为糖尿病前期最为多见的证型[7,8]，再结合糖尿病前期的病因病机，其发生多由饮食不节，致脾气受损，脾虚不用，气机郁滞，而诸脏腑亦受累，致痰浊、瘀血内生。结合上述医案，治疗糖尿病前期重在健脾气，扶助中焦，如案例一中，从脾论治，突出了"脾为后天之本"的思想，强调了脾在本病发生发展中的始动因素和关键作用。糖尿病前期在治疗上除应重视健脾外，也应注意到，脾胃失运所形成痰湿、瘀浊及气机郁而化热，案例二即为脾土不运，湿热夹瘀，治疗上除扶助脾气外，还需注重调畅气机、祛痰化浊、活血清热之法。另外脾为中土，若脾土受损，多影响他脏，如案例三中土虚则木乘之，故疏肝理气治疗尤为重要。案例四中脾肾均不足，故补肾、健脾当同等重要。

（刘振杰　王丘平）

参 考 文 献

[1] 中华医学会内分泌学分会. 中国成人 2 型糖尿病预防的专家共识[J]. 中华内分泌代谢杂志，2014，30（4）：277-283.

[2] 陈燕燕，王金平，安雅莉，等. 生活方式干预对糖尿病前期人群心脑血管事件和死亡的影响——大庆糖尿病预防长期随访研究[J]. 中华高血压杂志，2015，23（7）：700.

[3] Guangwei Li，Ping Zhang，Jinping Wang，et al. The long-term effect of lifestyle interventions to prevent diabetes in the China Da Qing Diabetes Prevention Study: a 20-year follow-up study[J]. The Lancet，2008，371（9626）：1783-1789.

[4] 韩萍，白雪琴，娄彦梅，等. 中医偏颇体质与糖尿病、糖调节受损相关性分析[J]. 北京中医药，2011，30（9）：656-658.

[5] 任明，霍达，孙晓，等. 糖尿病前期中医证型分布与演变规律的多中心临床研究[J]. 中医杂志，2018，59（9）：769-772.

[6] 许鸿燕，孙治华. 糖尿病前期的中西医研究概况[J]. 中国民族民间医药，2017，26（15）：79-81.

[7] 张阳阳，徐丽梅，马建伟，等. 糖尿病前期患者中医体质与证型研究[J]. 上海中医药杂志，2012，46（9）：11-13.

[8] 邱晓堂，戴小蓉，王勉，等. 海南地区糖耐量减低人群中医症候特点[J]. 中国热带医学，2014，14（7）：834-836.

第五章 补土理论在糖尿病的临证运用

一、概述

糖尿病是一种糖代谢异常的疾病，近几十年来全球糖尿病患病率急剧增加，据国际糖尿病联盟 2017 年更新的全球糖尿病概览评估，全球约 4.25 亿人患有糖尿病，或 8.8%的 20～79 岁成人患有糖尿病，中国已成为糖尿病患病人数最多的国家。糖尿病已经成为严重影响人类身心健康的主要公共卫生问题和重大疾病。

古代中医文献中并无糖尿病病名，但依据糖尿病典型的口干多饮、多食、多尿、体重减轻等症状，多属于"消渴""消瘅""肺消""膈消""消中""三消"等范畴。马王堆出土的我国现存最早的古医书《五十二病方》中就有消渴症状的记载，如"病脞瘦，多弱（溺），耆（嗜）饮"。《古今录验方》有关于消渴尿甜的论述，是迄今为止世界上最早关于消渴患者小便发甜的记载，使消渴诊断取得了突破性进展。糖尿病的病因方面，现代医学已明确了其与先天遗传及后天生活方式有关，与中医认识不谋而合。《灵枢·五变》中有"五脏皆柔弱者，善病消瘅"，说明五脏虚弱是发生消渴的基本前提。而《素问·奇病论》谓："此肥美之所发也，此人必数食甘美而多肥也，肥者令人内热，甘者令人中满，故其气上溢，转为消渴。"这一论断说明饮食不节、过食肥甘、醇酒厚味积热伤津而发为消渴，提示饮食因素可引发消渴。病机认识上，《素问·阴阳别论》有"二阳结谓之消"，文中"二阳"，即足阳明胃及手阳明大肠，"消"，消渴也；"结"，乃指燥热郁结，意谓邪气郁结于阳明，使胃肠俱热，继而耗伤津液，导致消渴，提示"热结阳明"为消渴的重要病机，后世在此基础上更有发挥，明清以来强调燥热伤阴的观点，如林珮琴在《类证治裁》中认为消渴"皆水火不交，燥热伤阴所致"。在此基础上，消渴阴虚燥热的观点渐为学术主流，现多认为消渴的病机主要在于阴津亏损、燥热偏胜，而以阴虚为本，燥热为标，二者互为因果。阴愈虚则燥热愈盛，燥热愈盛则阴愈虚。病变的脏腑主要涉及肺、胃、肾，三脏之中，虽有所偏重，但往往又互相影响。肺主气，为水之上源，敷布津液。肺受燥热所伤，则津液不能敷布而直趋下行，随小便排出体外，故小便频数量多；肺不布津则口渴多饮。正如《医学纲目·消瘅门》说："盖肺藏气，肺无病则气能管摄津液，而津液之清微者，收养筋骨血脉，余者为溲。肺病则津液无气管摄，而精微者亦随溲下，故饮一溲二。"胃主腐熟水谷，脾主运化，为胃行其津液。脾胃受燥热所伤，胃火炽盛，口渴多饮，多食善饥；肾为先天之本，主藏精而寓元阴元阳。肾阴亏虚则虚火内生，上燔心肺则烦渴多饮，中灼脾胃则胃热消谷。肾失濡养，开阖固摄失权，则水谷精微直趋下泄，随小便排出体外，故尿多味甜。消渴虽以肺、胃、肾分上、中、下三消，但细究病机莫不关乎脾，近年来对脾胃在消渴中的作用愈发重视，关于"脾不散精"等消渴致病理论的研究逐渐增多。一般认为，脾气虚不能转输水谷精微，则水谷精微下流膀胱，不能濡养肌肉，故形体日渐消瘦。脾虚湿阻证患者的胰岛素明显升高，提示脾虚可能是导致胰岛素功能障碍，诱发高胰岛素血症、胰岛素抵抗，从而导致糖代谢异常的始动原因。临床上，针对糖尿病，特别是 2 型糖尿病，从脾论治取得了一定经验，结合审因而治，以益脾气、养脾阴、化脾湿、泻脾热、温脾阳，兼以清胃火、化湿浊等应用，可收到较好的临床效果，下面举隅论之。

二、临证案例

案例一 清热生津、健脾化湿法治疗消渴案

徐某，男，40 岁，2012 年 9 月 16 日初诊。

主诉 口干多饮 1 月余。

现病史 患者 1 月余前出现口干多饮明显，检查发现空腹血糖升高，未曾口服降糖药物，近期测指尖空腹血糖 11.9mmol/L，餐后 2 小时血糖 18.2mmol/L。

刻下症 疲倦乏力，形体壮实，口干欲饮，易饥多食，二便如常，睡眠正常，舌质红，苔黄腻，脉细略数。

中医诊断 消渴。

中医证型 肺胃热盛。

西医诊断 2 型糖尿病。

治法 清热生津，健脾化湿。

中药处方 白虎加人参汤加减。生晒参（另炖）15g，石膏 60g，知母 15g，山药 15g，甘草 10g，葛根 15g，苍术 10g，白术 10g。

共 7 剂。每日 1 剂，水煎分早晚温服，并嘱患者暂不用降糖西药，注意控制饮食，加强运动。

2012 年 9 月 26 日二诊：

刻下症 疲倦乏力较前好转，口干减轻一半，多食易饥减轻，二便调，睡眠正常，舌质转淡红，舌苔薄白，脉略数，考虑为脾气渐健，但仍有胃热，故在上方基础上去白术，减石膏量为 20g，加生地黄 15g，地骨皮 15g 以清胃止渴，养阴生津。每日 1 剂，水煎分早晚温服。

2012 年 10 月 8 日三诊：

刻下症 诉口干口渴消失，但身体困重，胃纳欠佳，睡眠可，二便如常，舌质淡红，舌苔白腻，脉弦，查指尖空腹血糖 7.3mmol/L，餐后 2 小时血糖 10.1mmol/L。

考虑湿阻中焦，治以燥湿健脾，在上方基础上去石膏、生地黄、地骨皮，加法半夏 15g，陈皮 10g 以燥湿健脾，每日一剂，水煎分早晚温服。

2012 年 10 月 15 日四诊：

刻下症　诸症消失，无明显口渴，饮食正常，复查指尖空腹血糖 6.6mmol/L，餐后 2 小时血糖 6.7mmol/L。

按语

肺胃热盛证是消渴常见的证型之一，尤其多见于发病早期，血糖升高明显时。张仲景用白虎加人参汤治消渴，以清热泻火，益气生津，至今仍为临床医家所推崇。白虎加人参汤出自《金匮要略·消渴小便不利淋病脉证并治》，原文为"渴欲饮水，口干舌燥者，白虎加人参汤主之"。白虎加人参汤为治疗燥热伤津之主方，祛邪不伤正，保津而不敛邪，《伤寒论》亦有论及，皆言大渴、渴欲饮水，均为胃热伤津。方药组成：知母、石膏、甘草、粳米、人参。清代吴谦在《医宗金鉴》中云："阳明邪从热化，故不恶寒而恶热，热蒸外越，故热汗出，热铄胃中，故渴欲饮水，邪盛而实，故脉滑，然犹在经，故兼浮也。盖阳明属胃，外主肌肉，虽内外大热而未实，终非苦寒之味所宜也。石膏辛寒，辛能解肌热，寒能胜胃火，寒能沉内，辛能走外，此味两擅内外之能，故以为君；知母苦润，苦以泻火，润以滋燥，故用为臣。"综上，本方具有清热泻火，益气生津之功，用于伤寒或温病，里热盛而气阴不足，发热，烦渴，口舌干燥，汗多，脉大无力；暑病津气两伤，汗出恶寒，身热而渴。

临床上运用此方治疗消渴，应注意以下几点：

其一，对于白虎加人参汤所治之高血糖所致口渴者，常为口渴而饮水不解。

中医理论有阳气能生化阴津之说，凡口渴饮水不解的，不仅有阴伤不足，且多有气虚不足，气虚使机体自身产生阴津的能力下降，所以即使饮水也不能止渴。在临床上，单纯阴津不足滋阴即可缓解；若合并有气虚者，单纯滋阴效果不佳，常须加补气之药，以增加机体化生阴津的动力，才能从根本上解决问题。

其二，《素问·阴阳应象大论》曰："壮火之气衰，少火之气壮。壮火食气，气食少火。壮火散气，少火生气。"壮火常指气味纯阳刚烈之品，糖尿病初发时高糖毒性表现为"三多"症状，当属"实火""壮火"范畴，根据"壮火食气"的理论，此类患者常见脾肺气虚，故在治疗时注意配合使用健脾益气药物，可选用太子参或西洋参。

其三，石膏用量问题。石膏可用较大剂量，但须结合患者体质、胃热程度及口渴症状的轻重来决定，临床治疗消渴常用量为 30g，适用于多食易饥，口干多饮，胃热征象显著者。石膏在糖尿病中使用可明显减轻患者口渴易饥之症，但不宜长期使用，以免损伤胃气。对于胃纳不佳、口中不渴的糖尿病患者更需要慎用。近代张锡纯使用大剂量石膏时，也特别提出煎服方法：滋阴清火之药，务必要多煎方效。煎汤四五茶盅，徐徐温饮下，防其寒凉下侵，致大便滑泻，又欲其药力息息上达，升元气以生津液，饮完一剂，再煎一剂，使药力昼夜相继，数日火退舌润，其病自愈。

其四，白虎加人参汤原方用粳米，临床上治疗消渴可用山药代替粳米。山药与粳米同属谷物，山药煎汁较黏稠，可促进石膏吸收利用，粳米不过调和胃气，而山药尚能固摄下焦元气，使元气虚弱者不致因服石膏、知母而作滑泻。且山药富含蛋白质，最善滋阴，白虎汤得此，既去实火又可清虚热。本方加用山药，配合白术、苍术、人参等药，尚有健脾化湿、顾护胃气之意，体现扶土法在消渴治疗中的重要作用。

现代实验研究表明，白虎加人参汤有调节血糖作用[1]。动物实验证明，该方对动物的血糖有调节作用，又不致引起低血糖反应，由此可见，该方是从整体上达到降糖效果。对该方成分拆方分别研究可见，人参加石膏或知母加石膏合并降低血糖的作用增强，石膏、粳米、甘草有一定协同作用。而人参加知母不仅不能增强降血糖作用，反而降低其降糖的作用，其减弱程度与人参剂量呈负相关。说明白虎加人参汤组方合理，不恰当的拆方可能出现某种拮抗作用。

案例二　扶脾抑胃法治疗消渴案

张某，女，25 岁，2011 年 6 月 29 日初诊。

主诉　形体肥胖 10 余年，口干多饮 1 年。

现病史　患者诉自 12 岁开始体重持续增加，曾饮食控制，但体重不减反增，现体重保持在 86kg 左右，身高 162cm，伴有月经不调，痛经，周期前后不规律，经期 3～5 天，去年体检发现空腹血糖 8.9mmol/L，未做治疗，现因口干多饮而来就诊。

刻下症　形体肥胖，腹大胀满，颜面部和背部散在痤疮，色暗红，平时畏热汗多，易疲惫，多食易饥，口干喜冷饮，小便可，大便不畅，睡眠差，舌质淡胖，边有齿印，舌苔白腻，脉沉。辅助检查：空腹血糖 8.9mmol/L，实验室检验提示空腹胰岛素水平偏高，皮质醇水平增高，性激素基本正常。

中医诊断　消渴。

中医证型　脾虚胃强。

西医诊断　2 型糖尿病，肥胖症。

治法　扶脾抑胃，益气清热。

中药处方　自拟扶脾抑胃方。黄芪 30g，太子参 15g，石膏 30g，黄连 10g，黄芩 10g，苍术 10g，茯苓 15g，山药 15g，赤芍 15g。

共 7 剂。每日 1 剂，水煎分早晚服。嘱患者注意控制饮食，加强运动疗法。

2011 年 7 月 6 日二诊：

刻下症　服药后自觉食欲较前减少，饥饿感减轻，仍有畏热汗出、疲乏等症状，舌质淡胖，舌苔白，脉沉细。中药续原方 7 剂。叮嘱患者继续饮食控制及运动疗法。

2011 年 7 月 13 日三诊：

刻下症　坚持门诊随诊服药，基本无饥饿感，进食较前减少一半，患者体重减轻 3kg，空腹血糖 7.6mmol/L，尚有怕热汗出，无明显口干，饮水量正常。颜面和背部痤疮较前减少。舌质淡红，舌白，脉沉。原方减少石膏至 10g，加用荷叶 10g，余不变，共 7 剂。每日 1 剂，水煎分早晚服。

2011 年 7 月 20 日四诊：

刻下症　体重现稳定于 82kg，继服原方中药。

随访 3 个月，患者体重维持在 70～75kg，血糖稳定，未诉明显不适，面部痤疮明显减轻。

按语

脾主运化，胃主受纳，脾为胃"散精、行津液"，脾胃功能本不同，临床辨证要注意分辨。胃中虚寒则纳食不进，不欲饮食，《伤寒论·辨阳明病脉证》云："若胃中虚冷，不能食者，饮水则哕。"反之，胃中有热，则能食易饥，饥饿感明显。脾主运化，为胃散精、行津液，脾虚不足，多见疲乏，少气，动则汗出，食则腹胀，大便易溏。此案例临床症状以肥胖而又多食易饥为特点。多食易饥、口干能饮为胃热之征象，怕热、汗出、颜面部及背部散在痤疮亦是胃中郁热表现。另外，患者脾虚不足之象也较明显，如动则汗出，体型看似壮实，实又易疲乏，舌质淡胖，舌苔白腻，脉沉更提示脾气虚乏，为夹有湿浊之象。在此病案中，脾虚胃热同时存在。事实上，糖尿病患者一直存在这种矛盾的病机特点。胃中有热多是由于饮食不节，多食肥甘厚味，加以多食少动，气机不运或脾气本虚弱，气弱不运，气机郁而化热，久郁而化生内热，则多食而易饥。脾虚由来，或由脾气本虚，或由饮食不节，多食不运，致脾气虚弱，故而糖尿病多有脾弱而胃强之病机特点。治疗上宜两相兼顾，既要清解胃热，抑制胃热亢盛，又要扶助脾气。故本案治疗中，以石膏、黄连、黄芩清解胃中郁热，以抑制胃火过盛，纳食多而易饥；再以黄芪、太子参、山药益气健脾，苍术化湿，茯苓渗利健脾，益脾化湿而脾土得运。故用药后，患者胃火得清，胃纳减少，易饥感减轻，体重有下降；脾气得以健运，故疲乏减轻，汗出减少；脾得以为胃散精气，行津液，故血糖得降。

案例三　养阴清胃法治疗消渴案

吴某，女，73 岁，2010 年 8 月 1 日初诊。

主诉　反复口干多饮、多食易饥 30 余年，加重 1 月余。

现病史　30 余年前曾明确诊断为糖耐量减低，未系统治疗。近期监测空腹血糖 7.9mmol/L，餐后 2 小时血糖 11.0mmol/L。

刻下症　口干多饮，多食易饥，乏力，睡眠一般，夜尿频数，大便干结，2～3 日一行，舌质偏红，苔薄黄，脉沉细数。

中医诊断　消渴。

中医证型　阴虚胃热。

西医诊断　糖尿病。

治法　养阴生津清热。

中药处方　增液汤合白虎汤加减。生地黄 20g，玄参 15g，麦冬 15g，生石膏 30g，知母 10g，天花粉 10g，石斛 15g，沙参 15g，生甘草 10g，怀牛膝 15g，地骨皮 10g，胡黄连 10g。

共 7 剂。每日 1 剂，水煎服。

2010 年 8 月 8 日二诊：

刻下症　服用上药后，多食易饥及口干多饮明显减轻，血糖有下降，自我监测血糖，空腹 6.5mmol/L 左右，近有睡眠欠佳，夜梦多，舌质红，苔薄白，脉沉细数。考虑患者阴虚日久，肾阴亏虚无以上济于心，而致心肾不交，失眠多梦，加用黄柏 10g，砂仁 5g，降心火，益肾水，交通心肾，并加用莲子心 10g，加强清心火之功。共 7 剂。

2010 年 8 月 15 日三诊：

刻下症　服上药后睡眠改善，已无明显口干及饥饿感，大便稍干，每日一次，舌质红，苔薄白，脉沉细略数。睡眠改善，心火已降，原方去黄柏、砂仁、莲子心，再进 7 剂。

2010 年 8 月 30 日四诊：

刻下症　患者口干多饮、多食易饥明显改善，睡眠可，二便调。血糖平稳，空腹血糖 6.9mmol/L，餐后 2 小时血糖 9mmol/L 左右。

按语

《素问·阴阳别论》谓："二阳结谓之消"，提示阳明胃热结，津液被灼，是导致消渴的主要机制。《灵枢·师传》云："胃中热，则消谷，令人悬心善饥"，进一步阐述了胃火炽盛，腐熟太过，致食欲过于旺盛，进食量多，且食后不久即有饥饿感，称为消谷善饥。胃热偏盛，不仅火伤胃津，甚则上灼肺津，下耗肾阴，终致胃热津伤、肺肾阴虚。本案消渴日久，胃热阴伤，故多饮、多食、多尿互见，舌红少津；又因肺与大肠相表里，肺燥，津液无法下乘大肠而致大便干结；再有肾阴不足，心火不降，故睡眠不佳。本案核心病机为胃热津亏，胃阴亏虚，同时殃及肺、脾、肾三脏，故治疗上，以白虎汤清阳明实热为主，佐以益气养阴，方中生石膏辛甘大寒，善消阳明之热，其质润可灌胃燥而不损阴；知母苦寒质润，助生石膏清气泻热，其质满可养阴生津；生甘草益气养胃，协知母以生津；再加玄参、天花粉、石斛、麦冬以滋养肺胃之阴；怀牛膝滋补肾阴，引血下行，引邪热从下焦出；胡黄连、地骨皮退阴虚之热。阴液亏虚，肠失濡润，大便干，治当增补其阴液，使"水道溢而舟自行"，故方加增液汤治之，三味甘寒柔润之品滋养阴液，滑润肠道，使热结津枯的粪便得以自下。综观全方，清热不损阴，养阴不伤胃，以清养中焦脾胃，兼顾他脏病变，白虎治之犹虎啸生风，寒威凛冽，使热邪冰释也，增液行之犹如水涨则船行通畅，诸症自除。

案例四　健脾化湿法治疗消渴案

李某，男，66 岁，2014 年 6 月 18 日初诊。

主诉　血糖升高 6 年余，胃脘饱胀半年余。

现病史　患者述 2008 年 12 月发现糖尿病，一直治疗不规范，现服格列喹酮 30mg，每日 3 次，阿卡波糖 75mg，每日 3 次，近期监测血糖，空腹 9.3mmol/L，餐后 2 小时 17.2mmol/L，平时无明显口干多饮、多尿，但身体较瘦，纳食不佳，上腹饱胀感，以餐后明显，近期因腹胀而改以半流质饮食为主，为求进一步治疗来诊。辅助检查：空腹血糖 6.6mmol/L，餐后 2 小时血糖 14.9mmol/L。

刻下症　胃脘饱胀，纳呆食少，肢软乏力，气短自汗，大便溏，舌质淡，苔白腻，脉弱重按无力。

中医诊断　消渴。

中医证型　脾虚湿困。

西医诊断　2 型糖尿病。

治法　健脾化湿。

中药处方　补脾胃汤加减。生晒参（另炖）10g，黄芪 10g，炒白术 10g，苍术 6g，莲子肉 6g，陈皮 10g，草豆蔻（后下）10g，春砂仁（打碎后下）10g。

加水适量，水煎 2 次，每次煎取 150ml。每日 1 剂，早晚分服。停用阿卡波糖，嘱其糖尿病饮食，勿过食寒冷之品。

2014 年 6 月 23 日二诊：

刻下症　服用前方后进餐较前改善，餐后无胀闷感，大便偏溏，舌脉同前。病情好转，效不更方。继服前方 7 剂。

2014 年 7 月 1 日三诊：

刻下症　饮食基本恢复正常，血糖控制可，餐后血糖降至 9mmol/L，大便正常，予原方去草豆蔻、春砂仁；生晒参加大为 15g，黄芪 30g，以助扶土之力。

按语

消渴本以多食易饥为多，本案患者反以脘腹胀闷，纳食不佳为主要表现，如何理解呢[2]？《灵枢·胀论》曰："胀者焉生？何因而有？岐伯曰：卫气之在身也，常然并脉循分肉，行有逆顺，阴阳相随，乃得天和，五脏更始，四时循序，五谷乃化。然后厥气在下，营卫留止，寒气逆上，真邪相攻，两气相搏，乃合为胀也。"可见病胀皆发于卫气之逆也。张介宾亦云："是以凡病胀者，皆发于卫气也。"但胀源于何处？有何因？

其一，《证治准绳》曰："因饮食劳倦，损伤脾胃，始受热中，末传寒中，皆由脾胃之气虚弱，不能运化精微而制水谷，聚而不散而成胀满。"可见，饮食劳倦，脾胃受损，脾气虚而运化不足，水谷入胃而生营卫，虽生而不散，营卫合于脐中，聚而不走，此为胀满缘由之一也。

其二，《素问·五脏生成》曰："腹满膜胀，支膈胠胁，下厥上冒，过在足太阴、阳明。"《兰室秘藏·中满腹胀论》曰："脾湿有余，腹满食不化。天为阳，为热，主运化也；地为阴，为湿，主长养也。无阳则阴不能生化，故云脏寒生满病。"可见，寒湿郁遏，营卫与寒湿相合，营卫留于太阴，寒气逆上，两气相搏，脏寒而生满病，此为胀满缘由之二也。

本病案，患者不多食，反而食后腹胀，纳食减，知戊土不旺，胃为湿困，大便溏，苔白腻是为明验。再有，寒湿从生，多有脾虚不运，患者肢软乏力，气短自汗，舌淡，脉沉无力，脾气不足久也，故脾不能为胃散精，反聚湿生痰，碍阻脾土，故病性属虚实夹杂，辨证为脾虚湿困，其标本并重，病势较缓，故标本兼治，拟补脾胃汤，此方出自《方氏脉症正宗》，具益气补中，健脾化湿之功效，主治脾虚湿阻证。该方组成：人参八分，黄芪一钱，白术一钱，苍术八分，莲子肉一钱，麦芽一钱，陈皮八分，草豆蔻八分。首诊以燥湿行气为主，辅以益气健脾，选用苍术、炒白术、陈皮、草豆蔻、春砂仁燥湿运脾；生晒参、黄芪益气健脾升清，动静相合。后诊待湿邪祛除殆尽，则减燥湿行气药物之力，再加大扶正健脾之参芪用量，诸药合用，既把握住疾病的主要环节、核心病机，又根据患者症状进行动态灵活的药味调整，未病先防，既病防变，药证相符，效验乃彰。本方用药特点为补气药用量少，相对而言，化湿和胃药量大。主要考虑是脾虚久病，为湿所困，脾胃本弱，不堪补益，不若和胃化湿，待胃气恢复，再议补益，同时，患者因胃纳转佳之后，从半流质饮食转为正常糖尿病普食，减少摄入升糖指数高的食物，故血糖下降明显，尤其是餐后血糖的改善更加明显，从而收到满意疗效。

补脾胃汤为健脾补土的代表方之一，在本案中补脾胃汤治疗糖尿病之脘腹胀闷亦是补土学术思想的体现。

三、临证小结

消渴病与五脏功能失调有关，而与脾的关系尤为密切，《灵枢·五变》说："五脏皆柔弱者，善病消瘅。"《灵枢·本脏》说："脾脆则善病消瘅易伤。"《灵枢·邪气脏腑病形》则更明言："脾脉……微小为消瘅。"晋代王叔和在《脉诀》中指出：脾胃虚，口干饮水，多食肌亦虚。故认为素体脾虚者，是消渴的易感人群。

中医学认为脾胃以膜相连，脾主为胃行其津液。脾失健运，不仅影响津液的生成，还不利于津液的正常输布。如赵献可在《医贯·消渴论》中所云："脾主浇灌四旁，与胃行其津液者也。脾胃既虚，则不能敷布其津液，故渴。其间纵有能食者，亦是胃虚引谷自救。"李用粹在《证治汇补·消渴》中亦言："脾胃虚衰，不能交媾水火，变化津液而渴者。"脾与胃同居中焦，脾升胃降，共同消化，今脾气亏虚，不能为胃行津液，气机升降失常，郁而化热，则消谷善饥。故消渴的发生不仅与脾虚有关，还与胃中郁热有密切关系。喻嘉言在《医门法律·消渴续论》中认为消渴"始于胃而极于肺肾"。他受《素问·调经论》中"有所劳倦，形气衰少，谷气不盛，上焦不行，下脘不通。胃气热，热气熏胸中，故内热"的启发，得出了"若有所劳倦，伤其大气宗气，则胸中之气衰少。胃中谷气因而不盛，谷气不盛，胸中所伤之气愈益难复，而不能以克行。于是谷气留于胃中，胃中郁而为热，热气熏入胸中，混合其衰少之气，变为内热，胸胃间不觉易其冲和之旧矣。求其不消不渴，宁可得乎？"的结论。我们在临证中也总结出，大多数糖尿病虽与阴虚燥热有关，但脾之气阴不足、脾弱胃强出现于糖尿病的全过程，糖尿病发生发展的过程中存在脾虚、胃实（热）这一矛盾病理机制，糖尿病看似矛盾的症状，即是脾虚、胃实（热）这一矛盾病理消长的结果。糖尿病早期即存在脾虚、胃实（热）。胃强多食，但尚不至于食积化火之境地，故无明显多食易饥、多渴多饮之症；脾气虚弱，但尚能为胃"散精、行津液"，故多食而肥胖。此期脾胃功能间的平衡尚未被打破，而以脾气虚弱，胃实尚未化火为特点。肥胖是此期的临床表现。至糖尿病期，食积胃中，胃中积热化火，胃强已转为胃中实火。胃火盛则消谷善饥，口干多饮；贼火耗气，脾不堪负荷，脾虚益甚，不能为胃"散精、行津液"，脾胃功失调，故受纳虽多而脾虚水谷精微不得输布，四肢百骸五脏不得滋养，故日渐消瘦，患者由肥而瘦，出现典型的"三多一少"症状。此期以胃火盛，脾虚益甚，脾胃功能失调为病机特点。案例二比较典型，胃中郁热，则能食易饥，饥饿感明显，伴有口干能饮，怕热，汗出；脾虚虚乏，则动则汗出，易疲乏，舌质淡胖，舌苔白腻，脉沉。治以扶脾抑胃法，不仅能改善临床症状，降低血糖水平，还可改善胰岛素抵抗，故用于治疗胰岛素抵抗性 2 型糖尿病，疗效满意。方中以黄芪、太子参、苍术、茯苓、山药健运脾土，以石膏、黄连、黄芩抑制胃火，共奏补脾土清胃火之功。事实上，病案一运用白虎加人参汤治疗消渴，也是扶脾抑胃法的一种体现，人参、甘草、粳米扶助脾气，知母、石膏清解胃热，亦为补土法的临床实践表现。

消渴多为多食能食，但亦有反不能食者，李杲提出了"内伤脾胃，百病由生"的观点，认为消渴患者有"能食"与"不能食"之分，如案例四所示，此多以脾虚为湿土所困，不能食而腹中胀为其特点，伴有困乏、大便溏等，李氏对于此类消渴，以"不能食而渴者，钱氏白术散倍加葛根治之"。案例四以补脾胃汤加减治疗，有异曲同工之妙。

（刘振杰　罗露露）

参 考 文 献

[1] 张保国，刘庆芳. 白虎加人参汤药理研究及其临床应用[J]. 中成药，2012，34（5）：918-921.

[2] 卢传坚. 补土理论临床启玄[M]. 北京：人民卫生出版社，2016：135.

第六章 补土理论在糖尿病急性并发症的临证运用

一、概述

糖尿病急性并发症主要包括糖尿病酮症酸中毒（diabetic ketoacidosis，DKA）、高血糖高渗状态（hyperglycemic hyperosmolar state，HHS）及乳酸酸中毒（lactic acidosis），其中以糖尿病酮症酸中毒及高血糖高渗状态为常见。

糖尿病酮症酸中毒是由于胰岛素严重缺乏和升糖激素不适当升高引起的糖、脂肪和蛋白质代谢严重紊乱综合征，临床以高血糖、高血清酮体和代谢性酸中毒为主要表现[1]。其发生率占就诊糖尿病患者的 1.6%，在 1921 年胰岛素问世之前糖尿病酮症酸中毒的病死率很高，现已降至 5%以下。作为糖尿病最常见的严重急性并发症，如诊断及处理不当，可威胁糖尿病患者的生命[2]。

高血糖高渗状态是糖尿病的严重急性并发症之一，临床以严重高血糖而无明显酮症酸中毒、血浆渗透压显著升高、脱水和意识障碍为特征[1]。本病多见于 50 岁以上年龄较大患者。在糖尿病人群中其发病率为 1%～1.5%，病死率高达 15%左右[2]。

糖尿病急性并发症，古今医家以"消渴""形弊""尸夺""秽浊""毒火""神昏""呕吐"等命名[3]。患者因禀赋不足、情志失调、饮食失节、劳欲过度等因素造成阴津亏损，燥热偏盛，未及时就医诊治，加之复感外邪、施治失当、外受创伤等因素，导致阴液极度耗损，病情急剧发展，燥热内盛，毒浊内生，耗伤气血津液，营血受煎，加之气虚无力推动，浊邪秽毒内蓄，成瘀成痰，凝滞三焦，三焦气化失常，清阳当升不升，浊阴当降不降，气血郁滞，浊毒内盛而成急危重症。临床上，大多数糖尿病急性并发症的病程演变分为两个阶段，始见阴液受损，以胃阴亏耗为主，肺阴受损，甚则出现肾阴不足，临床表现为口干多饮、多食易饥、多尿加重，或体重下降等。在此病理基础上，若仍不节饮食，嗜食肥甘厚腻，甚至暴饮暴食，致脾胃运化失常，湿热内生，湿热交蒸，湿浊弥漫三焦，继而酿成消渴糖毒，临床表现为呕吐、腹痛，甚则神昏等消渴重症。中医药治疗糖尿病急性并发症，通常在养阴生津的基础上顾护脾胃，祛浊毒，清胃热，养脾阴等，从而使中土得运，水谷精微正常输布，机体功能恢复正常。

二、临证案例

案例一 启脾生津法治疗消渴并烦躁案

郑某，男，58岁，2016年10月25日初诊。

主诉 多食、多饮、多尿、消瘦2月余，烦躁不安、纳差1天。

现病史 患者自发病以来，出现多食，每日进食4～5次，每次最多可进主食400g，且逐日消瘦，1个月内体重减轻约10kg，伴有口干多饮，尿频量多，现出现症状加重，伴烦躁不安，食欲转差，大便秘结，形体消瘦。辅助检查：血糖23.9mmol/L，尿糖阳性（3+），血酮体4.13mmol/L。血气分析：pH 7.23，CO_2CP 16.6mmol/L。

刻下症 纳差，消瘦，多饮，多尿，烦躁不安，大便秘结，舌质红，苔薄少津，脉滑数。

中医诊断 消渴并烦躁。

中医证型 脾阴不足。

西医诊断 糖尿病性酮症酸中毒。

治法 启脾生津。

中药处方 养真汤加减。黄芪15g，白术15g，茯苓15g，山药15g，麦冬15g，天冬15g，石斛15g，沙参20g，扁豆15g。

每日1剂，共2剂，水煎分早晚内服。西医予补液、小剂量胰岛素静脉泵入、纠正酸碱平衡失调，密切监测血糖，每2～4小时复查血酮体、血清电解质、总二氧化碳、血气分析等。

2016年10月27日二诊：

刻下症 患者复查血气分析、离子正常，血酮体0.83mmol/L，测血糖波动于10.1～18.6mmol/L，口渴烦躁均得到缓解，食欲改善，大便缓下，考虑脾气得健，阴虚仍存，加天花粉15g、玄参15g以养脾阴，生津止渴。每日1剂，共2剂，水煎分早晚服。西医方面继续予皮下胰岛素降糖治疗。

2016年10月29日三诊：

刻下症 患者诉胃纳恢复正常，口渴多饮减轻，体力逐渐恢复，大便稍干，复查尿糖阴性（－），血酮体正常，又照原方减去扁豆，避免化湿伤及阴津，又服5剂，每日1剂。诸症消失，化验：空腹血糖6.7mmol/L，出院后继续使用胰岛素皮下注射降糖治疗，追踪半年病情稳定。

按语

《灵枢·五邪》曰："邪在脾胃，则病肌肉痛。阳气有余，阴气不足，则热中善饥"，明确指出脾胃阴气不足，则出现肌肉痛、脾胃热、善饥等症状。清代林珮琴认为"脾胃阴虚"则脾阴助运化水谷之功能受损，则"不饥不食"。《灵枢·本神》曰："脾藏营"，指出脾脏乃藏营阴之所。《素问·平人气象论》曰："脏真濡于脾"，濡者，濡润也，指出脾脏以滋养濡润脏腑为其主要功能。朱震亨在《格致余论》中云："脾土之阴受伤，转输之官失职，胃虽受谷不能运化……"指出脾阴受损对脾之转运输布和胃受纳水谷运化功能的重要影响。本案患者主要表现为口干多饮、多尿、体重下降、肌肉瘦削，后出现烦躁、纳差，均为脾阴虚损之表现。

历代医家根据临床特点将消渴分为三消，病机上总以肺、胃、肾之阴亏火旺为总则，而往往忽略脾阴，故治疗时，如一味滋阴，易造成腻膈碍脾。蒲辅周教授指出："脾阴虚，手足烦热，口干不欲饮，烦满，不思食"，指出脾阴虚的症状特点，对照本案，主症特点口干多饮、多尿、消瘦等基础上合并烦躁、纳差，为消渴重症，核心病机当为脾阴不足，故不从"三消燥热"论治，而当抓住核心病机，以补脾生津为大法，可选用方药包括吴澄自制的中和理阴汤、补脾阴正方、资成汤、理脾益营汤等，以及吴瑭所创益胃汤、袁氏脾阴煎、邱氏麦解六君汤、缪希雍的资生丸等，但以《慎柔五书》所载慎柔养真汤（山药、党参、黄芪、白术、石莲子、麦冬、白芍、甘草、五味子）最宜。《慎柔五书·虚损秘诀》中认为："损病六脉俱数，声哑，口中生疮，昼夜发热无间。经云：数则脾气虚，此真阴虚也……，须用四君加黄芪、山药、莲肉、白芍、五味子、麦冬，煮去头煎不用，只服第二煎、第三煎，此为养脾阴秘法也……煮去头煎，则燥气尽，遂成甘淡之味。淡养胃气，微甘养脾阴。师师相授之语，毋轻忽焉。"方中山药古名薯蓣，性味甘平，归脾入肺，生用补虚退热，炒黄则健脾益阴，为滋补脾阴良药，有补而不滋，健而不燥，气轻性缓之效，正如《本草求真》记载："山药性平不燥，专于脾阴有益之为异耳。"白芍，白者，苦而微酸，能益太阴之脾阴，而收涣散之大气，亦补益肝阴，而柔顺肝气之横逆。麦冬甘润养阴，味甘益脾，故主羸瘦，所以令人不老不饥也。虑及脾阴虚证多兼见脾气不足，故伍以黄芪、党参、白术、甘草等甘平或微温之药补益脾气，全方用药甘淡平和，补而不腻，正合《黄帝内经》"欲令脾实，宜甘宜淡"的原则。《三消论》中指出："淡，胃土之味也。胃土者，地也，地为万物之本，胃为一身之本。天元纪大论曰：在地为化，化生五味，故五味之本，淡也。以配胃土，淡能渗泄利窍。夫燥能急结，而淡能缓之，淡为刚土，极能润燥，缓其急结，令气通行，而致津液渗泄也。故消渴之人，其率与食，皆宜淡剂。"养真汤以甘淡药为主，启脾升清，使水津四布、五经并行，阴液亏虚得以纠正。

本案乃脾阴不足之证，故需启脾生津，兼顾气阴。《景岳全书》中说："善治精者，能使精中生气，善治气者，能使气中生精。"此是治疗消渴脾阴不足的关键。脾阴与脾气互相依存、生长，因此在治疗、选方用药上，二者兼顾，相互发微，治疗关键在于启脾生津。参、术、芪三药，用量轻时，可于"气中生精"。与养阴并用，寓阳中求阴，阴中求阳之意。因此，脾阴充沛，气有所生，脾气健旺，脾旺则运化水谷精微，以养全身。

案例二　温中燥湿，理气化滞法治疗消渴并呕吐案

张某，女，78岁，2016年6月3日初诊。

主诉　口干多饮、多尿1个月，呕吐、腹胀1周。

现病史　患者自诉1个月前无明显诱因开始出现尿多，几至饮一溲一，小便时如脂膏，口干。1周前因冒雨涉水，遂发寒热，呕恶腹胀，饮食骤减，使用解热消炎西药，3天后热势渐降，但呕恶转剧，泛吐清水，脘腹胀满，胸闷气促，畏寒肢冷，口冷齿寒，吸气时尤甚。急来求诊，查：尿糖阳性（4+），随机血糖39mmol/L，血清 Na^+ 161mmol/L，血清 Cl^- 112mmol/L，血浆渗透压398mmol/L。

刻下症　形瘦面㿠，神疲乏力，四肢不温，腹胀痛喜暖喜按，时有呕吐，舌嫩胖，苔厚腻，脉濡缓。

中医诊断　消渴并呕吐。

中医证型　寒湿中阻。

西医诊断　糖尿病高血糖高渗状态。

治法　温中燥湿，理气化滞。

中药处方　厚朴温中汤加减。厚朴10g，陈皮10g，吴茱萸10g，草豆蔻10g，炒莱菔子10g，半夏10g，干姜6g，熟附片（先煎）6g，薏苡仁30g。

每日1剂，共3剂，水煎分早晚内服。配合补液、小剂量胰岛素静脉泵入降糖、纠正电解质失衡等治疗。

2016年6月5日二诊：

刻下症　患者呕恶已除，纳食增进，脘腹胀痛好转，余症依然。查尿糖（2+～3+），空腹血糖波动于5.8～9.5mmol/L，餐后2小时血糖波动于12～15.4mmol/L，血酮体、血气分析正常。考虑药中病机，原方再进5剂。每日1剂，水煎早晚分次服。西医方面予长效胰岛素配合阿卡波糖等口服降糖药治疗。

2016年6月10日三诊：

刻下症　面色转红，精神好转，畏寒，口齿寒冷均减，舌苔渐化，脉缓，查随机血糖13.6mmol/L，原方再进3剂。每日1剂，水煎分早晚服，嘱饮食调理。随访1年，病情稳定。

按语

消渴的基本病机为阴虚燥热，在病程的不同阶段可出现气阴两虚、阴阳两虚的病机变化。近年来，随着中医学对消渴认识的逐步加深，先后提出了脾虚致消、肝郁致消、血瘀致消等新的病机理论，特别是脾虚致消学说的提出，弥补了阴虚燥热学说的不足，进一步完善了消渴病机的内容，为治疗开辟了新的途径。脾为水液代谢的重要器官，有运化水湿与水谷两方面的功能，脾气虚弱，一则饮食水谷不能化为精液而反生湿浊，二则水湿不能正常运行而停聚，再则脾虚又易与外湿结合，导致脾虚湿盛、湿盛反困脾的恶性循环。本案素有渴饮多尿，因调治失

当，冒雨受寒，致寒湿内盛，中土受困，脾失健运，胃失和降，故见呕恶、腹胀、纳呆、畏寒诸症，从而导致消渴重症湿浊郁阻的病理格局。

本案病机为寒湿中阻，当以温中燥湿，理气化滞为大法辨证治疗，温中除湿法的依据是《黄帝内经》"寒者热之""虚则补之"及徐之才提出的"燥可去湿"。常用温阳散寒药如干姜、附子，健脾燥湿药如白术、茯苓等与苦温燥湿理气药如厚朴、草豆蔻、陈皮等组合成方，代表方剂如厚朴温中汤。厚朴温中汤源出李杲，《内外伤辨惑论》曰："厚朴温中汤，治脾胃虚寒，心腹胀满及秋冬客寒犯胃，时作疼痛，厚朴（姜制）、橘皮（去白）以上各一钱，甘草（炙）、草豆蔻仁、茯苓（去皮）、木香（以上各五钱）、干姜（七分）"。方后云：戊火已衰，不能运化又加客寒，聚为满痛，散以平热，佐以苦平，以淡泄之，气温胃和，痛自止，用法为：粗散，每服五钱匕，水二盏，生姜三片，姜至一盏，去粗，温服，食前忌一切冷物。由此可见，厚朴温中汤的主症为心腹胀满、时作疼痛，心腹胀满而痛，当责气滞与客寒无疑。李杲认为方中只治邪盛而正气未虚，其所治之邪为"客寒"，即证以外感为主，客寒为本，因此，组方祛邪而毫无补益之功，其中理气药居多，另有茯苓淡渗，干姜温中散寒，共奏理气温中，散满除湿之功。

治疗寒湿之邪，李杲最常用的方法是用风药胜湿，即"寒湿之胜，助风以平之"，而厚朴温中汤中为何不用风药胜湿呢？李杲认为"凡治病服药，必知时禁、经禁、病禁、药禁"。其中"时禁者，必本四时升降之理，汗、下、吐、利之宜"。大法：春宜吐，象万物之发生，耕耨料斫，使阳气之郁者易达也。在厚朴温中汤中，所治病为"客寒"，故不宜风药以升浮，反宜"以淡泄事"。

现代药理研究表明，厚朴温中汤具有止痛、调节肠道菌群等作用，在临床上，厚朴温中汤能够有效地解除脘腹胀闷、腹痛、恶心和呕吐，改善食欲等，故患者服药后腹胀、呕吐诸症均得到缓解。

温燥一法，向为消渴所忌，然而消渴病程漫长，病情复杂，证候多变，确有寒湿内阻之证，岂可拘泥常法。采用厚朴温中汤加减以温中燥湿，理气化滞，使诸症消除，邪祛正安。

案例三 清胃热，益气养阴法治疗消渴案

杜某，女，63岁，2015年6月18日初诊。

主诉 口干多饮、多食、多尿、消瘦30余年，加重伴头晕、乏力10天。

现病史 患者诉1982年年底开始自觉食量大增，体重下降，继之口渴多饮，小便日行20余次，且每次量多清稀，曾在外院就诊，诊断为2型糖尿病，予口服阿卡波糖调控血糖，未监测血糖。近2年病情反复发作，10天前开始出现口干多饮加重，易饥多食，伴头晕，神疲，四肢无力，大便燥结，舌红苔黄，脉滑数有力。查体：体温37℃，脉搏100次/分，呼吸16次/分，血压110/62mmHg。全身皮肤偏干燥，弹性下降，形体消瘦，心肺腹部未见异常，膝反射减弱，未引出病

理反射。辅助检查：空腹血糖 19.7mmol/L，血酮体 3mmol/L。血气分析：pH 7.2。血常规：白细胞 $9×10^9$/L，中性粒细胞比例 88%，淋巴细胞比例 42%，尿常规：尿蛋白（+），红细胞 0～1 个/μl，白细胞 1～2 个/μl，尿糖（4+），BUN 6.8mmol/L，CO_2CP14.6mmol/L。

刻下症　口干多饮，易饥多食，头晕，神疲，四肢无力，大便燥结，舌红苔黄，脉滑数有力。

中医诊断　消渴。

中医证型　胃热气虚阴伤。

西医诊断　糖尿病酮症酸中毒。

治法　清胃热，益脾气，养阴津。

中药处方　玉女煎加味。石膏 30g，知母 10g，黄连 10g，黄芪 30g，党参 15g，白术 10g，山药 30g，熟地黄 30g，玄参 30g，麦冬 10g，牛膝 15g，甘草 10g。

每日 1 剂，共 2 剂，水煎分早晚内服。西医方面予补液、小剂量胰岛素静脉泵入、纠正内环境紊乱等处理。

2015 年 6 月 20 日二诊：

刻下症　口干多食、神疲乏力等症状明显好转，舌红苔薄黄，脉滑不数，查血酮体正常，血气分析 pH 正常，空腹血糖波动于 8.9～13.2mmol/L，餐后 2 小时血糖波动于 12.3～18.7mmol/L，考虑胃热尚存，气阴不足改善，但尚未得以纠正，效不更方，继服 5 剂。每日 1 剂，水煎分早晚内服。西医方面予胰岛素"三短一长"方案强化降糖治疗。

2015 年 6 月 25 日三诊：

刻下症　各症状消失，舌淡红，苔微黄，脉滑。查空腹血糖 5.6mmol/L，餐后 2 小时血糖 8.7mmol/L。西医方面维持胰岛素皮下注射控制血糖，出院后继续使用胰岛素降糖治疗控制病情。随访 3 个月，病情稳定。

按语

《黄帝内经》首创"消渴"病名，认为消渴的根本在于中焦胃热。在病因方面，认为过食肥甘、情志失调、六淫侵袭等因素，与消渴的发生有密切关系。如《素问·奇病论》谓："此人必数食甘美而多肥也，肥者令人内热，甘者令人中满，故其气上溢，转为消渴"，指出长期过食肥甘、醇酒厚味、辛辣刺激食物等，久积于胃，酿成内热，致胃中热甚，消谷耗液，津液不足，发为消渴。病机方面，指出胃肠热结，耗伤津液是消渴的主要发生机制。《素问·阴阳别论》说："二阳结谓之消"，指邪气郁结于足阳明胃和手阳明大肠，使胃肠俱热，耗伤津液，营阴受损，内热更甚，导致消渴重症发生。《黄帝内经》突出胃热的重要性，把它作为消渴发生的主要病理基础和核心环节。在临床表现方面，如《灵枢·师传》说："胃中热，则消谷，令人悬心善饥。"《灵枢·五邪》曰："邪在脾胃……阳气有余，阴气不足，则热中善饥。"《灵枢·经脉》云："胃足阳明之脉，……其有余于胃，则消谷善饥。"

由此可知，本案之多食善饥，是胃热的集中表现。患者胃热内盛，何致气虚、阴伤从而导致消渴重症发生？当如何理解胃热、气虚、阴伤三者的关系？

胃热在临床上有两个显著的特点，一个是消谷善饥，一个是舌红苔黄，以舌中部苔黄为甚。随着消渴病情的发展，胃热必然耗气和伤阴。因为脾胃同居中焦，故胃热首先伤及脾胃，称为"自伤"，伤脾引起脾气虚，伤胃引起胃阴虚。若脾气虚，一则不能运化水谷精微于四肢，出现四肢乏力；二则运化失职，肌肉失养，久之可出现形体消瘦；三则脾虚不能运化水湿，水湿潴留，停聚而为痰浊。胃阴虚则津液不能上承，故出现口干唇燥，渴欲饮水。本案患者胃火炽盛，致多食易饥；耗气伤脾引起脾气虚，出现四肢乏力、精神疲倦；耗伤津液引起胃阴虚，津液不能上承，故出现口干唇燥、渴欲饮水、大便秘结，舌红苔黄，脉滑数有力均为胃热炽盛之表现。

治疗方面，本案以胃热为主要矛盾，自始至终要抓住这一核心病机，故当以清胃热、益脾气、养阴津为法论治，方投玉女煎加减。玉女煎出自《景岳全书》，主治胃火炽盛，阴津亏虚之证。消渴之病机主要以阴虚为本，燥热为标，而中消致病主要病机为胃火炽盛，本病患者消渴并头晕、神疲、乏力，以阴虚为本，胃热为标，实中夹虚，有别于一般消渴患者，遣方用药上需注意虚实并进，标本同治，方用大寒之石膏为君以清胃热之邪；知母苦寒质润，既可清热，又能养阴；麦冬微苦甘寒，养阴清肺，与熟地黄、玄参合用以滋阴津，而润胃燥，乃取金水相生之意；牛膝引火热下行；胃热耗伤脾土导致脾气亏虚，故方中加黄芪、党参、白术、山药健脾益气，健运中土，本病案很好地体现了补土的核心思想。

案例四 清湿热，祛浊毒法治疗消渴并腹痛、呕吐案

陈某，男，43 岁，2018 年 2 月 10 日初诊。

主诉 多饮、多食、多尿、消瘦 1 月余，腹痛、呕吐 5 天。

现病史 患者素体肥胖，嗜食甘肥，诉 1 个月前开始出现体重下降，1 个月内体重减轻约 8kg，伴口渴多饮，多尿，多食易饥，曾在社区医院就诊，查空腹血糖 20.5mmol/L，诊断为 2 型糖尿病，予口服二甲双胍 0.5g，每日 3 次，瑞格列奈 1mg，每日 3 次治疗，血糖控制不佳。未引起重视，不控制饮食。5 天前无明显诱因下出现口干多饮、多尿加重，伴腹部胀痛，呕吐，大便干结，视物模糊，纳差，眠欠佳，遂来诊，测脉搏 98 次/分，呼吸 18 次/分，血压 125/83mmHg，查体：心肺查体未见特殊异常，腹部稍膨隆，上腹部压痛（+），反跳痛（-），肠鸣音减弱，双下肢无浮肿。辅助检查：随机血糖 24.36mmol/L，血酮体 4.16mmol/L。尿常规：尿葡萄糖（4+）。血常规：白细胞 13.19×10^9/L，中性粒细胞比例 78.5%。血气分析：pH 7.2。

刻下症 神疲，口干多饮，多尿，多食易饥，视物模糊，阵发性腹痛，伴有呕吐，非喷射状，无咖啡样物，大便燥结，小便黄，纳差，眠欠佳，舌红，苔黄

腻，脉滑数。

　　中医诊断　消渴并腹痛、呕吐。

　　中医证型　湿热弥漫三焦。

　　西医诊断　糖尿病酮症酸中毒。

　　治法　清利三焦湿热。

　　中药处方　三仁汤加味。苦杏仁 15g，薏苡仁 15g，蔻仁（打碎后下）3g，法半夏 15g，厚朴 30g，黄芩 10g，天花粉 20g，通草 5g，滑石 15g，竹叶 15g，甘草 5g。

　　每日 1 剂，共 2 剂，水煎分早晚内服。西医方面予补液、降糖、消酮等处理，维持内环境稳定。

　　2018 年 2 月 12 日二诊：

　　刻下症　服药后患者大便通畅，腹胀缓解，腹痛明显减轻，呕吐可止，多食易饥改善，口干多饮明显好转，尿色淡黄，舌红，舌苔厚腻改善，脉滑不数。查血酮体 0.78mmol/L，血气分析正常，血糖波动于 7.8～15.3mmol/L，原方基础上去天花粉，加佩兰 10g 芳香化湿。每日 1 剂，共 3 剂，水煎早晚分次内服。西医方面予胰岛素皮下注射配合阿卡波糖、二甲双胍等口服降糖。

　　2018 年 2 月 15 日三诊：

　　刻下症　患者口干缓解，腹痛消失，胃纳正常，夜寐安静，视物模糊明显好转，查空腹血糖波动于 5.2～8.7mmol/L，餐后 2 小时血糖波动于 8.0～10.6mmol/L，尿糖（－），血酮体（－），出院继续维持胰岛素配合口服降糖药控制病情。随访 2 个月，血糖控制稳定，无特殊不适。

　　按语

　　患者嗜食肥甘厚腻之品，发为消渴腹痛、呕吐，在古籍中有较多相关描述，如《临证指南医案·湿》中提到："多因膏粱酒醴，必患湿热。"《素问·奇病论》曰："帝曰：有病口甘者，病名为何？何以得之？岐伯曰：此五气之溢也，名曰脾瘅。夫五味入口，藏于胃，脾为之行其精气，津液在脾，故令人口甘也，此肥美之所发也，此人必数食甘美而多肥也，肥者令人内热，甘者令人中满，故其气上溢，转为消渴。治之以兰，除陈气也。"认为消渴的病因为长期食用肥甘厚腻之品，致湿热中阻，久而发为消渴，其中饮食失调导致脾胃功能失调是其主要病机。《证治汇补·脾胃》指出："脾属阴，主湿化；胃属阳，主火化。伤在脾者，阴不能配阳而胃阳独旺，则为湿热之病。"故饱食无度，使脾之运化功能失职，胃虽受谷而不能运化，便清浊相混，壅塞中焦。津液不归正化而成湿，气机郁滞不畅而生热。《伤寒指掌·察舌辨证歌》中记载："湿热内着，从饮食中得之，嗜酒人多此，苔必浓黄黏腻，痞满不饥，呕吐不纳，惟泻心最效。"《敖氏伤寒金镜录·黄苔舌》记载："舌见黄腻，乃是湿热未净之候。"本患者素体肥胖，肥者致人内热，甘者致人中满，加上饮食不节，停滞脾胃，致脾不能为胃行其津液，脾运失职，中州困乏，日久酿湿生热，铄津灼液，耗伤阴津，发为消渴。湿热居于体内，弥漫三焦，热盛于湿，故见口干多饮；胃火炽盛，故见消谷善饥；腹痛、呕吐均为湿热阻滞中焦，脾胃气机不利之象；视物模糊为湿热炼灼津液，目失濡养之象；大便燥结为湿热内盛，肠道失于濡润之征；小便黄为湿热下注膀胱之征；本患者"三多一少"症状并见，伴腹部胀痛、呕吐，小便黄，大便燥结，舌苔黄腻，为湿热弥漫三焦之候。

湿热弥漫三焦，当以清利三焦湿热治之，方用三仁汤加减治疗，方中苦杏仁宣利上焦肺气，使气行则湿化；蔻仁芳香化湿，畅中焦气机；薏苡仁甘淡性寒，渗湿利水健脾，使湿热从下焦而去，三焦分消，共为君药。滑石、通草、竹叶甘寒淡渗，与君药相使，增强清热祛湿功效，法半夏、厚朴燥湿行气除满，是为佐药，全方共奏宣上、畅中、清下之功，从而使湿热得去，津液得以输布，诸症缓解。

纵观本案，素体脾虚之人，饮食不节或内生湿浊，积滞于内而化热，形成湿热弥漫三焦之病机格局，湿浊弥漫，最易阻滞气机，脾主运化，祛湿必先醒脾运脾，方中蔻仁、薏苡仁、厚朴、法半夏均为化湿兼以健脾之品，在清利湿热的同时，健运中焦脾土以绝湿浊之源，故三仁汤以分消湿热之邪为目标，以调畅气机为治病原则，其旨在调理脾胃之根本。

三、临证小结

糖尿病酮症酸中毒、糖尿病高渗状态均为糖尿病常见的急性并发症，胰岛素缺乏为其发病基础，故目前西医方面主要采取小剂量胰岛素静脉泵入、充分补液等手段治疗，简单易行，效果肯定。但中西医结合治疗在快速改善代谢紊乱的同时，有效缓解了患者的不适症状，效果更佳。中医学认为，糖尿病急性并发症是消渴发展到严重阶段的急危重症，外感邪毒、吐泻、情志刺激、过度劳累等都是引起消渴病情加重的诱因。中医学古籍中没有关于酮症酸中毒或高渗状态的记载，但已观察到消渴严重时可出现"身热头痛""咯痰呕吐""昏昏嗜睡"等症状。此时，其病变之本为气阴两虚，其标可为燥热、虚火、痰浊、湿热等。

消渴之危重症，病机虽各有不同，然总以脾胃受损失于健运为其发病始动因素。案例一以脾营不足为核心病机，从中焦入手治疗消渴，张锡纯在《医学衷中参西录·滋膵饮》中认为消渴之证"皆起于中焦而极于上下"。脾胃乃人体气机上下之枢纽，消渴日久则有"脾伤不能助胃消食，变化津液，以溉五脏"之伤，病及上焦肺与下焦肾，指出脾阴受损，脾之转运输布和胃受纳水谷运化功能失常，胃中积热，热盛久而伤津，机体失于充养，变生消渴，进而发展为重症，治疗上从启脾阴益脾气法治疗恢复中土功能，气阴得以充养，烦躁、纳差得以消除；脾有运化水湿与水谷的功能，脾气虚弱，水谷精微失于运化，又变生湿浊，从而导致脾虚湿盛，在"三多一少"基础上演变为腹痛、呕吐等危重证候，消渴以燥热为标，故以湿热为多见，临床亦见以寒湿致病者，故案例二从温中健脾角度出发，以绝湿浊之源头，同时化湿浊之邪，从而使脾胃升降功能恢复正常，气机通利，腹胀痛、呕吐自解；《黄帝内经》认为消渴的根本在于中焦胃热，饮食不节，嗜食肥甘厚腻、辛辣刺激食物可致内热炽盛，消谷耗液，形成阴虚内热之病理格局，故案例三以清胃热、益气阴之法论治，亦取得了很好的效果。

温伟波教授等[4]从体质辨析角度认为糖尿病急性并发症如糖尿病酮症酸中毒主要以痰湿质、阴虚质、湿热质为主，常用化痰降浊、滋阴清热、清热解毒等调理脾胃等方法治疗。案例四即为素食肥甘厚腻之人，脾气本亏，嗜食肥甘厚腻，胃中积热，胃肠热结，耗伤津液，导致气阴两伤，或湿热炽盛，弥漫三焦，引发消渴并腹胀、呕吐等重症，病变与脾胃关系密切，其发病以脾胃虚弱为病理基础，故从清利湿热角度论治使得中土得运，水精四布，五津并行。

（吴丽燕）

参 考 文 献

[1] 中华医学会糖尿病学分会. 中国 2 型糖尿病防治指南（2017 年版）[J]. 中国实用内科杂志，2018，38（4）：34-86.

[2] 陈家伦. 临床内分泌学[M]. 上海：上海科学技术出版社，2011.

[3] 蔡恩照，陈玉，张强，等. 糖尿病酮症酸中毒中医证治初探[J]. 中国中医急症，2015，24（9）：1566-1567.

[4] 温伟波，赵杰，何冰. 2 型糖尿病酮症与中医体质的相关性研究[J]. 云南中医中药杂志，2016，（10）：20-24.

第七章　补土理论在糖尿病慢性并发症的临证运用

第一节　糖尿病周围神经病变

一、概述

糖尿病周围神经病变是糖尿病常见的慢性并发症，发病率为 30%～90%。临床表现为对称性下肢麻木、疼痛、感觉异常、蚁走感、灼热感，感觉过敏，呈手套或袜套样，后期可表现为感觉减退甚至消失。少数患者的肢体疼痛剧烈，严重影响工作和休息。其主要特征为四肢远端感觉和运动障碍，以下肢对称性病变多见，病情隐匿，进展缓慢，按临床表现可分为双侧对称性多发神经病变及单侧非对称性多发神经病变。早期病情相对可逆，后期发展为顽固性难治性神经损伤，为糖尿病足的高危险因素。糖尿病周围神经病变的病因及发病机制目前尚未完全清楚，普遍认为其发生与高血糖、血糖波动、血管病变、代谢紊乱、神经生长因子减少、遗传因素、自身免疫功能及血液流变学改变等多种因素相互作用有关。DDCT 和 UKPDS 等大型试验均证实，慢性高血糖是神经病变发生的主要病因。西药治疗糖尿病周围神经病变主要是控制血糖，补充 B 族维生素，运用抗氧化剂、醛糖还原酶抑制剂、血管扩张剂及神经营养因子等药物，但疗效欠佳，中药治疗可明显改善临床症状，减轻患者痛苦，提高其生活质量，因而中西医结合治疗糖尿病周围神经病变是今后的研究方向。

糖尿病周围神经病变在中医古籍中无相应的病名，依据其临床表现，可归属于中医学消渴继发"麻木""血痹""痛证""痿证"等范畴，现代中医多统一以"消渴痹证"命名。病机认识方面，消渴痹证多因消渴日久，气血阴阳亏虚，脏腑功能失调，内生痰瘀，痰瘀互结阻滞气血，脉络不通所致。气血阴阳耗伤、五脏虚弱为本，瘀血阻络、痰湿闭阻为标，本病为本虚标实之证。消渴痹证以"麻、痛、凉、痿"为特点，《素问·逆调论》云："荣气虚则不仁，卫气虚则不用，荣卫俱虚，则不仁且不用，肉如故也。"脾胃为后天之本、气血生化之源，脾胃亏虚，化源不足，筋脉失去濡养而出现麻木不仁的表现。《素问·平人气象论》曰："脏真濡于脾，脾脏肌肉之气也。"故肌肉萎缩与否，与脾气盛衰有密切关系。脾与"麻、痛、凉、痿"关系密切。临床上我们运用补土理论治疗消渴痹证，略有心得，仅撷取验案几则，以飨同道。

二、临证案例

案例一 淡渗利湿、宣清化浊法治疗消渴并痹证案

张某，女，32 岁，2014 年 3 月 6 日初诊。

主诉 双下肢疼痛半年。

现病史 1 型糖尿病病史 10 年余，平时用胰岛素泵，血糖控制良好，间有发生低血糖。半年前无明显诱因开始出现咳嗽伴食欲减退，体重明显减轻，随后出现双下肢大腿以下刺痛，呈电击感，严重影响睡眠。在当地医院查神经传导基本正常，给予抗焦虑药物治疗，因症状不改善而在广州某三甲医院住院，考虑糖尿病神经病变，予卡马西平治疗 1 周，症状无改善，且出现了卡马西平的不良反应，头晕，呕吐，不能行走，而来求诊。

刻下症 头晕，起则头眩，行走困难，恶心欲呕，纳食少，双下肢大腿以下刺痛，呈电击感，晚间加重，严重影响睡眠，大便难，2~3 日一解，小便不利，发病以来月经至今未至。舌质暗红，苔白腻，脉弦细。

中医诊断 消渴并痹证。

中医证型 湿浊弥漫三焦，气化不利。

西医诊断 糖尿病痛性神经病变，1 型糖尿病。

治法 淡渗利湿，宣清化浊。

中药处方 猪苓 20g，茯苓 30g，蚕沙 15g，皂角刺 10g，法半夏 15g，生姜 30g，生白术 20g。

每日 1 剂，水煎分早晚温服，5 剂。嘱浓煎，饭后服，嘱服药如有恶心呕吐，可少量频服，不必顿服。

2014 年 3 月 12 日二诊：

刻下症 服药后，头晕明显好转，可下地行走，恶心欲呕减轻，纳食增加，双下肢大腿以下刺痛，电击感同前，大便已解，先硬后溏，小便已利，舌质暗红，苔白腻稍退，脉弦细。方已显效，湿浊有所松动。前方加入白蔻仁（打碎后下）5g，以加强宣化气机。4 剂，服药方法同前。

2014 年 3 月 16 日三诊：

刻下症 头晕症状已消失，可正常行走，无恶心欲呕，纳食明显增加，血糖因而有波动。患者诉血糖高时，双下肢大腿以下刺痛，电击感明显，自觉少气乏力，大便稍溏，小便正常，舌质暗红，舌体边有齿印，苔薄白，脉细。湿浊已化，气虚之象已显，方宜调整。目前纳食转好，胃气渐复，湿浊渐化，气虚不足之象渐显。故中医治疗上调整为益气活血通络。中药处方：补阳还五汤加减。黄芪 30g，当归 10g，川芎 10g，桃仁 10g，赤芍 10g，红花 10g，川牛膝 10g，桂枝 10g，地

龙 10g。每日 1 剂，水煎分早晚温服，7 剂。

2014 年 3 月 24 日四诊：

刻下症　患者纳食正常，但因担心血糖波动不敢多食，已无头晕，双下肢大腿以下刺痛感减轻，电击感同前，夜间睡眠时间较前延长，自觉气力有所增加，大便已正常，舌质暗红，舌体边有齿印，苔薄白，脉细。方已见效，效不更方，维持上方续服。

2014 年 4 月 28 日五诊：

刻下症　诉病情稳定，双下肢大腿以下刺痛感明显减轻，电击感频率减少，夜间睡眠时间较前延长，气力有所增加，大便正常，稍感口干心烦，小腹胀感，月经仍未至，舌质暗红，舌体边有齿印，苔薄白，脉细略数。病症继续好转，方药有效，现出现口干心烦，月水不下，有肝郁化热之象，原方稍作调整。中药处方：柴胡 15g，丹皮 15g，黄芩 10g，当归 10g，川芎 10g，桃仁 10g，赤芍 10g，红花 10g，川牛膝 10g，党参 15g，地龙 10g。

每日 1 剂，水煎后分早晚温服。

2014 年 6 月 2 日六诊：

刻下症　患者诉双下肢大腿以下刺痛感明显减轻，电击感也明显好转，可正常入睡，月经至，但量少有血块，气力恢复以往未病状态，二便正常，舌质淡红，舌体边齿印减少，苔薄白，脉细。患者病情明显好转，月经至，提示冲任精血渐复。续以原方加减调治。

患者坚持上方中药加减调理近半年后，双下肢大腿以下刺痛减、电击感均消失，可正常入睡，月经正常，二便正常，体力正常，已恢复正常工作。

按语

患者以突发下肢疼痛为主诉，诊断为糖尿病痛性神经病变。糖尿病痛性神经病变属于糖尿病性神经病变的一种，多发生于患糖尿病多年血糖控制不佳者，也可见于新发糖尿病患者，发病前多有血糖波动较大，且有体重近期明显减轻等诱因。患者因疼痛而影响睡眠，而睡眠不佳又产生精神抑郁，严重影响患者生活质量，西药治疗上多以止痛治标为主，但止痛药多有不良反应，比如此例患者服用卡马西平后出现头晕等不良反应。糖尿病周围神经病变多从气虚血瘀，痰瘀阻络来辨证施治，但此病例有其特殊性，起始表现为湿浊弥漫，气化不利出现头晕、恶心不食等症状，故首诊治疗并非活血化瘀法，而以苦辛淡渗，宣清导浊为法，诊治方法值得玩味。

患者以咳嗽后消化道症状起病，症见食欲减退，体重明显减轻，随后出现双下肢疼痛，提示脾胃功能受损在疾病发生中有重要作用。脾主运化，胃主受纳；脾气主升，胃气主降；脾胃属中土，为人体气机升降枢纽。清代章虚谷在《医门棒喝》中指出：升降之机者，在乎脾胃之健运。故脾胃不和，则升降失常，湿浊为患。本患者外感咳嗽后，脾胃功能失常，不仅影响食欲，还可因胃气壅滞，内生湿浊，气机升降失常，胃气失于和降而上逆，可致嗳气、恶心、呕吐等；脾土之气，运化不及，则运化水谷精微功能减退，可出现纳呆不食；湿浊阻滞气机，气机不利，脾升清功能受阻，困于上焦，上蒙清窍，浊邪害清，故出现头晕目眩；湿浊黏滞大肠，大肠传导失司，腑气不通，故见大便难行；湿浊阻滞气机，气机不运以致血运不畅，导致血瘀，痰湿瘀阻滞，不通则痛，故可见双下肢大腿以下刺痛，为痹为痛；湿浊阻滞气机，膀胱气化不利，故小便不利；苔白腻，脉弦细皆为湿浊之表现。综合言之，病机为脾胃不和，湿浊弥漫三焦，气化不利。

　　故治疗上，首诊抓主要矛盾，非开始即治疗痹证，而是从调脾胃入手，视其所病，从源头病因湿浊困脾入手。本病开始病机为湿浊弥漫三焦，气化不利；湿邪黏滞，不易祛除；重点当予淡渗利湿，宣清化浊。本方化裁猪苓散和小半夏汤加蚕沙、皂荚刺，致力于强化湿浊，宣清化浊；《金匮要略》曰："呕吐而病在膈上，后思水者解，急与之。思水者，猪苓散主之。"因其病在膈上，病因为胃中停饮，而水饮与湿浊为同一类病理产物，故可运用猪苓散健脾利湿化浊，方中二苓淡渗利水，生白术健脾运湿，可使中阳复运，气化湿行。《金匮要略》曰："诸呕吐，谷不得下者，小半夏汤主之。"本条文为湿饮停胃，胃气上逆致呕，正与本病医理相同，可予小半夏汤和胃降逆，消痰蠲饮。小半夏汤为止呕祖方。大凡恶心呕吐，皆由胃气上逆所致。胃主受纳，以降为顺，胃失和降，气逆于上。小半夏汤所用半夏可燥湿化痰，与生姜一起，善能降逆和胃，为治呕吐之要药，加入茯苓可降逆安中，引水下行，用于本病可止呕去逆，燥湿下饮。本方中还加入了蚕沙、皂角刺，《本草纲目》言蚕沙"治消渴症结，及妇人血崩，头风，风赤眼，去风除湿"。《本草崇原》言皂角刺"去风，化痰，败毒攻毒"。二者合用，可祛风燥湿，和胃化浊，活血定痛；蚕沙甘辛温，皂荚子辛温走窜，这两味药相配，为"药对"，二者互相促进，相辅相成，并以蚕沙化脾胃湿浊；皂角刺辛温走窜，燥湿开郁，宣通气机，共同起到宣清化浊的作用。综合本方来看，猪苓与茯苓淡渗利湿化浊，浊气下行，清气上升。整体用药从祛湿浊入手，湿浊祛除，清气自生，脾胃得复，则气机通畅。

　　经上述淡渗利湿化浊治疗后，患者湿浊得以松动，头晕明显好转，恶心欲呕减轻，纳食增加，大便解，小便利，舌质暗红，苔白腻稍退，脉弦细，说明方已显效，二诊于前方加入白蔻仁，以加强宣化气机。三诊患者消化道症状明显改善，已基本正常，胃气渐复，湿浊渐化，自觉少气乏力，仍觉双下肢大腿以下刺痛，主要矛盾转换为气虚血瘀，痰瘀阻络，故后期治疗改为益气活血通络为主。湿浊已去，脾胃功能得复，则益气活血得以快速取效，痹痛得以减轻。

　　纵观本病，治疗当先顾护脾胃，调节脾胃之气，脾土置于中央四方，职司运化升清，化生气血，充养全身，脾胃之气得复，气机得畅，湿浊得化，为接下来转变的主要矛盾提供治疗的基础，可取得事半功倍的效果。

案例二 益气养血，通络活血法治疗消渴并筋痹案

梁某，女，54岁，2015年4月18日初诊。

主诉 口干多饮4年，双下肢麻木2年。

现病史 患者4年前无明显诱因出现口干、乏力、消瘦。实验室检查：空腹血糖9mmol/L，餐后2小时血糖16.1mmol/L，诊断为2型糖尿病。平时服用格列齐特缓释片联合阿卡波糖片控制血糖，血糖控制尚理想。2年前开始出现双下肢麻木疼痛，遇凉加重，夜间疼痛难眠，查肌电图提示糖尿病周围神经病变，双下肢血管彩超无异常，外院予甲钴胺、加巴喷丁治疗后疼痛缓解，但双下肢麻木改善不佳，遂来就诊。

刻下症 双下肢末端麻木，部位较固定，遇凉加重，口唇干燥，多饮，多食，消瘦，疲乏无力，皮肤苍白，干燥皲裂，有虫爬感，发凉、怕冷，眠可，大便调，尿频。舌淡白，苔黄厚，有裂纹，舌下络脉迂曲，脉弦滑。

中医诊断 消渴并筋痹。

中医证型 气血两虚，络脉瘀滞。

西医诊断 糖尿病周围神经病变（远端对称性多神经病变）。

治法 益气养血，通络活血。

中药处方 黄芪桂枝五物汤加减。炙黄芪30g，桂枝12g，赤芍15g，干姜10g，川芎18g，丹参30g，苏木15g，鸡血藤30g，细辛3g，当归15g，淫羊藿15g。

7剂，水煎服，每日1剂。

2015年4月22日二诊：

刻下症 服药后双手、足麻木较前减轻，手足渐温，仍口唇干燥，多饮，上方加生地黄30g，玄参15g，葛根30g。7剂，水煎服，每日1剂。

2015年4月29日三诊：

刻下症 患者诸症较前减轻，上方继服。门诊随诊半年，麻木症状减轻约九成。

按语

对于麻木的病因病机，明代孙志宏在《简明医彀》中说："不痛不仁为麻痹，即麻木证""麻属气虚，木者属死血。此证由气血两虚，风寒湿乘之。病邪入深，荣卫之行既涩，经络时疏，故不痛；皮肤不荣故不仁，如绳扎缚初解之状也。治宜先汗后补"。明代王肯堂在《证治准绳》中说："麻者气之虚也，真气弱不能流通，填塞经络，四肢俱虚，故生麻木不仁"，提示气血虚弱，血运不畅，则肌肤不仁而麻木。

黄芪桂枝五物汤出自张仲景《金匮要略》，"血痹虚劳病脉证并治"提出"夫尊荣人骨弱肌肤盛，重因疲劳汗出，卧不时动摇，加被微风遂得之"；指出"尊荣人"是血痹的易发人群，"骨弱肌肤盛"是其体质特点。

尊荣人指的是养尊处优之人，从现代角度来看，这种人在繁忙的工作中往往缺乏锻炼，工作之余则养尊处优。而骨弱肌肤盛指的是肌肉松弛无力，弹性较差，皮肤缺乏光泽，体形偏于肥胖，呈"浮肿貌"，同时筋骨脆弱，腠理不固，稍微劳累与体力活动时即易汗出，抵抗力弱，易于生病。即是所说的"骨弱肌肤盛"。从这点来看，糖尿病患者即属于该类发病体质。

对于黄芪桂枝五物汤的功能主治，"血痹虚劳病脉证并治"提到"血痹，阴阳俱微，寸口关上微，尺中小紧，外证身体不仁，如风痹状，黄芪桂枝五物汤主之"，说明血痹证候的脉证特点，"身体不仁"、麻木是其主要表现；同时进一步强调患者体质偏于虚象，要以汤药治疗为主，正所谓"阴阳形气俱不足，勿取以针而调以甘药"。

朱震亨云："血不自生，须得生阳气之药，血自旺矣"，故投黄芪桂枝五物汤治之，收效良好，治以益气、温阳、生血，从脾胃气虚立论治疗麻木，亦是东垣补土理论的治疗特色之一。

案例三 温经散寒止痛法治疗消渴并痛痹案

邹某，男，50岁，2014年8月21日初诊。

主诉 口干、多饮、多尿6年余，双下肢麻痛3月余。

现病史 患者6年前出现口干、多饮、多尿，于当地医院住院诊断为2型糖尿病，出院后予二甲双胍0.5g，每天2次，自测血糖控制理想。2014年4月，患者出现全身乏力，双下肢麻痛，发病前有较长时间在吹空调，且温度调得很低，后于当地医院求治，诊断为"糖尿病周围神经病变"予口服木丹颗粒、血塞通滴丸活血祛瘀及甲钴胺、依帕司他营养神经等，症状无改善，且逐步加重，7月底因双下肢麻木疼痛感加剧求诊于深圳某三甲医院，予普瑞巴林胶囊止痛，经治疗后症状改善不明显，后患者上述部位疼痛症状进展迅速，疼痛加重至难以正常行走，无法工作，彻夜不能眠，而来诊。发病以来近半年体重减轻约18kg。

刻下症 神清，精神疲倦，四肢乏力，双下肢（包括大腿内外侧、小腿内侧、足背及足趾）麻木疼痛，呈对称性、针刺样疼痛，夜间明显，夜不能眠，疼痛剧烈时伴冷汗出，活动后可稍减轻，稍口干多饮，纳可，夜尿多，大便正常。舌淡暗，苔白，脉微细。

中医诊断 消渴并痛痹。

中医证型 血虚寒凝。

西医诊断 糖尿病痛性周围神经病（远端对称性多神经病变）。

治法 养血通络，温阳散寒止痛。

中药处方 当归四逆汤加减。当归15g，桂枝15g，赤芍15g，通草10g，细辛6g，川乌（先煎）15g，炙黄芪20g，三七片（先煎）15g，鹿角霜15g，皂角刺15g，葛根15g，川芎15g，炙甘草10g。

水煎服，每日一剂。

2014年8月24日二诊：

刻下症 服用2剂后，患者双下肢疼痛减轻，先是一侧大腿内外侧疼痛缓解，余部位疼痛感较前减轻，可忍受，夜间可睡2~3小时，且疼痛时冷汗出症状减轻，服药后自觉有肢体温暖感，嘱继续服上方。

2014年8月29日三诊：

刻下症 服用5剂后，患者双侧大、小腿的疼痛感消失，只遗留踝以下部位麻痛，双下肢轻松行走，夜可眠，考虑患者症状明显减轻，无口干，予原方去葛根，减通草为5g，患者仍存下肢麻感，予加乳香、没药、姜黄各10g，以加强活血通络，并予牛膝15g，引药下行，加大桂枝用量至20g以加强通络治疗。

2014年9月2日四诊：

刻下症 再服4剂后患者肢体疼痛症状基本缓解，同时疼痛的疗效评估标准也得到明显的改善，治疗前疼痛症状评分（NRS-11）为7分，多伦多临床评分系统（TCSS）评分为12分。治疗后NRS-11为0~1分，TCSS评分为4分。患者住院10天之后满意出院。出院后随访半年，症状未反复。

按语

糖尿病周围神经病变单纯西医治疗效果不理想，中医辨证可有多种类型，阳虚寒凝，血脉瘀滞型并不少见，属本虚标实之证为多。本案患者来诊之前已在院外治疗日久，经过多种方案治疗后症状仍难以抑制，且进展迅速，严重影响患者的生活质量，甚至难以生活自理。来诊后抓住患者主要证候表现的特点，临证化裁，准确辨证，以养血通络，通阳散寒为法，予当归四逆汤加减治疗，既养血，又温经通络，取得令人满意的临床疗效。

当归四逆汤出自《伤寒论》第351条："手足厥寒，脉细欲绝者，当归四逆汤主之"。本案患者以肢体麻木或疼痛，于夜间及遇寒时加重为主要表现，与当归四逆汤主要症状相符，属中医学"消渴痹证"范畴。其病机演变过程为消渴日久，正气受损，血行凝滞，脉道瘀阻，阳气不能达于四末。阳虚寒凝，血脉瘀滞是本病的主要病机。成无己在《注解伤寒论》中曰："手足厥寒者，阳气外虚，不温四末；脉细欲绝者，阴血内弱，脉行不利。与当归四逆汤，助阳生阴也。"当归四逆汤以当归为君，温通经脉；桂枝入血，辛温散寒；芍药补肝养血缓急；细辛入厥阴，温阳散寒；木通通水气，渗水化气；炙甘草和诸药，益补中气；大枣健脾缓急，大枣之重用，其意在脾主四肢也。诸药合之，肝得血养而筋脉条达，脾得气益而四肢温通，心得温助而扶脉起绝，经络得温，水分得利。

回顾此案治疗过程，患者没有厥阴的阴阳错杂的特征，也没有厥阴病提纲证中的证候，《伤寒论》第326条："厥阴之为病，消渴，气上撞心，心中疼热，饥而不欲食，食则吐蛔，下之利不止。"为什么会选用当归四逆汤方来治疗呢？

　　首先，当归四逆汤是厥阴伤寒表证的方剂，以解厥阴经脉营血之表寒、通经和营为主，主要针对的是厥阴风寒痹阻证。何谓厥阴之表？指的就是寒邪主要痹阻于厥阴经脉，包括一部分体表的组织，但主要痹阻在经脉，而尚未入里伤及厥阴肝脏和心包。

　　然后，回顾患者证候，有如下几点需要重视：四肢末端之表疼痛，无内脏痛，疼痛时烦躁，不得寐，不能卧。患者虽无厥阴的阴阳错杂的特征，但有阴阳错杂最常见的一个症状就是烦躁，患者的烦躁特点是疼痛时烦躁，不得寐，不能卧，又联想到伤寒厥阴病里"烦躁欲死"（308 条）、"躁不得卧"（243 条），虽不完全相符，暂且算是相似一症；患者有明显受寒史，发病前期有较长时间吹空调，且温度调得很低，发病后疼痛时常伴有冷汗出，这又与寒痹厥阴经脉营血证如受寒史、手足厥冷、手足痛等有相符之处；患者脉微细，同样与厥阴经脉血痹之脉沉细（重者脉细欲绝，次者脉沉细如丝，轻者脉略沉细）相似。

　　另外，在使用当归四逆汤治疗阳虚寒凝，脉络瘀阻所致的糖尿病周围神经病变时，需抓住以下几点关键证候：

　　（1）脉象：脉细，重者脉细欲绝，次者脉沉细如丝，轻者脉略沉细，均提示营血不足，血少无力鼓动，也说明寒重，寒性收引，血脉收缩，出现脉细微不足。

　　（2）手足：是人体的末端，属表，属阳，四肢百骸皆属于此，糖尿病周围神经病变好发病位在手足、四肢末梢，病性属寒，病态是虚，合起来就是表阳虚寒证。

　　（3）厥："凡厥者，阴阳之气不相顺接，便为厥。厥者，手足厥冷是也"。"厥"者，寒也，手足冷到手足厥寒，再到四肢厥逆，都离不开寒。若厥寒在表：表示在表的阳气不足，散表寒可用当归四逆汤。

　　所以，当归四逆汤证应是血虚受寒，寒凝经脉，血行不畅所致肢体疼痛等症状，正如周扬俊所言：当归四逆汤全在养血通脉起见，糖尿病周围神经病变患者若证候病机特点相符，俱可用当归四逆汤。本例患者有体形消瘦、肌肉萎缩的特点，《素问·平人气象论》曰："脏真濡于脾，脾脏肌肉之气也。"故于原方加用炙黄芪以补中气，壮脾胃，生血，生肌。

　　综上所述，本方为补肝血、健脾、温阳、散寒、通脉之良药，亦为补土理论用法扩展使用的体现。

（刘振杰　罗露露）

第二节 糖尿病性胃肠病变

一、概述

糖尿病性胃肠病变是糖尿病常见并发症之一。本病涉及食管至直肠的消化道的各个部分，包括食管病变、糖尿病性胃轻瘫、糖尿病性腹泻、糖尿病性便秘等，常见症状有便秘、腹痛、恶心呕吐、腹泻和大便失禁等。

糖尿病性胃肠病变属于中医学"痞满""呕吐""便秘""泄泻"等范畴。本病证属本虚标实，本虚是脾胃虚弱（寒）、脾肾阳虚、肝胃阴虚；标实为热、郁、痰、瘀。所及脏腑以脾胃为主，累及肝肾、大肠。发病之初多为肝脾（胃）不和，寒热交错，痰湿中阻，升降失司，日久渐至脾胃气阴两虚；病情迁延，阴损及阳，伤及肾；病变晚期，脾肾阴阳衰败，气血俱损，五脏俱虚。中医药在治疗糖尿病性胃肠病变方面有独特的优势，在辨证与辨病相结合的原则下，注重整体观念，具有多途径、多靶点的治疗优势。

治疗糖尿病性胃肠病变时，调治脾胃是关键环节，具体治法可有益脾气、健脾阳、运脾土，同时兼以行气、解郁、化痰、祛湿、清热等。治疗中应特别注意脾胃升降功能的恢复。补脾重在平补运化，在于调整阴阳平衡，而不是大温大补，同时要注意痰浊、湿瘀等脾虚不运的病理产物的治疗，要抓住虚实夹杂的本质，平调寒热，根据症状及舌脉的变化加减随证治之。

二、临证案例

案例一　温化痰饮，扶助脾阳法治疗消渴并呕吐案

林某，男，26 岁，2014 年 10 月 12 日初诊。

主诉　反复恶心呕吐 1 年，加重 10 余天。

现病史　1 型糖尿病病史 5 年，平时血糖控制不佳，近一年来开始以胰岛素每日 4 次注射控制血糖，血糖控制在空腹 5～6mmol/L，餐后 2 小时 9～10mmol/L，但近一年来出现反复恶心呕吐，多次在外院住院，诊断为"糖尿病性胃轻瘫"，通过禁食、服用胃动力药、静脉滴注营养液，症状可缓解，但反复发作，2 周一次，患者心理压力很大，担心饮食诱发加重，不敢多进食，体重减轻 10 余千克，体重指数为 18，而收住院治疗。辅助检查：胃镜检查提示慢性胃炎伴隆起糜烂。胃动力学提示胃排空时间明显延长。

刻下症　恶心呕吐，不能进食，腹胀，食后为甚，肠鸣，无大便，无口干，不欲饮水，明显消瘦，舌质暗红，苔薄白，脉细。

中医诊断 消渴并呕吐。

中医证型 脾阳虚弱，痰饮内停，兼有瘀滞。

西医诊断 糖尿病性胃轻瘫。

治法 温化痰饮，扶助脾阳。

中药处方 苓桂术甘汤加减。茯苓 40g，桂枝 10g，白术 15g，半夏 10g，生姜 10g，陈皮 10g，木香（后下）10g，桃仁 10g，大黄 3g。

共 3 剂，浓煎分 2 次食后饮。并嘱节制饮食，少食多餐，不得过饱。

2014 年 10 月 15 日二诊：

刻下症 服 3 剂后患者无恶心呕吐，能进食面条等软食，食后腹胀、肠鸣症状改善，大便 2 日一解。舌质暗红，苔薄白，脉细。上方加用党参、干姜各 10g 等健脾温阳之剂调理出院。

随访半年，患者症状未再发作，饮食正常，体重增加，恢复正常工作。

按语

糖尿病性胃轻瘫是一种以胃排空延迟为特征的糖尿病慢性并发症，临床表现为上腹饱胀、疼痛，餐后加重，严重时出现恶心、呕吐，不能进食等症状，但胃镜检查并无胃肠道器质性梗阻病变的证据存在。

糖尿病性胃轻瘫中医病机与糖尿病病机演变有关，有着特定的规律。糖尿病与脾胃的关系已被广泛认同[1-3]，现已认识到，脾胃功能失调一直伴发糖尿病病情变化过程，糖尿病脾胃功能失调核心在于"脾虚不足"，同时存在脾虚、胃实（热）这一矛盾的病理状态，脾虚胃强是糖尿病的基本病机，并贯穿于糖尿病整个发病阶段。糖尿病及其并发症的临床表现，即是这一主要病理矛盾消长的结果。糖尿病性胃轻瘫患者多为消渴日久，属于消渴中后期，由于前期胃火炽盛，贼火耗气伤阳，致脾气益虚，气虚及阳，脾阳不振，气机不利，痰饮内生。其病机特点以脾气虚弱为主，多有伏饮。故平时表现为食后腹胀，嗳气少食，体重减轻等症状。若饮食不慎，或调摄不当，或外感引动，则痰饮内动，气机升降失常，胃气上逆，发为急症，表现为恶心呕吐，胃腹饱胀，纳食不佳；水饮内动，清气不升，而多见眩晕，此期为急性发作期，如本案例入院时的表现，其病机特点为痰饮内动，气机不利。故糖尿病性胃轻瘫的病机特点是以脾气虚弱为根本，内生痰饮为标象，临床上分急性发作期及缓解期。急性发作期以痰饮内停，胃气上逆为主，缓解期以脾气虚弱，气机不利为特点。急性期治疗，当以温药和之，治疗以温脾化饮和胃为主，故本例以苓桂术甘汤加减，加半夏、生姜降逆止呕，陈皮、木香理气和胃，少加桃仁、大黄以通利下焦气机，此期治疗要特别注意不可过早补益，如人参、甘草、大枣之类，以免壅塞气机，反不利痰饮温化。待痰饮渐化，进入缓解期，脾胃虚弱突出，则可治以健脾理气，选参苓白术散加减以固根本，故本病治疗要注意治疗次序，先予汤药以急化痰饮，再徐进丸药以补脾胃，并施以食补，缓缓图功，可逐渐改善症状，减少发作，达到治病求本之目的。

案例二　清热化浊，降逆止呕法治疗消渴并呕吐案

陈某，男，43岁，2014年6月24日初诊。

主诉　反复呕吐3年余，再发并加重5天。

现病史　患者于2011年5月因反复呕吐，迁延不愈就诊，就诊时发现空腹血糖升高，当地医院诊断为糖尿病，同时行胃镜检查，排除胃肠实质病变，明确诊断为糖尿病性胃轻瘫。规律口服降糖药物治疗，平时血糖控制良好。5天前无明显诱因出现呕吐，食后加重，伴纳食减少，自服多潘立酮、藿香正气丸等药物改善不佳，遂来就诊。

刻下症　神志清，精神一般，呕吐，口秽，口苦，纳少，二便调。舌稍红，苔白腻，脉滑数，寸关脉稍旺。

中医诊断　消渴并呕吐。

中医证型　湿热中阻，升降失调。

西医诊断　糖尿病性胃轻瘫。

治法　清热化浊，降逆止呕。

中药处方　苏叶黄连汤加减。苏叶3g，黄连3g，佩兰6g。

4剂，以上三味药共捣碎，开水冲泡，代茶饮。

2014年6月28日二诊：

刻下症　服上方2剂后，已基本止吐，服4剂后呕吐已完全停止，无恶心，略有嗳气，仍有纳差，脉滑弱，舌质淡红，苔白腻。考虑为湿热渐化，气机已和，再予香砂养胃丸加减以调和脾胃。中药处方：木香（后下）5g，砂仁（后下）5g，白术10g，陈皮10g，茯苓10g，法半夏10g，枳壳5g，白蔻仁（打碎后下）5g，姜厚朴10g，藿香5g，甘草5g。共3剂，水煎服。

2014年7月1日三诊：

刻下症　服药后诸症均消失。后多次复诊，未发生呕吐。

按语

本案用药精少，获效甚快，有以下几点体会：

（1）对本案"呕吐"的理解：《景岳全书•呕吐》指出："呕吐一证，最当详辨虚实。实者有邪，去其邪则愈；虚者无邪，则全由胃气之虚也。所谓邪者，或暴伤寒凉，或暴伤饮食，或因胃火上冲，或因肝气内逆，或以痰饮水气聚于胸中，……此皆呕之实邪也。"本条文是言实邪所致呕吐的病因，凡邪（如凉、饮食、痰饮、水气等）积于胃，或他脏之邪（如胃火、肝气等）犯胃而呕者，皆属于实。结合本案患者特点，以呕吐、口苦为主症，"苦乃火之味"，火上炎则口苦，《素问•至真要大论》病机十九条云："诸呕吐酸，暴注下迫，皆属于热""诸逆冲上，皆属于火"，可知当为热性呕吐；脉沉滑数，沉主气滞，数为热郁，滑为湿阻，苔黄腻，可见病机乃湿热壅滞，气滞不宣，热不得透达，胃气逆而呕吐之湿热实证。

对于"湿热"呕吐症的辨治，薛生白在其所建立的湿热辨证体系论中论述颇为翔实，其云："湿热乃阳明太阴同病也""太阴内伤，湿饮停聚，客邪再至，内外相引，故病湿热""湿热之邪从表伤者，十之一二；由口鼻入者，十之八九。阳明为水谷之海，太阴为湿土之脏，故多阳明太阴受病，"故湿热病位主要在太阴与阳明二经，且"中气实则病在阳明，中气虚则病在太阴"。对于呕吐病在阳明者，胃中湿热化火，要想郁火得解，必由里达表而得透解。

那阳明之表在何处？薛氏曰："太阴之表，四肢也，阳明也；阳明之表，肌肉也，胸中也。"可见，要解胃中湿热，可从胸中透之。而肺主气居于胸，胃热透达，必借道于胸而解，若肺气不宣，外达之路不通，则火热之邪仍返还于胃，胃热不得透达，胃气逆而呕吐不止。故本案阳明湿热治法，宜开宣肺胃，化湿透热，方用苏叶黄连汤治之。

（2）对苏叶黄连汤的认识：苏叶黄连汤，出自清代薛生白《湿热病篇》，"湿热证呕恶不止，昼夜不差欲死者，肺胃不和，胃热移肺，肺不受邪也，宜用川连三四分，苏叶二三分，两味煎汤呷下即止"。该方用治阳明湿热中阻，胃气上逆呕吐之症。该方中药仅两味，川连三四分，苏叶二三分，两味煎汤，上两味用量均非常之小，量均不及钱，何以？

其一，清代王孟英在《温热经纬·薛生白湿热病篇》自注本方有言："肺胃不和，最易致呕，盖胃热移肺，肺不受邪，还归于胃，必用川连以清湿热，苏叶以通肺胃，投之立愈者，以肺胃之气非苏叶不能通也。分数轻者，以轻剂恰治上焦之病耳。"所以，用量小是因本方定位于上焦病，宜用轻剂。

其二，王氏还说："此方药止二味，分不及钱，不但治上焦宜小剂，而轻药竟可以愈重病，所谓轻可去实也……盖气贵流通，而邪气挠之。则周行室滞，失其清虚灵动之机，反觉实矣。惟剂以轻清，则正气宣布，邪气潜消，而室滞者自通，设投重药，不但已过病所，病不能去，而无病之地，反先遭其克伐……川连不但治湿热，乃苦以降胃火之上冲。苏叶味甘辛，而气芳香，通降顺气，独擅其长，然性温散，故虽与黄连并驾，尚减用分许而节制之，可谓方成知约矣……余用以治胎前恶阻，甚妙。"可见，量小可去实，易疏通气滞，故用轻剂。

本案方中黄连清湿热，苦以降上冲之火；佐以苏叶，甘辛芳香，通降顺气。配伍甚精，实为治热性呕吐之要方。为何加入佩兰？佩兰即《黄帝内经》之兰草，善治口甘口秽，正如《素问·奇病论》所言："此五气之溢也，名曰脾瘅……治之以兰，除陈气也。"符合"脾苦湿，急食苦以燥之"的理念，同时也是健脾补土理论的体现。

其三，未用传统煎服而用冲泡，为何？

本案例中药煎服未用传统煎服法而是用开水泡服法，乃取吴鞠通"治上焦如羽，非轻不举"之意。所谓轻者，有三层含义：一是药量需轻，薛生白云："分数轻者，以轻剂恰治上焦之病耳。"此即"轻可去实"。二是药之性味轻，气为阳，味为阴。气主升浮，味主沉降。气薄者阳中之阳，气厚者阳中之阴。治上焦病，当取其气，令其升浮以达于上。苏叶芳香气盛，故取苏叶以通肺胃。薛氏云："以肺胃之气非苏叶不能通也"。三是不能久煎，久煎则气散留味，开水浸泡，乃取其气，令其升浮上达。此法有仿《伤寒论》大黄黄连泻心汤以麻沸汤渍之之法。

案例三　温水散饮，和胃降逆法治疗消渴并呕吐案

李某，女，46岁，2016年12月20日初诊。

主诉　血糖升高5年余，呕吐半年。

现病史　患者于2011年发现空腹血糖升高，当地医院诊断为糖尿病，间断口服药物治疗，平时未规律用药监测。半年前无明显诱因出现呕吐，反复发作不愈，行胃肠动力学检查，考虑为糖尿病性胃轻瘫。发病半年来体重下降10kg。

刻下症　呕吐，食入或饮水即吐，伴恶心、反酸，无腹胀，乏力，纳少，舌淡苔白腻，脉沉弦。

中医诊断　消渴并呕吐。

中医证型　水饮停胃，升降逆乱。

西医诊断　糖尿病性胃轻瘫。

治法　温水散饮，和胃降逆。

中药处方　小半夏加茯苓汤加减。茯苓30g，清半夏15g，生姜15g，苏叶10g，泽泻15g，炒白术30g，枳实12g。

服上方2剂后，已基本止吐，服5剂后呕吐已完全停止，无恶心、反酸，略有腹胀，纳眠可。后多次门诊随诊，均未发生呕吐，门诊治疗以控制血糖为主。2个月后体重上升2kg。

按语

本案辨证为水饮停胃，升降逆乱。饮在胃中，气机逆乱，升降失和，故呕吐、恶心、食入即吐；舌淡苔白腻为痰饮之象，脉沉弦，沉主水饮，弦亦为阴脉，故水饮停于胃脘无疑。治疗当以温药和之。小半夏加茯苓汤出自《金匮要略·痰饮咳嗽病脉证并治》"卒呕吐，心下痞，膈间有水，眩悸者，半夏加茯苓汤主之"。

小半夏加茯苓汤，即以小半夏汤加茯苓一味而成，是治疗"水停心下"的方剂，方中增加了茯苓渗湿蠲饮的功效。《金匮要略》原文称："先渴后呕，为水停心下"；又称"心下有痰饮，胸胁支满，目眩"。可见，小半夏加茯苓汤是治疗因水饮停滞引起的呕吐及一系列症状的方剂，解决的是痰饮留于中，阻碍脾气升清这个矛盾。方中清半夏、生姜温化寒凝，行水散饮，降逆止呕；茯苓健脾益气，渗利水湿，导水下行，降浊升清；一般清半夏、生姜用量均应在15g以上，茯苓用30g，量少则难以取效。本案水饮较甚，故用大剂量茯苓以荡涤痰饮，痰饮蠲除则呕吐止。痰饮得解，方可补益脾胃，则脾胃运化之功能得以恢复，土旺则百病消，是为补土治法之常法。

案例四　降龙伏火法治疗消渴并泄泻案

王某，男，46 岁，2013 年 7 月 12 日初诊。

主诉　反复腹泻半年余。

现病史　糖尿病病史 5 年余，平时血糖控制不详。半年前出现腹泻，日行 3～4 次。曾多次中西医治疗，症状时轻时重，便行稀薄，夹有黏液，食入不化，纳少，消瘦，近半年体重下降约 4kg，门诊医生怀疑腹部恶性肿瘤而收住院。胃肠镜及全腹部 CT 检查无异常，抽血检查肿瘤标志物 CA199、CA153、CEA、AFP 均正常，排除占位性病变。近一周上述症状加重，伴有牙龈出血，遂来就诊。

刻下症　腹泻日 3～5 次，上下牙龈出血、红肿，四肢凉，双膝尤冷，腰困不耐坐立，气怯身软，纳少，面色白，形瘦。舌红少苔，脉细。

中医诊断　消渴并泄泻。

中医证型　脾肾亏虚，阴火上炎。

西医诊断　糖尿病性腹泻。

治法　培土温肾，敛火归元。

中药处方　党参 30g，土炒白术 30g，茯苓 30g，炙甘草 10g，姜炭、藕节炭各 10g，熟地黄 15g，山药、山萸肉各 20g，补骨脂 15g，淫羊藿 15g，五味子、泽泻各 10g，骨碎补 12g，肉桂粉（冲服）3g。

2013 年 7 月 18 日二诊：

刻下症　服 6 剂后泻止，牙龈肿敛，出血亦止。原方守服 3 剂善后。

按语

糖尿病性腹泻是一种临床综合征，发生在糖尿病患者长期血糖控制不佳时，为糖尿病慢性并发症之一，临床表现为慢性腹泻，伴有饮食减少、体重下降等症状。患者常伴有周围神经和自主神经病变的证据，自主神经病变被认为是基本的发病机制之一。

本案患者泄泻日久，中阳大伤，脾失统血，且下焦肾气虚寒，属肾水寒于下，真火浮游于上，而致火不归原证，即所谓水寒不藏龙，"无根之火上扰"。牙龈出血，红肿、舌红少苔，为无根之火上扰之象；肢凉，膝冷腰困，脉细，属肾气虚寒之征。故治疗上以培土温肾，敛火归元为法，方予四君补脾，六味加用补骨脂、淫羊藿益肾，骨碎补、肉桂引火归原。

这里有几个问题值得我们关注。

首先，什么是龙火？

唐代名医王冰首提龙火，其在《素问·至真要大论》"微者逆之，甚者从之"句下注解中指出"病之大甚者，犹龙火也，得湿而焰，遇水而燔，不知其性，以水湿折之，适足以光焰诣天，物穷方止矣。识其性者，反常之理，以火逐之，则燔灼自消，焰光扑灭"。其认为龙火内涵有二，一为"龙火乃病理之火"，一为"龙火乃阴盛格阳、真寒假热"之火。治疗上，后世医家运用"从治"之法治疗热性病变，多用在阴盛格阳、真寒假热之证。是故由"从治"之法可以推知王冰所论"龙火"乃"格阳"之火。故其所论"龙火"确为阴盛格阳，真寒假热之病理之火无疑。

对于龙火，火神派的开山祖师郑钦安在《医理真传·坎卦》中有深刻认识，主要引坎卦为解："坎为水，属阴，血也，而真阳寓焉。中一爻，即天也。天一生水，在人身为肾，一点真阳，含于二阴之中，居于至阴之地，乃人立命之根，真种子也。诸书称为真阳。真阳二字，各处讲解字眼不同，恐初学看书，一时领悟不到，以致认症不清，今将各处字眼搜出，以便参究。真阳二字，一名相火，一名命门火，一名龙雷火，一名无根火，一名阴火，一名虚火。"

龙雷之火，源于唐代医家王冰所论之"龙火"，详述于朱震亨，后世亦多有论述。然所论述角度不同，故龙雷之火内涵纷繁复杂。但总体而言，追随逢迎丹溪者少，支持赞同王氏者多。目前多认为"龙火"的治法应隶属于"反治"范畴，再结合"阴火"与"阳火"的病理特征，认为"龙火"属"阴火"范畴。

其次，如何降龙伏火？

一是以土伏火，郑钦安在《医理真传》中载有一篇"伏火说"，对以土伏火有解："世多不识伏火之义，即不达古人用药之妙也。余试为之喻焉：如今之人将火煽红，而不覆之以灰，虽焰，不久即灭，覆之以灰，火得伏即可久存。古人通造化之微，用一药、立一方，皆有深义。若附子甘草二物，附子即火也，甘草即土也。古人云：'热不过附子，甜不过甘草。'推其极也，古人以药性之至极，即以补人身立命之至极，二物相需并用，亦寓回阳之义，亦寓先后并补之义，亦寓相生之义，亦寓伏火之义，不可不知。"补土伏火法以补中焦之脾阳虚为主，多用理中汤、封髓丹加减。现代医家潘毅在《寻回中医失落的元神》中云："或疑：土何以能伏火？道理很简单，龙火是坎中阳、水中火，就如油火，油火遇物即燃，不畏水灭，唯畏土压。"从这里可以看出，补土不但能伏火，土旺尚能藏阳。正如《本经疏证》云："惟其阳不归阴，是以阴气为结，惟其阴愈结，斯阳愈不归。土者，生阴之源；水者，元阳之配。土不藏阳，水不摄阳，则阳之无所依，无所归，无所定……而摄阳以归土，据阴以召阳，实有联络相应之妙。"

二是引火归原。引火归原是用温药医治龙火上燔的一种办法，属于从治法，适用于水寒不藏龙，"无根之火上扰"之症。实践上首见于《伤寒论》之通脉四逆汤。《伤寒论》317条云："少阴病，下利清谷，里寒外热，手足厥逆，脉微欲绝，身反不恶寒，其人面色赤，……通脉四逆汤主之。"四逆汤的某些用法亦属此用。

三是潜阳降火。重镇潜阳多用龙骨、牡蛎、磁石、龟板；内敛阳气则常用山茱萸、白芍、五味子，内敛之品，其性亦降；此外尚有引火下行之牛膝、引诸药归宿丹田之砂仁等。譬如龟板之解，《本草思辨录》引张氏云："龟甲能引阳气下归，复通阴气上行。"《温病条辨·下焦》更直接说："亢阳直上巅顶，龙上于天也，制龙者，龟也。"

综上所述，从本医案看，龙火之治疗，采用的是以土伏火法，用药以培土温肾，敛火归元为主，以四君补脾，六味滋肾，加以补骨脂、骨碎补、淫羊藿益肾，肉桂引火归原。故遣方用药治疗后"水暖而龙潜"，使龙火下潜于渊，肾火旺则阴翳自消，药达病所，病自当愈。

案例五　温中补虚，缓急止痛法治疗消渴并腹痛案

张某，女，42岁，2011年12月26日初诊。

主诉　血糖升高14年余，反复腹痛1年。

现病史　患者于1997年诊断为糖尿病，间断口服药物治疗，血糖控制不佳。1年前无明显诱因出现腹痛，反复发作不愈，并觉"有股凉气"从脐下上冲，每次发作7～8分钟。于外院查胃肠镜及全腹部CT等未见明显异常，后行肌电图检查提示多个胸神经根受犯，考虑为神经性腹痛，与糖尿病相关性大，服西药疗效不佳，遂来诊。1年内体重下降6kg，患者平时顾虑过多，对自己的病情过于担心。

刻下症　面色萎黄，少腹拘急，痛引胃脘，得温、得按略减，心烦失眠，纳呆便溏。舌质淡苔白，脉弦缓。

中医诊断　消渴并腹痛。

中医辨证　中焦虚寒，肝气乘脾。

西医诊断　糖尿病慢性腹痛。

治法　温中补虚，缓急止痛。

中药处方　小建中汤加减。白芍30g，桂枝、炙甘草、生姜各10g，大枣12枚，生麦芽30g，红糖（自备）30g。

前五味水煎2次，取汁；麦芽和红糖另煎，用500ml水浸泡，文火先煎20分钟，滤取药液200～300ml，再与前方药汁共煎。服5剂。

2011年12月31日二诊：

刻下症　腹痛减半，便溏止，弦脉转软，原方再服7剂。

2012年1月7日三诊：

刻下症　服后腹痛止，食欲增，夜能入睡7小时。继用30剂，诸症皆愈。后多次复诊，未发生腹痛，门诊治疗以控制血糖为主。2个月后体重增加3kg。

按语

慢性腹痛可由糖尿病感觉神经病变引起，其诊断要注意排除胃肠器质性病变，尤其是伴有体重减轻时、进食减少时，要排除恶性肿瘤。此案例有长期糖尿病病史，血糖控制不佳，腹痛1年伴体重减轻，纳食减少，经胃肠镜检查及CT检查排除了器质性病变，故考虑为糖尿病慢性胃肠病变。

本案腹痛特点为少腹拘急，痛引胃脘，得温、得按痛减，虚寒之象明显，但病在何脏还须细辨，兼伴纳呆、便溏知为中焦虚寒。再有"凉气"从脐下上冲，

此为奔豚之气，知病尚有肝气上冲。缘于患者多于忧思多虑，肝郁而脾虚，肝脾同病，再以体质本寒，中焦不运，盖脾虚则运化无力，运化无力则营血亏虚，肝失所养。根据《黄帝内经》"劳者温之""损者温之""形不足者，温之以气；精不足者，补之以味"的原则，采用小建中汤治疗。小建中汤见于《金匮要略·血痹虚劳病脉证并治》"虚劳里急，悸，衄，腹中痛，梦失精，四肢酸疼，手足烦热，咽干口燥，小建中汤主之"。所谓虚劳，由于饮食失节，起居无时，劳倦过度，中气受损。"太饥则仓廪空虚，必伤胃气；太饱则运化不及，必伤脾气"（《景岳全书》）。"劳则气耗……形气衰少"。叶天士曰："劳则形体震动，阳气先伤。"李果曰："腹中诸痛皆因劳役过甚，咳食失节，中气不足，寒邪乘虚而入客之，故卒然而作心痛。"根据前哲诸论，本病为中阳不振、气血衰少、腹中经脉失于温养，故拘急疼痛。小建中汤温中补虚正合本证病机。方中桂枝、生姜温脾阳，平冲降逆；白芍酸敛益脾血，滋脾阴缓肝之急；炙甘草、大枣补脾气，甘温和中。诸药相合，共奏扶正定痛之功。

（罗露露）

第三节　糖尿病性汗症

一、概述

糖尿病出汗异常多缘于糖尿病自主神经病变，是糖尿病性神经病变的常见临床表现。糖尿病自主神经病变早期往往仅累及迷走神经，但随着病情发展，交感神经和副交感神经、有髓纤维和无髓纤维均可受累，进而引起一系列临床症状，包括出汗异常，全身多汗，或少汗，甚至无汗症，且涉及各个系统，如心动过速、直立性低血压、胃肠道运动功能异常及泌尿系统功能异常等。其中出汗异常在糖尿病很常见，可表现为全身汗出，饮食或情绪激动时加重，甚则动则汗出，以头面部为主，或有四肢无汗，而上半身及面部可以出现多汗现象，多伴有恶风怕冷，睡眠障碍，病情严重可影响患者生活质量。

糖尿病性神经性汗出属于中医学"消渴""自汗""盗汗"等范畴。中医学认为汗证是指由于阴阳失调，腠理不固，而致汗液外泄失常的病证。依据出汗时间特点有自汗、盗汗之分。白昼时时汗出，动辄益甚者，称为自汗；寐中汗出，醒来自止者，称为盗汗，亦称为寝汗，为消渴日久，气阴不足，营卫不和，多与脾虚、功能失调有关。

二、临证案例

案例一 调和营卫法治疗消渴并汗证案

顾某，女，54 岁，2016 年 6 月 13 日初诊。

主诉 汗多、恶风半年余。

现病史 糖尿病病史 6 年余，平时西药控制，血糖正常。近半年开始出汗特别多，动则汗出，不动也汗出，每天要更换内衣 5～6 件，伴有恶风怕冷，特别是出汗后，更觉怕冷，夏日还须着长衣两件，头戴帽，全身包裹严实。平时不敢接触水，也不敢洗澡冲凉，仅用生姜水清洁擦洗。睡眠差，入睡困难，易早醒，每日睡眠仅 3～4 小时，曾因睡眠障碍，在外院心理科门诊诊断为"心理生理性失眠，焦虑障碍"，给予阿普唑仑片治疗，睡眠时好时坏，胃纳尚可，从事财务工作，平时性格追求完美，已停经 1 年余。舌质淡红，苔薄白，脉沉细。

中医诊断 消渴并汗症，不寐。

中医证型 营卫不和，腠理不固。

西医诊断 自主神经功能紊乱，2 型糖尿病，心理生理性失眠，焦虑障碍。

治法 调和营卫，潜阳安神。

中药处方 桂枝 15g，白芍 15g，龙骨（先煎）20g，牡蛎（先煎）15g，党参 15g，茯神 15g，浮小麦 30g，大枣 15g，百合 30g，僵蚕 15g，炙甘草 5g。

水煎服，每日 1 剂，共 7 剂。

2016 年 7 月 4 日二诊：

刻下症 服前方 7 剂后，自行再服 14 剂。汗出恶风症状明显减轻，仍有睡眠差，诉有四肢关节疼痛，纳食可，大便溏，小便量少，舌脉同前。恶风汗出减轻，表虚有好转。小便不利，大便溏，说明有湿邪内困，气化不利，仿仲景风湿治法，宜微汗利小便，药用熟附子、麸炒白术除表湿，茯苓、薏苡仁健脾利湿。中药处方：桂枝 20g，白芍 20g，龙骨（先煎）20g，牡蛎（先煎）15g，党参 15g，茯苓 30g，浮小麦 30g，大枣 15g，百合 30g，僵蚕 15g，炙甘草 5g，熟附子（先煎）15g，麸炒白术 30g，炒薏苡仁 30g。水煎服，每日 1 剂，共 14 剂。

2016 年 8 月 22 日三诊：

刻下症 汗出症状进一步减轻，已不恶风，可不用戴帽，穿单衣，可正常洗澡，睡眠有改善，睡眠时间较前延长，四肢关节痛明显减轻，大便渐成形，小便量增加，舌脉同前。前方有效，以原方加减再进。

2017 年 1 月 3 日四诊：

刻下症 以上方续服半年，已正常出汗，不恶风，可穿单衣，不用戴帽，可正常洗澡用水，胃纳正常，大便正常，睡眠改善，睡眠时间较前延长，已恢复正常工作。

按语

本案以日间动则汗出为主，并无夜间盗汗，故为自汗无疑。诚如张景岳所言，一般情况下自汗属阳虚，盗汗属阴虚。故此病例当从阳中求之。《素问·阴阳别论》曰："阳加于阴谓之汗。"是故阴阳失调可致汗。本病症状特点为恶风出汗，汗出后怕冷更明显，并伴有睡眠差，舌质淡红，苔薄白，脉沉细。四诊合参，病机辨为营卫不和，腠理不固。治疗当予解肌祛风，调和营卫。本方由桂枝汤合甘麦大枣汤化裁而来。《金匮玉函要略辑义》曰："桂枝汤，外证得之，为解肌和营卫；内证得之，为化气调阴阳。"本方中桂枝辛温，温经通阳，散寒解表；白芍酸苦微寒，敛阴合营。二者等量配伍，一辛一酸，一散一敛，一开一合，解表中寓敛汗养阴，和营中调卫散邪。众所周知，脾胃为气血阴阳化生之源。由于脾胃为营卫生化之本，大枣味甘补中，用大枣益脾和胃，炙甘草补中气且调和诸药，增强温阳及益阴之效，而脾胃调和得当，则增强和营卫之效；是故本方以桂枝汤化裁滋阴和阳，用于外证可解肌祛邪，用于内证可调脾胃和阴阳，故能外调营卫与内和脾胃同治，通过调和脾胃，进而达到调和气血，调和阴阳，更是加强了调和营卫之效，故能止汗。

《素问·五运行大论》曰："中央生湿，湿生土，土生甘，甘生脾。"本方化裁的甘麦大枣汤中小麦补益心气，甘草甘润缓急，大枣益脾养血，皆可补脾气而养心，补脾生血，增强供血来源，使血液充盈，循环通畅，而心神得以安宁，加茯神、龙骨、牡蛎摄敛心神、定志除烦，故可改善睡眠。

二诊中患者诸症皆减，而出现便溏，于原方中加入麸炒白术、薏苡仁，改茯神为茯苓，予健脾淡渗利湿，更是加强脾胃功能。三诊中患者症状皆缓，取得成效。

纵观本方思路，补益顾护脾胃贯穿始终。脾胃为气血生化之大源，脾胃健，则气血生化充足；气血充，正气旺盛，则百病不生。

案例二　益气健脾法治疗消渴并汗症案

黄某，女，72岁，2014年3月4日初诊。

主诉　糖尿病病史10余年，疲劳汗出1年。

现病史　糖尿病病史10年余，平时血糖控制不佳，近期空腹血糖9mmol/L，餐后血糖未监测。近一年来开始出现疲乏汗出，动则汗出明显，休息不活动时不明显，汗出时，绵绵不尽，须更换内衣，伴有出汗明显疲乏，时有头晕，起立位更明显，出汗后，后背怕风，穿衣较常人要多，平时易疲乏，少气懒言，很容易感冒，精力不足，形体消瘦，胃纳较少，肠鸣，大便溏，睡眠一般，口不干苦，不欲饮水，舌质淡，苔薄白，脉细弱无力。

中医诊断　消渴并汗症。

中医证型　脾肺气虚。

西医诊断　自主神经功能紊乱，2型糖尿病。

治法　益气健脾，调和营卫。

中药处方　党参15g，黄芪20g，白术20g，防风5g，麻黄根10g，茯苓15g，浮小麦30g，大枣15g，炙甘草5g。

每日1剂，水煎服，共7剂。

2014年3月11日二诊：

刻下症　服药后，汗出减轻，精力改善，仍有纳食欠佳，大便溏，肠鸣，舌脉同前。肠鸣，便溏，肠中有水气，为脾胃气虚不化之故，拟原方茯苓加至30g，白术加至30g，加用生姜20g以健脾化气利水。

2014年3月18日三诊：

刻下症　汗出症状进一步减轻，精力明显好转，可外出活动，纳食改善，大便渐成形，肠鸣不明显，舌脉同前。前方有效，以原方加减再进。

患者以上方加减服用半年，现自诉已正常出汗，平时精力可，胃纳正常，大便正常。

按语

消渴病机以脾虚胃热为多见，如平素饮食不节，加以年老体弱，脾气益虚。脾气不运，母病及子，肺气亦不足，肺主皮毛，肺气不足，肌表疏松，表虚不固，腠理开泄而自汗出。故消渴患者多自汗而出，其特点为稍动则汗出，一般不伴恶风怕冷，多不耐劳累，易感冒，其本为脾肺虚弱，营卫不和。故治宜健脾益气为本，固表止汗为标，方可选玉屏风散加减。方以黄芪补中益气，实卫固表以止汗；白术健脾益气，助黄芪补气固表；表虚不固，佐以防风祛风邪，与黄芪、白术同用，固表不留邪，祛邪不伤正，共奏固表止汗之功。此案患者除汗出多，气虚不足，脾气虚弱之证明显，纳食不佳，大便溏而不爽，为脾虚有湿之证，故于前方中加入四君子汤以培土生金，健脾运脾化湿；加浮小麦、麻黄根以固涩敛汗。

（刘振杰）

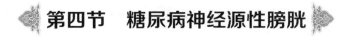

第四节　糖尿病神经源性膀胱

一、概述

糖尿病神经源性膀胱是指由于自主神经尤其是副交感神经障碍所引起的排尿反射异常、膀胱功能障碍，为糖尿病慢性并发症之一。其发病率为27%～85%[7]。其危害为容易引起尿潴留，明显增加泌尿系感染机会，长期尿潴留可造成肾盂积水、肾实质受压和缺血，甚至坏死，导致梗阻性肾病和肾功能不全。西医学目前无确切有效的药物，除控制血糖外，多采用 B 族维生素、血管扩张剂、拟胆碱能药物及导尿等对症治疗，但疗效并不确切，或某些药物不良反应过大，在临床上推广使用不甚理想。

中医学认为，本病多属"消渴""癃闭"范畴。《圣济总录·消渴门》指出：消渴日久，肾气受伤，肾主水，肾气衰竭，气化失常，开阖不利。现代医家[8]多认为本病与脾肾密切相关，认为脾气亏虚，脾肾不足，膀胱气化不利，血瘀水停，内阻膀胱为本病的病因病机。从补土理论出发，遣方用药，多有见效。现将验案介绍如下。

二、临证案例

案例一　滋肾补脾法治疗消渴并癃闭案

刘某，女，63 岁，2012 年 7 月 20 日初诊。

主诉　排尿淋沥不尽 1 年余，加重 1 个月。

现病史　10 年前诊断为"2 型糖尿病"，平素不重视控制血糖，不规律服药，血糖控制不佳。近一年患者逐渐出现小便困难，淋沥不尽，难以控制，自诉每周有 1～2 次尿液外溢弄脏内裤，诊断为"糖尿病神经源性膀胱"，外院诊治效果不佳，近一个月上述症状逐步加重，于门诊查膀胱 B 超示残余尿 120ml，遂来求治。

刻下症　排尿困难，尿道涩痛，小腹胀满，每天自行溢尿 1～2 次，口不渴，乏力，眠差，大便 4～5 日一行。舌质略红，舌苔白，脉弦数，右寸关脉弱，双尺脉旺，按之有力。

中医诊断　消渴并癃闭。

中医证型　相火妄动，中焦不足。

西医诊断　糖尿病神经源性膀胱。

治法　滋肾清热，化气通关，兼补脾升阳。

中药处方　滋肾通关饮合补中益气汤加减。黄柏 15g，知母 15g，肉桂粉（冲服）6g，黄芪 15g，白术 15g，党参 10g，柴胡 10g，当归 5g，升麻 5g，陈皮 5g，龙骨 15g，牡蛎（先煎）15g。

服上药 7 剂。

2012 年 7 月 27 日二诊：

刻下症　服药 7 天后小便困难改善，但仍不正常，尿道涩痛缓解，大便 2～3 日一行。尺脉旺减，脉弦。继服原方 7 剂。

2012 年 8 月 5 日三诊：

刻下症　患者诸症皆减，虚象显露，脉沉细，右寸关弱，乃肺脾气虚，尺脉已不旺，妄动之相火已平，故去龙骨、牡蛎，减黄柏及知母用量。再服药 14 剂后，患者小便情况已基本恢复正常，B超示残余尿35ml。

按语

糖尿病神经源性膀胱属中医学"淋证""癃闭"范畴。本案患者病机在于脾胃亏虚，中焦升降之枢失衡，阴火离位，致膀胱气化不及，又阴阳升降道路受阻，水道不利而发为本病。

关于本案，有几点要进行阐释。

其一，为何关脉弱而尺脉旺？

正常人尺脉不旺不虚，尺脉弱是肾虚的表现，这种情况不少见，但尺脉旺不常见。本案关弱尺旺乃中上焦阳气虚，土虚不能制相火也。脾胃位于中焦，为阴阳升降之枢机，脾气运化正常，中焦道路通畅，则阴升阳降，水火既济。若中焦脾虚不运，则脾气不能斡旋中焦，阴阳不相交。肾为水火之脏，真阴真阳所居，五行理论之"土能克水"众人皆知，但言土能克肾之相火者则鲜，然李杲于《脾胃论·饮食劳倦所伤始为热中论》中言："脾胃气虚，则下流于肾，阴火得以乘其土位。"李氏明确指出，脾胃气虚，可导致相火妄动。李杲在《脾胃论·饮食劳倦所伤始为热中论》中又云："脾胃气衰，元气不足，而心火独盛。心火者，阴火也。起于下焦，其系击于心。心不主令，相火代之。相火，下焦胞络之火，元气之贼也。火与元气不两立，一胜则一负。"可见，土不仅能制水，还能制相火妄动。故关弱尺旺为脾胃气虚，上虚不能制下，而导致的相火妄动之象。

如何治之？对于尺脉旺，仍需进一步鉴别阴阳，如尺旺，按之无力者，为肾虚无力收纳、正气浮越于外所致，治之当滋补真阴或温补真阳以引火归原；如尺旺，按之有力者，乃相火为妄动之脉，是因虚致实，下焦实邪甚也。土虚当宜健脾益气升阳，相火旺当泻相火，使水中之火敛潜；然上焦气虚，又当益气健脾升阳。用药予滋肾通关饮合补中益气汤加减，下焦潜降，上焦升提，二者并用。在上述两方基础上加用潜降之品龙骨和牡蛎，以防相火升腾。

其二，关于滋肾通关丸（饮）的临床运用。

滋肾通关饮出自李杲《兰室秘藏·小便淋闭门》，由黄柏、知母、肉桂三味药组成。原方主治"不渴而小便闭，热在下焦血分"之证，症见小便不通、口不渴、舌红脉数等，具有滋肾清热、化气通关之功效。

那么方中何药滋肾？对此历来众说纷纭，有说黄柏滋肾者，如《时方歌括》中曰："惟急用黄柏之苦以坚肾，则能伏龙家之沸火……于是坎盈客而流渐长矣。"也有说知母滋肾者，如徐大椿在《医略六书·杂病证治》指出：知母润燥，滋肾水之不足。还有说黄柏、知母均滋肾者，如汪昂在《医方集解》中云："黄柏，苦寒微辛泻膀胱相火，补肾水不足，入肾经血分；知母，辛苦寒滑，上清肺金而降火，下润肾燥而滋阴，入肾经气分，故二药每相须而行，为补水之良剂。"还有人认为方中并无滋肾药，如刘德仪在《中药成药学》中曰："滋肾丸并无滋养肾阴之药，其意在降火利湿，火清湿去而保肾阴。"然考《兰室秘藏》原书冠以"滋肾"

之名者尚有两方：一为加味滋肾丸，即本方加姜黄、苦参、苦葶苈、石膏；一为疗本滋肾丸，即本方去肉桂。三方皆以黄柏、知母为核心，清热泻火以保肾阴。后世医家宗其旨，衍化形成了若干新的方剂，如明代龚延贤《鲁府禁方》去肉桂加青盐，名加味滋肾丸；如清代汪昂《医方集解·补养之剂》黄柏滋肾丸，即本方去肉桂，加黄连清心泻火除烦，主治上热下冷，水衰心烦。由此可见，李东垣原意是用黄柏和知母来滋肾的。综合以上医论，目前认为本方滋肾之效主要通过两个方面来实现：一是以苦寒坚阴之黄柏清泻下焦之火，使火去而肾阴得保；二是以凉润苦甘之知母滋养肾阴，使阴生则能制火。黄柏为君，知母为臣，二者配伍，可直入下焦，滋肾阴而降虚火，滋阴则虚火得制，虚火退则有益于阴液之复。李东垣在补脾胃泻阴火升阳汤的加减中写道："脉中兼见沉细，证中或见善欠善恐一二证，此肾之脾胃病也，当加泻肾水之浮，及泻阴火之药。"所谓"滋肾"，并非现代中医所讲的"滋养"之意，肾属水，在下，凡让气机下行的方法都有"滋肾"的作用。

方中何药以通关？近代李畴人在《医方概要》中谓："知母、黄柏苦寒，泻下焦相火而平虚热，少用肉桂通阳化气，则肾阳振动，膀胱气化得力，使知、柏纯阴不致呆滞……，通关在肉桂。""通关在肉桂"，其说甚为恰当并广为认可。后世亦有"肉桂之辛温以导水闭也""肉桂伏其所主而先其所因，则郁热从小便而出，而关开矣"，亦为同理。所以方中先用肉桂，以其辛热之性，既可引火归原，使火安其位，不肆虐伤津；又可通阳化气，使膀胱气化得行而小便自通，是为佐药。

本方证主要由热在下焦，膀胱气化不利而致。《素问·灵兰秘典论》云："膀胱者，州都之官，津液藏焉，气化则能出矣。"李杲曰："热闭于下焦者，肾也，膀胱也。乃阴中之阴，阴受热邪，闭塞其流。"阴亦即肾、膀胱。又曰："热火之邪，而闭其下焦，使小便不通也。"由此可见，相火妄动，热在下焦，可导致膀胱气化不利，见小便不通，尿道涩痛；水湿不行，气机受阻，故小腹胀满；阴分受邪，热邪熏蒸，津液上腾，故口得润而不渴。所以，在临床选用本方当以小便不通，口不渴，小腹胀满，舌红脉数为辨治主症。

综观本案，因中虚而不运化，升降之枢机失常，阴阳水火升降之道路受阻而发。治之以健脾升阳兼泻相火，疗效颇佳。补脾胃之气以制伏相火，泻阴火以顾护元气，亦为补土理论之体现，给我们临床诊疗类似病证带来一定的借鉴意义。

案例二　重用黄芪治疗消渴并癃闭案（仝小林医案）[9]

项某，女，20岁，2008年3月20日初诊。

主诉　发现血糖升高6年，排尿困难3年。

现病史　6年前患者出现典型"三多一少"症状，查血糖21mmol/L，在当地医院诊断为"1型糖尿病"，开始皮下注射胰岛素治疗。现胰岛素用量为精蛋白生物合成人胰岛素 30R 皮下注射（早餐前 14U，晚餐前 14U），空腹血糖控制在 5～6mmol/L。近 3 年患者逐渐出现小便困难，腰痛、四肢麻木、疼痛，查肌电图示神经性损害，传导速度下降，膀胱 B 超示残余尿 60ml，诊断为"糖尿病神经源性膀胱，糖尿病周围神经病变"，予口服呋喃硫胺、卡马西平、甲钴胺片、肠激肽原酶肠溶片等药治疗，症状无明显改善。

刻下症 排尿困难，腰痛，四肢麻木、疼痛，大便 4～5 日一行，排便无力，时有头晕，乏力，眠差。月经 4 个月未至。舌质暗淡，舌苔厚，舌下络滞，脉沉细弦数。身高 160cm，体重 40kg，BMI 15.63kg/m^2。

中医诊断 消渴并癃闭。

中医证型 气虚血瘀。

西医诊断 糖尿病神经源性膀胱，糖尿病周围神经病变。

治法 益气养血通络，活血化瘀利尿。

中药处方 黄芪桂枝五物汤合抵当汤加减。黄芪 120g，桂枝 45g，白芍 45g，鸡血藤 30g，琥珀粉（分冲）3g，三七粉（分冲）3g，熟大黄（后下）6g，水蛭粉（分冲）5g。

每日 1 剂，水煎服，共 7 剂。

2008 年 3 月 27 日二诊：

刻下症 服上药 7 剂后，小便困难改善，但仍不正常，大便 2～3 日一行。上方水蛭粉增至 30g，加橘核、荔枝核各 9g。

服药 1 个月后，患者小便情况已基本恢复正常，B 超示残余尿 6ml。

（摘引自仝小林《重剂起沉疴》）

按语

仝教授治疗本案，考虑该患者病程较长，形成了久病必虚，久病多瘀，久病入络的病理变化。气虚则水停，血液运行不畅，膀胱气化不利，出现小便困难等症状。该患者气虚症状明显，予大剂量黄芪补益中气，并以桂枝温通阳气，琥珀粉、鸡血藤、水蛭粉、三七粉活血化瘀，熟大黄通腑气，消散下焦瘀血，橘核、荔枝核疏膀胱郁气，中气充足，则脾能正常制水，水液代谢正常而小便正常化源。

《素问·阴阳应象大论》云："清阳出上窍，浊阴出下窍。"因中土不健，升降气机难以正常运行，清阳不升，膀胱气化不利；故加大建中之力，重用黄芪，待一气周流，中气健运，则诸症皆瘥。此案从建中角度治愈西医学之糖尿病神经源性膀胱，是补土理论在临床中的灵活应用。

（罗露露）

第五节　糖尿病性勃起功能障碍

一、概述

糖尿病性勃起功能障碍以糖尿病代谢异常所致男性阳事痿而不举，或临房举而不坚，或坚而不久，不能进行满意的性生活为特征。它是糖尿病患者常见的并发症之一，严重影响患者的生活质量，其在糖尿病男性患者中发病率高达55.2%[10]。西医学认为糖尿病引起的血管和神经病变是引起本病的主要原因。

本病属中医学"阳痿""阴痿""筋痿""器不用""宗筋弛纵"等范畴。病位在宗筋，基本病机为心、脾、肝、肾受损，经脉空虚，或经络阻滞，导致宗筋失养而发病[11]。在临证治疗中采用西医降糖基础干预的同时，结合中医药治疗，随证配方选药，使临证治疗执简驭繁。近期运用李东垣《脾胃论》中补土理论，治之有效，故提出管窥之见，以抛砖引玉，分享如下。

二、临证案例

案例一　益火补土法治疗消渴并阳痿案

丁某，男，57 岁，2016 年 1 月 6 日初诊。

主诉　发现血糖升高 10 年，性欲下降 2 年余。

现病史　10 年前诊断为糖尿病，一直口服降糖药物，近期服用格列美脲、二甲双胍、阿卡波糖降糖治疗，血糖控制一般。患者 2 年来性欲下降，勃起无力，性生活时无法插入，多处求治，行相关检查未发现器质性病变，考虑为糖尿病所致，经前期治疗效果欠佳。

刻下症　性欲下降，勃起无力，性生活时无法插入，夜尿多，每晚 4～5 次，双膝酸软，腰背无力，双下肢抽筋（3～4 次/周），咽痛，咽不红，纳眠可，大便调。舌淡暗，苔薄白略润，舌底脉络曲张，右脉弦，左脉细，尺脉弱寸脉强。

中医诊断　消渴并阳痿。

中医证型　脾肾阳虚，虚火上炎。

西医诊断　糖尿病性勃起功能障碍。

治法　益火补土。

中药处方　巴戟天 30g，淫羊藿 15g，菟丝子 15g，枸杞子 15g，熟地黄 30g，盐山萸肉 15g，山药 15g，肉桂（后下）5g，益智仁 10g，盐牛膝 15g，续断 20g，骨碎补 15g，莪术 10g，红花 5g，白术 15g，生晒参（另炖）15g。

水煎服，每日 1 剂，共 14 剂。

2016 年 1 月 28 日二诊：

刻下症　服药后双膝酸软减轻，夜尿减到每晚 2 次，眠不佳，寸脉强，予原方加龙骨（先煎）10g、牡蛎（先煎）20g 潜阳安眠。

2016 年 3 月 2 日三诊：

刻下症　双上肢无抽筋，无夜尿，性功能稍好转，腰背无力好转，眠可，双寸脉较前减，继原方服用。

2016 年 4 月 10 日四诊：

刻下症　勃起障碍同前，再服 14 剂。

2016 年 4 月 30 日五诊：

近 1 个月每周与妻子同房 1 次，勃起障碍明显减轻，余症基本消失。嘱 2 天服 1 剂以巩固疗效，3 个月后随访患者可进行正常夫妻性生活。

按语

中医学将勃起功能障碍归属"阳痿"范畴，认为阴茎的勃起是以阴阳协调、气血冲和、脏腑藏泻有序为基础，而阳痿的发生多责于阴阳失和、脏腑亏虚、气血不足之故，治疗上当调和阴阳、补肾健脾、益气养血为重。本案方用于治疗脾肾阳虚型勃起功能障碍。全方以淫羊藿、巴戟天温肾助阳为君药；菟丝子、枸杞子温肾壮阳固精；熟地黄、盐山萸肉补肾精；肉桂补火助阳、温经通脉；骨碎补、续断补肝肾、强筋骨以助君药补肾壮阳之功效，共为臣药；生晒参、白术益气健脾；熟地黄滋阴补肾、盐山萸肉补养肝肾、山药补益脾肾，三药合用滋补肝脾肾，盐牛膝引火下行，防止上焦温燥伤阴，莪术、红花活血。诸药合用共奏温肾壮阳、益气健脾、强腰健骨之功。

益火补土法中所述之火即为命门之火，土即中央脾土，肾为先天之本，肾阳为一身阳气之根本，脾为后天之本，运化水谷，化生气血，以资先天元阳。故脾土的功能依赖于肾阳的温煦和推动，而脾阳不足，亦可反制肾阳的补给。益火补土法旨在温肾火以助脾土，从而达到温补脾肾之功，临床常用于脾肾阳虚证。综上所述，益火补土法治疗男性勃起功能障碍疗效良好，值得进一步研究。

案例二　泻火升清法治疗消渴并阳痿案

王某，男，44 岁，2012 年 8 月 16 日初诊。

主诉　性欲下降半年。

现病史　患者半年来性欲下降，夫妻性生活不和谐，多处求治，行相关检查未发现器质性病变，考虑为糖尿病所致，经前期治疗（具体不详）效果欠佳。糖尿病病史 3 年，脂肪肝病史。

刻下症　性欲下降，遗精，入睡困难，睡眠多梦；昼日疲劳，精力欠佳，纳可，大便溏，日二三行，小便黄。舌质红，舌苔薄黄，脉弦，重按无力。

中医诊断　消渴并阳痿。

中医证型　相火妄动，气血两虚。

西医诊断　糖尿病性勃起功能障碍。

治法　清热泻火，升清举陷。

中药处方　葛根 30g，黄芩 12g，黄连 12g，柴胡 10g，白芍 20g，薄荷 10g，牡丹皮 20g，升麻 12g，蔓荆子 12g，炙甘草 6g。

共 7 剂，水煎服，日 1 剂。

2012 年 8 月 23 日二诊：

刻下症　服药后遗精稍好转，勃起障碍同前，再服 7 剂。

2012 年 8 月 30 日三诊：

刻下症　服药后遗精减少，难以入睡现象减少，小便不黄，大便质地不溏，脉弦转软，脉沉弱，予原方去黄芩、黄连，加党参、黄芪各 15g 补中益气，共 7 剂。

2012 年 9 月 7 日四诊：

刻下症　近一周与妻子同房 3 次，勃起障碍明显减轻，余症基本消失，弱脉力度转强。嘱服中成药补中益气丸 1 个月以巩固疗效。

随访 3 个月患者可进行正常夫妻性生活，再后未有随访及就诊。

按语

本案患者平素思虑过度，相火妄动，精室被扰，加之思虑伤脾，病及阳明冲脉，以致气血两虚，宗脉失养，而发为阳痿，《景岳全书·阳痿》说："凡思虑、焦劳、忧郁太过者，多致阳痿。盖阴阳总宗筋之会……若以忧思太过，抑损心脾，则病及阳明冲脉……气血方而阳道斯不振矣。"由此可见，治疗阳痿之症，从心脾阳明论治，是其重要的治法，临床上，糖尿病勃起功能障碍单纯的肾虚不固的病例相对较少，如只知一味妄用补肾壮阳之品，往往会起到事倍功半的作用。本案用清热泻火、升清益陷之法治之，与常法不同，亦为扶脾补土之道。方中葛根、黄芩、黄连泻阳明冲脉之火；柴胡、白芍、薄荷、牡丹皮疏肝解郁，泻肝脏之火；升麻、蔓荆子升清举陷。待火消之后，再加用党参、黄芪补中健脾。全方共奏清热泻火，升清举陷，兼补中益气之功。

对于糖尿病性勃起功能障碍，有几点要注意。首先，心理性因素不应忽视，由于糖尿病勃起功能障碍患者常伴有心理障碍，必须让患者了解糖尿病的同时，消除心理障碍；应正确认识和对待疾病，修身养性，陶冶性情，调畅气机；心理治疗和性教育对解除各种社会心理因素的影响、克服勃起功能障碍的精神障碍、树立起性交成功的信心往往能取得一定疗效。

其次，在饮食方面，除坚持糖尿病饮食外，平素应适量进食高蛋白饮食和新鲜果蔬，尤其是对本病有益的诸如虾、鹌鹑蛋、鸽子蛋、泥鳅、羊肾、雄蚕蛾、枸杞、韭菜子等。阳气亏虚者，可选用温补类食物，如生姜、肉桂、花椒做调味品炖羊肉、狗肉、牛肉等，并可选择适宜药膳。

最后，在运动方面，应循序渐进、量力而行、长期坚持。结合病情及证候，吐纳呼吸或打坐功，练精功、八段锦、太极拳、五禽戏等养身调心，传统的锻炼方式适宜大部分患者。

（罗露露）

第六节 糖尿病肾病

一、概述

糖尿病肾病是糖尿病最主要的微血管并发症之一，是目前引起终末期肾病的首要原因。我国糖尿病肾病的患病率呈快速增长趋势，2009～2012年我国2型糖尿病患者的糖尿病肾病患病率在住院患者中为40%左右[12]。糖尿病肾病起病隐匿，一旦进入大量蛋白尿期后，进展至终末期肾病的速度大约为其他肾脏病变的14倍[12]，因此早期诊断、预防与延缓糖尿病肾病的发生发展对提高糖尿病患者存活率，改善其生活质量具有重要意义。

本病属中医学"水肿""虚劳""关格"等范畴。《圣济总录》指出：消渴病久，肾气受伤，肾主水，肾气虚衰，气化失常，开合不利，水液聚于体内而出现水肿。本病关键是本虚标实，其病位在肾，但与脾密切相关，瘀血、水湿、浊毒内停为其标。脾肾互济，资生相助；脾肾失济，疾病由生。病机为消渴病久，脾肾受损，脾失运化，气阴亏虚，或脾阳不足，或脾胃运化功能失常，痰饮、湿浊内盛，同时肾气化失常，开阖不利，精津不固而致本病。同时，《圣济总录》也记载了一系列治法方药，为后世消渴肾病从脾论治提供了诸多理论和临床依据。近期运用中医补土理论辨证论治糖尿病肾病，治之有效，分享如下。

二、临证案例

案例一 健脾化湿利水法治疗消渴并水肿案

刘某，男，46岁，2010年4月21日初诊。

主诉 反复颜面、双下肢浮肿2月余。

现病史 糖尿病病史10余年。2月余前患者出现颜面浮肿，继而蔓延至双下肢，呈凹陷性，伴有精神疲乏，纳差，查尿常规提示尿蛋白（2+），诊断为糖尿病肾病，于外院治疗后症状减轻，但时有反复，缠绵不愈，遂来就诊。辅助检查：尿常规检查示尿蛋白（+），生化：白蛋白34g/L。

刻下症 面色萎黄，头晕，神疲乏力，肢体沉重酸软，眼睑轻度浮肿，双下肢浮肿，纳差腹胀，二便调。舌质淡边有齿痕，舌苔薄白，脉沉细。

中医诊断　消渴并水肿。

中医证型　脾胃虚弱，水湿内停。

西医诊断　糖尿病肾病 4 期。

治法　健脾化湿利水。

中药处方　升阳益胃汤加减。黄芪 30g，党参 20g，白术 15g，茯苓 20g，柴胡 5g，防风 10g，羌活 10g，独活 10g，法半夏 10g，泽泻 15g，白芍 15g，山药 20g，生姜 15g，大枣 5 个。

每日 1 剂，水煎服，共 7 剂。

2010 年 4 月 27 日二诊：

刻下症　服药 7 剂，浮肿渐消。上方随症加减，服药 1 月余，患者水肿完全消失，尿蛋白转阴。

按语

本案患者以肢肿为主要表现，当属中医学"水肿"范畴。水肿当辨阴水阳水。宋代严用和在《济生方·水肿门》中指出：阴水为病，脉来沉迟，色多青白，不烦不渴，小便涩少而清，大腹部多泄，此阴水也……阳水为病，脉来沉数，色多黄赤，或烦或渴，小便赤涩，大腑多闭，此阳水也。患者症见面色萎黄，头晕，神疲乏力，肢体沉重酸软，眼睑轻度浮肿，双下肢浮肿，纳差腹胀，舌淡边有齿痕，苔薄白，脉沉细。本例患者以肢体浮肿为主要表现，结合舌脉，证属中医学"阴水"范畴。《丹溪心法·水肿》有言："水则肾主之，上谷则脾主之，惟肾虚不能行水，惟脾虚不能制水，胃与脾合气，胃为水谷之海，又因虚而不能传化焉。故肾水泛滥，反得以浸渍脾土，于是三焦停滞，经络壅塞，水渗于肤，注于肌肉而发肿矣。"综上所述，四诊合参故辨证其病机为脾虚失运、水湿内停，治以健脾化湿利水为法，采用升阳益胃汤加减治疗。

升阳益胃汤出自李杲《内外伤辨惑论·肺之脾胃虚方》"脾胃虚则怠惰嗜卧，四肢不收，时值秋令行，湿热少退，体重节痛，口干舌干，饮食无味，大便不调，小便频数，不欲食，食不消；兼见肺病，洒淅恶寒，惨惨不乐，面色恶而不和，乃阳气不伸故也。当升阳益气，名之曰升阳益胃汤"。本方由六君子汤加羌活、独活、防风、柴胡、黄芪、白芍、黄连、泽泻、茯苓组成，全方有补有通，升降相得，清温并施。方中黄芪、人参、甘草补益肺脾之气，辅以柴胡、防风、羌活、独活等风药升阳除湿，白术、茯苓、半夏健脾和胃化湿，黄连清郁热。

李杲治疗内伤杂病重元气，重脾胃，倡导风药的运用。风药质轻性浮，有升散之性。用风药升发脾胃清阳，可使清阳得升，浊阴得降，升降相调，则脾胃健运，水湿渐消。东垣认为，渗利之品，多为阴药，"皆行阴道，而泻阳道也"，易损伤脾胃之阳气，即"复益其阴而重竭其阳"。故李杲重风药，倡风药升阳。何为风药？张元素在《医学启源》中认为"药有气味浓薄，升降浮沉补泻主治之法，各各不同"，将药物性能根据五运六气学说分析归纳为"风升生、热浮长、湿化成、燥降收、寒沉藏"五类。"风升生"一类收载有防风、羌活、独活、柴胡、升麻等味薄气轻，发散上升之药。李杲继承其师金代张元素"药类法象"理论，结合《黄帝内经》升降浮沉理论，将风药上升到一定理论高度并用于指导临床治疗，在《脾胃论》中大倡"风药"。李杲重元气、重脾胃、重升降（尤重升发清阳，以脏腑而论，多是寓升肝于升脾之始、寓降胃于升脾之中），而风药味薄气淡，质清性浮，具升散之性，东垣借此性以升发清阳，清阳得升则升降得调，脾胃得运，元气得治。

　　综上所述，凡临证治疗以脾胃虚弱、清阳不升为主证者，多用升阳益胃汤加减；以该方治疗糖尿病肾病、蛋白尿、内伤发热、血尿等辨证为脾胃清阳不升之证，亦可获效。

案例二　先益肾、后健脾治疗消渴并水肿案

陆某，女，65 岁，2014 年 6 月 18 日初诊。

主诉　肢体浮肿 1 个月。

现病史　患者 20 年前因"面瘫"于外院急诊就诊，查随机血糖 20.0mmol/L，诊断为"糖尿病"，给予二甲双胍、瑞格列奈控制血糖，空腹血糖波动于 7～9mmol/L。患者近一周开始出现双下肢浮肿，呈对称性、凹陷性，伴头晕纳差，遂来诊，服药 1 周，双下肢浮肿减轻，检查发现尿蛋白阳性，诊断为"糖尿病肾病"。

刻下症　神清，精神疲倦，头晕，全身凹陷性浮肿，双下肢尤甚，纳差不欲饮食，眠可，大便溏。舌暗红，苔白略润，脉沉弦弱略缓，两尺尤弱。

中医诊断　消渴并水肿。

中医证型　肾虚血瘀水停。

西医诊断　2 型糖尿病，糖尿病肾病 3 期。

治法　补气益肾，活血利水。

中药处方　金匮肾气丸加减。熟地黄 15g，黄芪 15g，怀山药 15g，盐山萸肉 15g，牡丹皮 10g，茯苓 10g，熟附子（先煎）5g，肉桂（后下）5g，泽泻 15g，丹参 10g，三七片（先煎）10g，赤芍 10g。

共 7 剂，水煎服，每日 1 剂。

2014 年 6 月 21 日二诊：

刻下症　全身水肿减半，继原方再服十余剂，尺脉弱减轻，水肿基本消退。

2014 年 7 月 2 日三诊：

刻下症　近水肿未作，食少，便溏，日 2～3 次。脉转细缓，关尺弱，关脉弱更甚，舌淡暗，苔薄白。综上，辨证为脾虚中气不足，以健脾益气为法，以归脾汤加减治疗。中药处方：生黄芪 12g，党参 12g，茯苓 15g，白术 9g，山药 15g，川芎 6g，当归 6g，龙眼肉 12g，远志 9g，升麻 3g，柴胡 3g。上方共服 10 剂，诸症渐除，睡眠安，二便可。

按语

疾病是不断运动变化的，一证两变，皆依脉为据，脉变证变，治法方药随之而变，意在谨守病机，各司其属。一诊为脉沉弦弱略缓，两尺尤弱，此为肾虚水泛之脉，故予金匮肾气丸治之即止；二诊为脉转细缓，关弱甚，而辨之为脾虚气弱，故易服归脾汤而愈。

水肿之病，当辨阴阳寒热虚实，正如《古今图书集成》中所言"阳证必热，热者多实；阴证必寒，寒者多虚。先胀于内，而后肿于外者为实；先肿于外而后胀于里者为虚。小便黄赤大便秘结为实，小便清白大便溏泻为虚。滑数有力为实，弦浮微细为虚……凡诸实证，或六淫外客，或饮食内伤，阳邪急速，其至必暴，每成于数日之间；若是虚证，或情志多劳，或酒色过度，日积月累，其来有渐，每成于经月之后。"

患者年过六旬，病水肿，全身明显，下肢尤甚，饮食减少，究其症状，多责于脾，因脾为后天之本，主运化、升清、统摄血液等，人体水液代谢有赖于脾之运化升清以布散周身。如脾运化功能失常，水液不能布散周身而留滞于体内，即可产生水湿痰饮等证，故《素问·至真要大论》有云："诸湿肿满，皆属于脾。"治疗上扶脾助运化，渗利水湿，中医学又有"肾主水"之论，肾虚水泛亦常致水肿之症，那么到底是主因脾脏失衡还是主因肾脏失衡呢？这时，可依据脉诊来辨析，患者"脉沉弦弱略缓，两尺尤弱"，由此而知该病机非为脾虚不运，乃是因肾虚水聚所致。患者由于年岁渐老，加之患有糖尿病日久，阴损及阳，日久伤肾，肾阴亏虚，阴损及阳，阳虚则不能温化水饮，从而导致水湿泛滥。病在里，故脉沉；久病入络，瘀血内阻，故脉弦兼舌暗；肾阴阳俱虚，故两尺尤弱。此时若是用淡渗利湿之法，则进一步伤阳，加重其虚；而若单单益气则治不及肾，于事无补。故在辨证处方上使用金匮肾气丸加黄芪、丹参、三七、赤芍等补益肾阴肾阳兼补脾活血之品，方中六味地黄丸滋补肝肾之阴，附子、桂枝补肾中之阳，谓之阴中求阳，阳得阴助而生化无穷。少火生气，意在缓生肾气，而不为速壮肾阳。肾气充盛，则气化功能得以恢复，水湿之邪得以运转排出体外，诸症俱解。

此案脉两变，证亦两变。三诊时脉细缓，关脉尤弱，证变脾虚气弱，故改归脾汤益心脾。因脉已虚，不可囿于效不更方，当谨守病机。归脾汤，析其方义，乃益气养血，健脾养心之方，故对脾气虚且心血不足之证，均可用之，该方临床应用较多，其配伍特点一是心脾同治，重点在脾，使脾旺则气血生化有源，方名归脾，意在于此；二是气血并补，意即气为血之帅，气旺血自生，血足则心有所养。故亦属于补土派之学术思想，为临床诊疗拓展思路。

案例三 温补脾肾法治疗消渴并水肿案[13]

李某，男，56岁，2014年8月18日初诊。

主诉 肢体浮肿1个月。

现病史　糖尿病病史 6 年余。1 个月前因双下肢浮肿就诊，查尿常规：尿糖 2+，尿蛋白 3+，尿微量白蛋白/肌酐 935mg/g。此次复查尿常规：尿糖 2+，尿蛋白 2+，尿微量白蛋白/肌酐 907mg/g，尿蛋白定量 1045.5mg/24h，空腹血糖 13.59mmol/L，餐后 2 小时血糖 20.03mmol/ L，血肌酐 40μmol/L。

刻下症　神疲乏力，口干欲饮，双下肢麻木伴浮肿，纳差腹胀，夜尿频，尿浊，大便偏溏，每日 2～3 次，舌淡胖，苔白滑，脉沉细。

中医诊断　消渴并水肿。

中医证型　脾肾阳虚夹水湿。

西医诊断　糖尿病肾病 4 期。

治法　温补脾肾，温阳补气，利水泻浊。

中药处方　黄芪 30g，茯苓 30g，太子参 15g，山药 15g，山茱萸 10g，怀牛膝 15g，桑寄生 15g，杜仲 10g，六月雪 30g，蜀阳泉 30g，白花蛇舌草 30g，石韦 30g，凤尾草 30g，猪苓 15g。

水煎服，每日 1 剂。西医继续降糖治疗，沿用原先方案。

2014 年 9 月 2 日二诊：

刻下症　患者下肢浮肿明显减轻，尿蛋白+，尿微量白蛋白/肌酐 305mg/g，尿蛋白定量 650.5mg/24h。原方继服 14 剂，服法同前。

2014 年 9 月 16 日三诊：

刻下症　患者下肢浮肿基本缓解，尿蛋白+，尿微量白蛋白/肌酐 125mg/g，尿蛋白定量 280.5mg/24h。

（摘引自熊燕《余江毅教授治疗糖尿病肾病经验》）

按语

患者糖尿病病史 6 年，已予控制血糖、改善微循环等基础治疗，但仍未控制疾病进展，结合实验室检查，辨病目前为糖尿病肾病，当属中医学"消渴并水肿"。根据患者舌淡胖，苔白滑，脉沉细，结合症状及尿蛋白结果，辨证为脾肾阳虚夹水湿证。盖因肾藏精，主纳气，为气之根，肾虚则精微物质无以藏，脾主运化，喜燥恶湿，脾虚则无以分清化浊，气虚则统摄失司，水湿不化，故可见小便失当、浑浊，大便溏泄，神疲乏力；水饮泛溢肌肤，则见肢体沉重麻木，甚则水肿；水湿内阻，气机失畅，困于中焦，则见胸腹胀满、纳差；舌淡胖，苔白滑，脉沉细皆为阳虚里证之象。脾肾阳虚，土不制水，肾不主水，水湿内积，故拟扶助脾肾阳气，温化水湿，行气散满。遣方用药拟黄芪为君，性温，为补中益气之要药，且有利尿之功，气行则水消，行气化水；桑寄生、杜仲、山茱萸温补脾肾，协君药以温阳利水；太子参、山药性平，补气健脾，气能行津、摄津，统摄津液分布，推动水湿排泄；茯苓、猪苓利水消肿，怀牛膝补肾利水通淋，石韦、白花蛇舌草利湿通淋，六月雪、蜀阳泉益肾泻浊。诸药合用，共奏温补脾肾、利湿泻浊降尿蛋白之功，体现了补气利水、温肾助阳、健脾运湿并用的思路，亦为补土理论之体现。

案例四 健脾益气，开胃通络法治疗消渴并肾病案[14]

崔某，女，58岁，2008年9月3日初诊。

主诉 发现血糖升高10年，尿中有泡沫1个月。

现病史 患者于1998年无明显诱因出现消瘦乏力，入院检查诊断为"2型糖尿病"。近期服用瑞格列奈片1.0mg，每日3次降糖；参芪降糖颗粒1袋，每日3次益气健脾治疗。2008年8月开始发现尿中泡沫增多，门诊检查诊断为"糖尿病肾病"，为求进一步治疗遂安排入院。辅助检查：糖化血红蛋白（HbA1c）6.3%；尿微量白蛋白排泄率（UAER）150 μg/min；空腹血糖（FPG）7.3mmol/L。

刻下症 疲倦乏力，夜尿2次，尿中有泡沫，大便干，2～3日一行，伴胃脘胀满，纳少不欲食，食后呃逆，眠可。舌红，苔腻腐，脉弦数。

中医诊断 消渴并肾病。

中医证型 脾虚积热，络脉瘀滞。

西医诊断 糖尿病肾病3期。

治法 健脾益气，开胃清热，通络祛瘀。

中药处方 干姜黄芩黄连人参汤合抵当汤加减。干姜6g，黄连30g，黄芩45g，太子参15g，苍术15g，生大黄（单包）6g，水蛭粉（分冲）3g。

水煎服，每日1剂。嘱停参芪降糖颗粒，监测血糖、定期查尿微量白蛋白。

2008年11月26日二诊：

刻下症 患者以上方为基础方加减服用3个月。饭后呃逆缓解，疲倦乏力好转，手足凉，口淡，夜尿0～1次，大便干缓解，一日一行。检查：UAER 3.54μg/min，FPG 5.9mmol/L。仍以上方为基础方制成水丸服用10个月，2009年3月25日复诊查UAER 9.8μg/min。

2009年10月14日三诊：

刻下症 尿中泡沫消失，胃脘无不适，二便正常。查UAER 5.0μg/min。

（摘引自周强《仝小林教授治疗糖尿病肾病用药规律分析及经验总结》）

按语

患者以小便泡沫为主症，实验室检查为尿微量白蛋白尿，故当早期消蛋白，防治肾脏损伤的进一步发展。

本案临床特点为疲倦乏力，夜尿，尿中有泡沫，大便干，胃脘胀满，纳少不欲食，食后呃逆，眠可。舌红，苔腻腐，脉弦数。四诊合参，属虚寒夹杂之证，以脾虚积热，络脉瘀滞为证候，以健脾益气，开胃清热，通络祛瘀为治则，以干姜黄芩黄连人参汤合抵当汤加减治疗。干姜黄芩黄连人参汤中，人参健脾益气，干姜辛热温脾，又护胃，防芩、连之苦寒。黄芩、黄连清理中焦湿热，又能防湿重困脾。见腻腐苔，提示中焦湿邪内积，故加苍术健脾祛湿。大黄、水蛭粉为抵当汤之简易方，大便干故用生大黄以通腑泻热，又入血分以助水蛭活血通络，修复络损。水蛭粉以粉剂冲服为佳,为破瘀之用,《神农本草经》曰水蛭"主逐恶血,瘀血,月闭,破血瘕,积聚,无子,利水道"。实验研究显示,其能有效干预糖尿病肾病肾小球硬化的发生和发展。患者尿微量白蛋白转为正常后,予丸剂小剂量服用,起防治作用。随访1年,尿微量白蛋白仍为正常。

综上所述,本案患者病属热、虚阶段,又夹有损的早期表现。热为中焦湿热,见舌红、苔腻腐;热盛浊津则便干。虚为脾虚,见胃脘胀满、食欲不振,脾不运化中州所致;又脾不健运四肢肌肉则乏力。通过健脾益气,开胃清热之方药,达到扶土开胃之功,实为补土理论之体现。

(罗露露)

第七节　糖尿病足

一、概述

糖尿病足是糖尿病患者较为常见的并发症之一。糖尿病患者因下肢远端神经异常和不同程度的血管病变导致足部感染、溃疡和(或)深层组织破坏。此病患者主要的临床表现为肢体末端疼痛、感染、溃疡甚至坏疽。糖尿病足是导致我国糖尿病患者致残、致死的严重慢性并发症之一,其发病率高,治疗困难,花费巨大。

中医学理论认为,糖尿病足属于"筋疽""脱疽"范畴,其发病机制为糖尿病日久,耗伤气阴,五脏气血阴阳俱损,肌肤失养,血脉瘀滞,日久化热,灼伤肌肤和(或)感受外邪致气滞、血瘀、痰阻、热毒积聚,以致肉腐骨枯所致。"邪之所凑,其气必虚",五脏所病重在气,而脾胃位居中州,对各脏之间气机的运转和协调,起着重要的中轴转枢作用。周慎斋在《慎斋遗书》中谓:"诸病不愈,必寻到脾胃之中,方无一失",故治疗本病,从脾胃论治可获得良效。

二、临证案例

案例一　托里排脓,清热解毒法治疗消渴并脱疽案

梁某,女,65岁,2013年12月31日初诊。

主诉　发现血糖升高10余年,左足烫伤后溃烂5个月。

现病史　缘患者10余年前体检时发现血糖升高,确诊为2型糖尿病,后一直门诊就医,坚持服用降糖药物,目前降糖方案为阿卡波糖胶囊、盐酸二甲双胍片、盐酸吡格列酮片,血糖未系统监测,控制情况不详。2013年7月患者不慎烫伤致

左足趾间溃破，疼痛明显，发热，间断至门诊就诊，长期静脉或口服抗生素治疗，一直未愈，遂来就诊。查体：左足第 2～3 趾间溃破，内侧可见 3cm×3cm 大小的破溃，创面深约 0.4cm，可见黄色脓性分泌物，散在肉芽组织生长，色淡白略红，肤温稍高，触之肤温略高于对侧，触压痛，肤色如常，四肢位置觉、震动觉、轻触觉正常，10g 尼龙丝试验（+）。

刻下症　神清，精神稍疲倦，左足趾间溃烂，少许脓性渗液，伴有疼痛，肤温稍高，四肢末端麻木感，视物模糊，发热，口干欲饮，纳眠可，二便调。舌质暗红，舌苔少，脉细弱。

中医诊断　消渴并脱疽。

中医证型　正气亏虚，热毒内蕴。

西医诊断　糖尿病足（Wagner 分级 2 级），糖尿病周围神经病变。

治法　托里排脓，清热解毒。

中药处方　内补黄芪汤加减。黄芪 15g，当归 10g，熟地黄 15g，川芎 10g，白芍 15g，生晒参（另煎）10g，茯苓 15g，甘草 10g，麦冬 10g，肉桂（后下）3g，远志 10g，金银花 30g，薏苡仁 30g，天花粉 15g。

共 3 剂，每日 1 剂。常规抗感染、营养神经、降糖治疗。配合常规局部消毒、换药。

2014 年 1 月 3 日二诊：

刻下症　3 天后无发热，左足黄色脓液基本消失，肿胀感明显减轻。舌苔渐长。原方减少金银花、薏苡仁用量至 15g。再服 7 剂。

2014 年 1 月 10 日三诊：

刻下症　体温正常，左足趾创口干结无渗液，肉芽开始逐渐生长，肤温、肤色如常，无口干多饮，治疗方案不变，再服 7 剂。

按语

中医治疗足部溃疡，常从热毒清之角度治疗，但治疗需因病情而异，如久病攻伐太多，或平素正气本虚，或老人妇幼，罹患此疾，亦可从补法治之。本病患者屡经苦寒之抗生素治疗，正气必伤。结合脉症，以内补黄芪汤治之，资助正气抗邪，得以获效。

内补黄芪汤出自明代医家薛立斋的《外科发挥》，主治痈疽溃后，气血皆虚，为治疗体表慢性溃疡、疮疡的代表方剂。明代陈实功在《外科正宗·痈疽门》中曰：本方"治痈疽发背，诸疮已破后虚弱无力，体倦懒言，精神短少，饮食无味，自汗口干，脉涩不睡并效"。明代周文秉在《外科集验方·疮论》中曰："治诸疮肿发背已破后虚弱无力，体倦懒言语，食无味，少睡脉涩，自汗口干并宜服之。"所以，根据传统医学观点，内补黄芪汤具有补益气血、养阴生肌之功效，主治痈疽溃后，气血皆虚，疮口久不愈合。

药物组成：黄芪、人参、肉桂、白芍、川芎、当归、熟地黄、远志、麦冬、茯苓、甘草、生姜、大枣。方中用四君子汤补气补脾；四物汤养血补肝；黄芪、肉桂益气助阳，可收阳生阴长之效，同时黄芪又有托里透脓之功；麦冬养心除烦，护阴以配阳；远志宁心安神，用在本方的另一作用是"长肌肉……治一切痈疽"。诸药配合，共使气血充盛，使腐祛肌生而疮口收敛。临床上糖尿病足溃疡患者多为高龄体弱之辈，而年轻气盛之人甚少，此方以补益气血、养阴生肌为本，补其正气自能托脓外出、腐祛肌生，溃疡则愈。特别是在糖尿病足溃疡后期，此时热象常不明显，若仍只知以清热解毒、活血化瘀治其标，不仅腐难化、新难生，且变证百出、祸不旋踵矣，慎之慎之[15]。

在临床使用内补黄芪汤时，如伴有痛者，加乳香、没药以活血定痛；硬者，加穿山甲、皂角刺以消硬节。以上凡痈疽溃后诸虚者，当随证酌用之。

案例二　温阳补血，散寒通滞法治疗消渴并脱疽案

吴某，男，74 岁，2012 年 12 月 15 日初诊。

主诉　反复右足趾溃烂 1 年，再发 1 个月。

现病史　糖尿病病史 20 余年。1 年前无明显诱因下出现口干多饮，伴右足第一趾底部硬结，无多食易饥，未予重视，自行用刀片刮除患处致局部皮肤溃烂，局部皮肤色泽逐渐变瘀黑晦暗，伴有渗液，遂于 2011 年 10 月 26 日至门诊就诊，诊断为"右足溃疡"，多次门诊及住院治疗，予抗生素、伤口局部换药、改善微循环、中药等治疗，病情基本控制，但难以痊愈，容易自行破溃并化脓。1 个月前右足第一趾发黑，足底部再次出现溃烂，治疗后症状缓解不明显，遂来就诊。吸烟史 40 余年。查体：BMI 21.03kg/m²。足背动脉搏动可，右足第一趾底部破溃，局部皮肤色泽瘀黑晦暗，10g 尼龙丝试验（−）。

刻下症　神清，精神疲倦，口干多饮，右足第一趾发黑，底部破溃，局部无渗血渗液，右下肢肢端麻木，无发热恶寒，纳可，眠一般，二便调。舌暗红，苔微黄，脉沉细。

中医诊断　消渴并脱疽。

中医证型　寒凝经脉，气血亏虚。

西医诊断　糖尿病足（Wagner 分级 4 级）。

治法　温阳补血，散寒通滞。

中药处方　阳和汤加减。熟地黄 20g，鹿角胶 10g，肉桂 5g，炮姜炭 10g，麻黄 6g，芥子 10g，甘草 10g，当归 10g，细辛 3g，通草 10g，白芍 10g，红枣 5 枚。

以上汤药，随证加减治疗 2 个月，创面肉芽生长，溃疡面逐渐减少，直至恢复。恢复后，发黑脚趾第一节自行脱落，肢端愈合良好。

按语

糖尿病足溃疡后期常见肢端发黑、溃破流脓等症状，归属于中医学"阴疽"范畴，早在《灵枢·痈疽》中即有"发于足指，名脱痈，其状赤黑，死不治；不

赤黑，不死。不衰，急斩之，不则死矣"的描述，这可以看作是中医治疗糖尿病足溃疡的最早记载。《医宗金鉴》记载："此证多生足指之间，……初生如粟，黄疱一点，皮色紫暗，犹如煮熟红枣，黑气浸漫，腐烂延开，五指相传，甚则攻于脚面，痛如汤泼火燃。"中医学认为，阴疽多由素体阳虚，营血不足，寒凝湿滞，痹阻于肌肉、筋骨、血脉所致。

本案患者的发病与长期吸烟、饮食不节、环境、遗传及外伤等因素有关。平素脾气不健，肾阳不足，再有受之外伤，加以外受寒冻，寒湿之邪入侵而发病。本病的发生以脾肾亏虚为本，寒湿外伤为标，气血凝滞、经脉阻塞为主要病机。

阳和汤是治疗阴疽的代表方，阳和汤最早出自《外科证治全生集》，主治阴疽，温阳补血，散寒化痰。本方由熟地黄、鹿角胶、姜炭、肉桂、麻黄、白芥子、生甘草等八味药材配伍而成。方中熟地黄滋补阴血，填精益髓；配以血肉有情之鹿角胶，补肾助阳，强壮筋骨，二者合用，养血助阳，温补营血，以治其本，共为君药。姜炭、肉桂为温热之品，温散寒凝湿滞，共为臣药。少佐以麻黄，开腠理达表，宣通经络，与诸温药配合，引阳气，开寒结；白芥子能祛皮里膜外之痰，甘草生用为使，解毒而调和诸药。综观全方，补血药与温阳药合用，辛散与滋腻之品共伍，宣化寒凝而通经络，温阳补血以治本，化痰通络以治标，补养精血而扶助阳气，使血脉恢复，新肉得以生长。

在临床医疗实践中，常会遇到患脱疽日久的糖尿病患者，临床多从热毒证、湿热证、血热证等论治，而这类患者大多早期使用抗生素治疗，部分患者疗效不佳，迁延难愈，加之长期使用抗生素，苦寒伤阳，阳气虚损，后期可见形寒体虚，仔细辨证，多属于气血亏虚，寒凝经脉型脱疽，此时选用阳和汤治疗阴疽，犹如离照当空，阴霾自散，化阴凝而布阳气，使筋骨、肌肉、血脉、皮里膜外凝聚之阴邪皆得尽去[16]。故本方用于糖尿病足之寒湿阻络证或脉络寒凝证，可使"腐肉得去，新肉得生"，而脾主四肢肌肉，故可以认为本方是补土理论的一种扩展使用。

案例三　清伏邪兼顾护脾胃法治疗消渴并脱疽后期病变案

吴某，女，45岁，2013年4月4日初诊。

主诉　发现血糖升高10余年，左足红肿破溃伴发热10余天。

现病史　缘患者10余年前在外院引产时发现血糖升高，未予重视，引产后未复查，未系统治疗，2012年7月前患者曾因左足趾破溃、红肿、渗液住院治疗，诊断为"2型糖尿病、糖尿病足"，经抗感染、控制血糖、换药治疗后伤口好转出院，出院后患者坚持门诊换药，后伤口全部愈合，定期门诊随诊，口服瑞格列奈、阿卡波糖控制血糖，血糖控制在空腹5～6mmol/L，餐后2小时6～7mmol/L。10天前患者左足第二趾破溃，后逐渐出现红肿、渗液，伴发热，遂来诊。查体：左足红肿明显，左足第二趾底部可见一大小约2.5mm×2.2mm的溃疡，可见大量黄色液体溢出，肤温高，压痛明显，足背动脉搏动正常，10g尼龙丝试验（+）。

刻下症　神清，精神可，视物模糊，左足红肿明显，左足第二趾底部破溃，可见黄色脓液，行走受限，双下肢麻木，发热，体温39℃，纳眠可，二便调。舌质淡暗，苔白，脉弦细数。

中医诊断　消渴并脱疽。

中医证型　热毒壅盛。

西医诊断　糖尿病足（Wagner分级4级）。

治法　清热解毒。

中药处方　五味消毒饮加减。连翘15g，忍冬藤30g，野菊花30g，紫花地丁30g，蒲公英30g，赤芍30g，薏苡仁15g。

共8剂，每日2剂，分4次服用，日三夜一服。并予常规抗感染、降糖治疗。配合常规消毒、换药。

2013年4月8日二诊：

刻下症　服上方2天后发热退，左足红肿较前减轻，左足第二趾底部破溃可见黄色脓液，秽臭味减轻，继服原方3剂，每日1剂，早晚分服。

2013年4月10日三诊：

刻下症　左足红肿减轻约七成，溃疡处可见少量黄色液体溢出，压痛不明显。足痛不明显，予原方基础上去忍冬藤，共7剂。

2013年4月17日四诊：

刻下症　创面脓腐显著减少，肉芽开始逐渐生长，舌质淡，脉弦细，重按无力，考虑热毒之象基本缓解，本虚之象渐露。治以清伏邪兼固护脾胃为法，处方以五味消毒饮减量合补中益气汤加减治疗。中药处方：黄芪15g，太子参10g，白术10g，当归10g，升麻5g，柴胡5g，陈皮10g，连翘15g，蒲公英15g，天花粉15g，淡附片（先煎）10g，肉桂（后下）3g，白及10g。服药7剂后创面肉芽长平，再予原方半个月后未再就诊，1个月后电话随访，告知病已痊愈。

按语

本案患者为糖尿病足溃疡，皮肤损伤后迅速溃烂，且治疗过程较长，之所以迁延难愈，与其素患糖尿病、正气耗伤密切相关。本案在治疗上分为两个阶段。

第一阶段：糖尿病足溃疡热毒期，常为外伤后感受风热毒邪，热毒壅滞肌肤所致。清热解毒，消散毒疮乃其正治之法，本案症情较急，随时有热毒内闭之势，故以重剂五味消毒饮清热解毒，截断病势，防止热毒闭结。诸苦寒清热解毒之品易伤阳气，要做到邪去正不伤，须缩短治疗时间，治以重剂，以达迅速缓解症状之效。

第二阶段：糖尿病足溃疡恢复期，随着热毒实邪逐渐消退之后，应将苦寒之品随症减之，同时逐步加用补益药物。本期毒邪虽已衰退，而气血大伤，中焦之气不复，肾阳亦衰，以至生化乏源，阴阳两亏，故用补中益气汤补益中气，加淡附片、肉桂峻补脾肾之阳，意在"益火之源，以消阴翳"，且余邪未尽，故佐以蒲公英、连翘、天花粉清解余毒，当归、白及补血活血、生肌。诸药合用，温阳补气，气充血行，毒祛肌生，久羔则瘥。

综上所述，早期注重清热解毒治疗，治宜重剂迅速祛邪截断，若治疗失当，贻误病机，易促疾病下陷内陷；后期注重驱除患者体内伏邪，在驱除伏邪时，不忘兼顾正气，重视后天脾胃中土之本。若治疗得当，则正气复，气血旺，毒邪去，则可愈合。

（罗露露）

第八节 糖尿病合并心脑血管疾病

一、概述

动脉粥样硬化性心脑血管疾病，包括冠心病、缺血性卒中及外周动脉疾病，是 2 型糖尿病患者致死和致残的主要原因。目前国内外糖尿病防治指南均推荐，对于糖尿病患者，必须加强高血糖、高血压、血脂异常、肥胖等多重心血管危险因素的综合管理，以最大限度降低心血管事件和死亡风险。

糖尿病心脑血管病变属于中医学"心悸""胸痹""头痛""中风"等范畴。中医学病因病机较为复杂，血中伏火、浊瘀酿毒、毒损脉络等是发生心脑血管并发症的常见病因，而元气亏虚、阴火鸱张、津血不足等均是其发病的关键病机[17]，治疗原则包括健运脾土、甘温益气、升阳泻火等治法，上述治法也是补土理论的常用治法，这一理论为 2 型糖尿病合并心脑血管并发症的辨证论治提供了又一新思路。

二、临证案例

案例一 补脾胃，泻阴火，升阳法治疗消渴并心悸案

周某，女，47 岁，2014 年 5 月 16 日初诊。

主诉 心慌气短 1 个月。

现病史 糖尿病病史 7 年余。1 个月前患者暴饮暴食后出现胃胀难适，纳呆食减，随后出现心慌气短，呈发作性，每次约半分钟，可自行缓解，活动或劳累时易诱发，于外院就诊，查心脏冠脉 CT 未见三支病变，后诊断为"糖尿病性心脏自主神经病变"，自诉服用美托洛尔效果不佳，遂来就诊。

刻下症 心慌气短，稍有活动则以上症状明显加重，伴性急易怒，手足心热，面色少华，自汗，懒言，夜间烦躁，寐差，大便色黄、质稀。舌淡红，边有齿印、

苔根微黄腻，脉细弱。

中医诊断　消渴并心悸。

中医证型　脾气下陷，阴火上乘。

西医诊断　糖尿病性心脏自主神经病变。

治法　补脾胃，泻阴火，升阳。

中药处方　补脾胃泻阴火升阳汤加减。柴胡 15g，炙甘草 10g，黄芪 10g，苍术 10g，羌活 10g，升麻 8g，生晒参 8g，黄芩 8g，黄连 5g，桂枝 15g，牡丹皮 30g，薄荷（后下）10g。

7 剂，水煎服。

2014 年 5 月 23 日二诊：

刻下症　患者心慌气短症状减轻，烦躁、失眠明显改善，予原方去牡丹皮、薄荷，再服 7 剂后诸症消失，后未再就诊。

按语

本例患者，面色少华、神疲乏力、便稀、舌淡红有齿印为中气虚；心悸，手足心热、烦躁易怒、苔黄为心肝"阴火"，乃由脾胃气虚，中阳下陷，"火与元气不两立，一胜则一负"，故"阴火"郁而生矣。故方中以柴胡、升麻、羌活助阳益胃以升清气；生晒参、苍术、黄芪、炙甘草益气除湿以补脾胃；黄芩、黄连凉心清胃以泻阴火；桂枝助心阳定悸；牡丹皮、薄荷重在清肝经郁火。方证相合，故收显效。

补脾胃泻阴火升阳汤是金元名医李杲所著的《脾胃论》中的第一方，最能反映李氏在中医辨证中补中升阳、兼泻阴火的思想。补脾胃泻阴火升阳汤的原方组成：柴胡一两五钱，君；炙甘草、黄芪各一两，臣；苍术一两，泔浸，去黑皮，切片，晒干，锉碎、炒；羌活一两；升麻八钱；人参七钱，臣；黄芩七钱；黄连去须，酒制，炒，为臣为佐，五钱；石膏长夏微用，过时去之，从权，少许。是方人参、黄芪、苍术、甘草以补脾胃也；佐羌活、升麻、柴胡以助阳升；佐石膏、黄芩、黄连以泻阴火。诸药相合，共奏甘温补脾益气、升发阳气、清泻阴火之功。

使用本方时，宜注意本脉及兼脉脉象[18]：①右关脉缓弱，乃本脉也。②脉兼见弦脉，本脉兼见四肢满、闭、淋、溲便难、转筋一二症，此肝之脾胃病也，当加风药以泻肝木。③脉兼见洪大，症兼见肌热、烦热、面赤一二症，此心之脾胃病也，当加泻心火之药。④脉兼见浮涩，症兼见短气、气上、喘咳、痰盛、皮涩一二症，此肺之脾胃病也，当加泻肺及补气之药。⑤脉兼见沉细，症兼见善欠、善恐一二症，此肾之脾胃病也，当加泻肾水及泻阴火之药。由此可见，补脾胃泻阴火升阳汤可通治五脏之病，如果是饮食劳倦引起的其他四脏的疾病，可参考兼脉的用药来加减治疗。

本方主治饮食伤胃，劳倦伤脾，火邪乘之而生大热；寒热并用，攻补兼施，温补为主，清热为辅，兼顾气机，补而不腻，攻邪而不伤正，最适用于脾胃病中虚实夹杂、寒热错杂之证，也遵循了"惟当以甘温之剂，补其中，升其阳，甘寒以泻其火则愈"的法则。

案例二　补脾升清法治疗消渴并心衰案

罗某，男，48岁，2013年1月2日初诊。

主诉　反复咳嗽胸闷5年余，再发2月余。

现病史　缘患者5年前余出现胸闷，颜面、肢体浮肿，伴活动后气促，伴有咳嗽，至当地医院住院治疗，诊断为"心力衰竭、扩张型心肌病、心律失常、2型糖尿病"，予强心利尿、控制血糖等对症治疗后症状缓解，现长期服用少量利尿剂，平素无肢肿，但咳嗽每于秋冬而发作，缠绵难愈，至春夏可自行缓解。近2个月天气寒冷，再度出现咳嗽，伴有胸闷，遂来诊。查体：双下肺可闻及湿啰音，心率98次/分，双心界扩大。

刻下症　神清，精神疲倦，体形消瘦，胸闷，咳嗽，痰白，腹胀，纳眠欠佳，小便量少，大便硬。舌淡暗，苔白腻，脉数，重按无力。

中医诊断　消渴并心衰。

中医证型　脾土虚弱，肺失宣降。

西医诊断　慢性心力衰竭、阵发性室上速、扩张型心肌病、2型糖尿病。

治法　补脾升清，宣肺止咳。

中药处方　黄芪30g，防风10g，生晒参15g，茯苓15g，白术15g，山药15g，款冬花15g，杏仁15g，干姜10g，陈皮10g，当归10g，炙甘草5g。

共3剂，每日1剂。

2013年1月5日二诊：

刻下症　咳嗽明显减轻，仍胸闷，加用桂枝10g、瓜蒌15g开胸化痰，温通心阳，再服5剂。

2013年1月10日三诊：

刻下症　脉数平，脉沉略弱，咳嗽、胸闷消失。原方再服10余剂，脉平症愈。

按语

本案心衰见咳嗽、胸闷可为危候，治疗上以补益脾气为主，却奏止咳开胸之效，独具特色，为治病求本的体现。患者以咳嗽、胸闷为主要表现，平素秋冬而发作，缠绵难愈，至春夏可自行缓解，本次因天气寒冷而发作，医者认为病关脾肺，盖土虚不能生金而肺弱，肺弱卫疏，此患者为中焦脾胃不足，导致"土不生金""清阳不升，胸阳不振"，故咳嗽咯痰常年不愈，胸部憋闷不适；脾胃虚弱，运化功能失常，不能有效化生水谷精微，营卫不足，脾主肌肉四肢，则见形体消瘦；清阳不升，胸阳不振，而见胸闷心悸。方中黄芪配防风，意在取黄芪益气健脾之功及防风祛风解表之效；生晒参、茯苓、白术、山药具健脾益肺之效；款冬花、杏仁、干姜、陈皮、当归理气化痰，其中杏仁、当归同时还具有轻微润肠通便之效，取"肺与大肠相表里"之意；桂枝、炙甘草温通心阳。全方共奏培土生金、生火之意。

对于久咳，不可见咳止咳，妄用清热化痰等药，所谓"四时百病，胃气为本"，若为土虚不能生金致久咳时，可以从脾胃入手，此时可用培土生金之法，土能生金，正如《医碥·五脏生克说》云："饮食入胃，脾为营运其精英之气，虽曰周布诸脏，实先上输于肺，肺气受其益，是为脾土生肺金。肺受脾之益，则气愈旺，化水下降，泽及百体"，则脾胃运化功能正常，疾病向愈；若滥用苦寒药必致中焦脾胃更虚，则易发生变证。所以，治病必求于本，脾为生痰之源，肺为贮痰之器，从中土脾胃入手，意在使脾胃运化功能、脾升清功能正常，诸症自除。正如叶天士在《临证指南医案·咳嗽》中言："从来久病，后天脾胃为要，咳嗽久非客症，治脾胃者，土旺以生金，不必穷究其嗽。"

对于数脉的理解，数脉是临床上很常见的脉象，古代医家对数脉有如下描述，《诊家正眼》曰："数脉属阳，象为太过；一息六至，往来越度。"《濒湖脉学》曰："数脉息间常六至。"《医碥》曰："数疾也，躁也，一息六至。"对数脉的主病，《难经·九难》曰："数则为热。"《濒湖脉学》曰："数脉为阳热可知。"一般认为，数脉主热证，有力为实热，无力为虚热。这些是数脉认识中比较认可的观点，然而，张仲景还认为"数则为虚"，事实上，阴虚、阳虚、气虚、血虚都可以导致脉数，只有虚到了一定的程度才会出现数脉，且"愈虚则愈数"。在鉴别上，虚性病机的数脉常兼有各自不足之脉象，如气虚所致，则常兼有弱脉或虚脉，或脉不受按；如阴虚所致，则常兼有细脉；如血虚或血枯所致，则可兼有大脉，或虚大而数；如阳虚所致，则兼有微脉或微弱脉。回顾本案，脉数而兼有重按无力，故考虑为气虚为主，从源头上予补益脾气治疗后病证消失。

为何气虚也会出现数脉呢？从中医学的观点看，"气为血之帅"，若心气虚则推动无力，血供不足，易导致心失所养，为满足脏腑生理活动的需要，心气勉其力而行之，则表现为心动较快而脉动较快。从现代医学的观点来看，这是由于气血不足者心每搏量减少，因代偿需要则心搏加快，心跳愈快则脉愈快，故出现数脉。

案例三　滋肾水泻相火，兼补心脾法治疗消渴并头痛案

吕某，女，58岁，2013年8月6日初诊。

主诉　口干多饮2年，反复头痛1年，加重2周。

现病史　糖尿病病史10余年。2年前因口干多饮服用二甲双胍、格列齐特缓释片降糖，血糖控制不佳。1年前开始出现头部空痛，每次发作约2分钟，每天约发作3次，有血管扩张及搏动感，经休息后症状可缓解，2周前患者头痛再发，性质同前，但发作次数较前增多，遂来就诊。

刻下症　稍疲倦，时有头部空痛，绵绵发作，伴有耳鸣，记忆力减退，腰酸

腿软，心悸气短，眠差，梦交，二便调。舌质红，苔少，脉沉细。

中医诊断　消渴并头痛。

中医证型　肾水不足，相火妄动，兼有心脾虚。

西医诊断　糖尿病性血管性头痛。

治法　滋肾水泻相火，兼补心脾。

中药处方　熟地黄 20g，生山萸肉 15g，怀山药 15g，云苓 10g，泽泻 10g，牡丹皮 10g，酸枣仁 18g，龙眼肉 15g，党参 15g，黄芪 15g，肉桂（后下）3g，知母 10g，黄柏 10g，茯神 15g。

7 剂，水煎服。

2013 年 8 月 13 日二诊：

刻下症　药后心悸、睡眠好转，头痛症状减轻约四成。治宗上法，原方加龙骨（先煎）、牡蛎（先煎）各 30g，7 剂，水煎服。

2013 年 8 月 21 日三诊：

刻下症　药后上症均愈。但患者大便烂，关脉沉，考虑为脾虚，寒湿下注，治以理中汤温中散寒，化湿止泻，再服 5 剂而愈。

按语

头痛是临床上常见的病症，它既可以是某一疾病的一个表现，也可以作为一个单独的疾病出现。从中医学角度来说，引起头痛的因素是多种多样的，典型的分法就是将头痛分为外感头痛和内伤头痛，而内伤头痛多与肝、脾、肾有关。

本案患者肾阴亏损，水不上荣则头脑空痛，耳鸣；又兼气血不足，不能上荣于头，故头痛绵绵。脾虚气血化生不足，故而气血亦虚。心藏神，心血亏则神无所依，肝血虚则魂无所附，气血虚神魂不能守舍，脾肾虚则意与志恍惚不能自主，故而发生梦交。方以知柏地黄汤合归脾汤加味，其中知柏地黄丸滋肾水泻相火，肾水足，相火宁，则痛宁眠安；欲补气血，当健脾胃以滋化源，选用归脾汤，补心脾益气血，则心宁气安。

综上，本案治疗紧扣病机，取效甚捷。妙用肉桂少许，意不在助火，而在于阳中求阴，使阴得阳助，则生化无穷。

三、临证小结

糖尿病慢性并发症累及全身各个组织器官，主要包括大血管（心血管、脑血管、四肢大血管）、微血管（糖尿病肾病、糖尿病性视网膜病变）和神经病变等，总的来说，糖尿病慢性并发症包括多病和多证，病情复杂。糖尿病慢性并发症（消渴并病）由糖尿病（消渴）发展而来，与消渴有着共同的病机理论。目前认为，糖尿病的发生与劳倦、过食肥甘或禀赋不足有关，这些因素导致脾虚，运化失司，脾不散精，精微物质不上反下，从小便排出。脾虚则中气不足，气机运行不畅则出现气滞、气逆，甚则影响血液运行，造成局部有瘀，影响微循环，微循环不畅则肌肤组织失去濡养、代谢产物瘀积滞留，容易导致糖尿病肾病、糖尿病周围神经病变、糖尿病眼病、糖尿病足甚至糖尿病冠心病、糖尿病高血压等并发症。

脾土为脏、腑、气、血、精、神生化之源。脾若生病，则成为有形或无形等病理产物生成的根本原因，其中较常见的病理产物便是痰饮与瘀血。脾虚是其基本病机，常伴气滞、血瘀、痰浊等，后期则会伤及血脉、神经、肾、心、肺。治疗糖尿病当从脾出发，益气温阳为主，兼以通血脉、调气机、化痰浊。

临证运用时，如糖尿病性胃轻瘫出现水饮内动，脾胃不和证，见恶心呕吐，不能进食，腹胀，食后为甚，肠鸣之症，当以温药和之，治疗以温脾化饮和胃为主，以苓桂术甘汤加减，加用半夏、生姜降逆止呕，陈皮、木香理气和胃等。如糖尿病慢性腹痛出现中焦虚寒证，见面色萎黄，少腹拘急，痛引胃脘，得温、按减之症，当温中补虚，缓急止痛，治疗以小建中汤作主方。如糖尿病肾病出现脾胃虚弱，水湿内停证，见面色萎黄，头晕，神疲乏力，肢体沉重酸软，眼睑轻度浮肿，双下肢浮肿，纳差腹胀之症，当升阳健脾，化湿利水，治疗以升阳益胃汤为主方。如糖尿病足出现正气亏虚，热毒内蕴证，见神倦，足趾溃烂、脓性渗液，发热，脉细弱之症，当托里排脓，清热解毒，治疗以内补黄芪汤为主方。

糖尿病慢性并发症时，阴阳俱损，阳主阴从，五脏皆有所伤。固本以养正气，兼以祛实邪，以脾作为切入点，气血同调，则"正气存内，邪不可干"，再进一步对症施治，往往事半功倍。

（罗露露）

参 考 文 献

[1] 向先玉，冉颖卓. 270 例 2 型糖尿病患者体质类型和中医临床证型调查研究[J]. 世界中医药，2014，10（12）：1599-1602.

[2] 宋元明，王国英，张宝军，等. 2 型糖尿病 731 例患者中医证型分布研究[J]. 中医学报，2016，31（2）：192-194.

[3] 谭倩，景录先，王文霞，等. 2 型糖尿病常见证型分布规律研究[J]. 中华中医药杂志，2011，26（6）：1388-1391.

[4] 刘振杰，蓝柳贵. 糖尿病中医药治疗之思考[J]. 新中医，2012，44（7）：177-178.

[5] 李士懋，田淑霄. 全国中医师承示范项目：火郁发之[M]. 北京：中国中医药出版社，2012.

[6] 潘毅. 寻回中医失落的元神[M]. 广州：广东科技出版社，2013.

[7] 王东，崔冰，李敬林. 从肾脾虚衰论治糖尿病神经源性膀胱[J]. 辽宁中医杂志，2015，42（9）：1631-1632.

[8] 刘素荣，黄延芹. 糖尿病膀胱病证治探讨[J]. 中国中医药信息杂志，2014，21（3）：101-102.

[9] 仝小林. 重剂起沉疴[M]. 北京：人民卫生出版社，2010.

[10] 杨立波，兰春英，杨洪乐，等. 2 型糖尿病勃起功能障碍的相关因素分析[J]. 疑难病杂志，2014，13（3）：265-257.

[11] 中华中医药学会糖尿病分会. 糖尿病勃起功能障碍中医诊疗标准[J]. 世界中西医结合杂志，2011，6（2）：180-184.

[12] 中华医学会内分泌学分会. 中国成人糖尿病肾脏病临床诊断的专家共识[J]. 中华内分泌代谢杂志，2015，31（5）：379.

[13] 熊燕. 余江毅教授治疗糖尿病肾病经验[J]. 环球中医药，2015，8（4）：474-475.

[14] 周强. 全小林教授治疗糖尿病肾病用药规律分析及经验总结[D]. 北京：中国中医科学院，2011.

[15] 李鹏，王吉亭，杨宝钟，等. 内补黄芪汤加减治疗糖尿病足溃疡 1 例[J]. 环球中医药，2016，9（1）：69.

[16] 梅艳丽，屠春风，吴画梦. 阳和汤外敷治疗糖尿病足临床观察[J]. 中西医结合研究，2013，5（5）：247.

[17] 李步满，吴深涛，吴丽丽. 2 型糖尿病血管并发症与"阴火"病机的相关性探讨[J]. 辽宁中医杂志，2007，34（9）：1229-1231.

[18] 吴谦. 医宗金鉴[M]. 北京：人民卫生出版社，2005.

第八章　补土理论在糖尿病合并感染的临证运用

糖尿病患者由于长期高血糖、营养物质代谢紊乱及机体免疫功能低下等原因，容易并发各种感染，其中细菌感染最为常见，但在血糖控制较差的患者中真菌感染亦不少见。糖尿病并发感染可形成恶性循环，即感染导致难以控制的高血糖，而高血糖进一步加重感染。感染可诱发糖尿病急性并发症，感染也是糖尿病患者的重要死因[1, 2]，国内糖尿病并发感染的患病率高达 23.35%～44.50%，常见的包括呼吸道感染、泌尿系感染、胆道感染、皮肤软组织感染及牙周病等。

糖尿病合并的呼吸道感染如肺炎归属于中医学"风温肺热""咳嗽""肺热病""肺炎喘嗽"范畴。糖尿病合并泌尿系感染归属中医学"淋证"范畴。糖尿病合并胆道感染归属于中医学"黄疸""胁痛"范畴。糖尿病合并皮肤软组织感染归属于中医学"痈""疽""疔""疖""无名肿毒"等范畴。糖尿病合并牙周病归属于中医学"牙痛""牙宣"等范畴。其中糖尿病合并感染以肺部感染、泌尿道感染、胆道感染最为多见。

糖尿病之所以容易合并感染，按照中医学的观点看，与消渴的基本病机特点有关。消渴的基本病机是内热阴虚，《素问·阴阳应象大论》云："壮火食气"，消渴内热不但伤阴，而且耗气，日久必然导致气阴两虚甚至阴阳俱虚。正虚之人，易受风热、温热、湿热等外邪侵袭，化生邪毒，变生百病。不同性质的外邪，容易导致呼吸、消化、泌尿不同系统的感染性疾病[3]。风热袭肺可表现为"感冒""咳嗽"；湿热蕴中以胆道感染最为多见；湿热下注，则发为"淋证"。

糖尿病合并感染，在治疗上，要注意从消渴的基本病机特点出发，以养阴清热为本，同时需辨明夹寒还是夹热、夹表邪还是里邪、夹痰还是夹湿等，兼施以散寒解表、祛风清热、清热化痰、清热祛湿、利尿通淋等。在临床上，除了要顾护气阴，同时需注意扶助脾胃，若脾胃运化功能正常，水谷津液化生输布通调，则正气得健，邪不可干。现总结多年来糖尿病合并感染的临床病例，通过运用补土理论，从中焦脾胃出发，以实脾运脾，兼以祛邪来治疗，取得较为满意的疗效。

第一节 糖尿病合并肺部感染

一、概述

肺部感染常见的致病菌包括葡萄球菌、链球菌及革兰阴性菌。糖尿病患者是肺炎球菌感染的高风险人群。毛霉菌病及曲霉病等呼吸道真菌感染亦多见于糖尿病患者。糖尿病患者发生院内菌血症的风险很高，病死率高达 50%[4]。肺炎临床主要表现为发热恶寒、咳嗽咯痰、胸痛等，糖尿病合并肺部感染属于中医学"消渴并外感热病"范畴。消渴以饮食不节、情志失调、劳欲过度为其主要病因，气阴不足为其主要病理基础，但需注意个体化辨证治疗，明辨表里寒热虚实，以及兼夹证。中医学认为，风热病邪犯肺，热壅肺气，肺失清肃，四时皆可发病，尤以冬春季为多发，以发热、咳嗽、胸痛等为主要临床表现。《素问·咳论》载"五脏六腑皆令人咳"，指出"风温肺热""肺热病"等所致咳嗽，病因不止于肺，五脏六腑功能失调均可导致咳嗽，故有五脏咳和六腑咳之说；而后又指出"此皆聚于胃，关于肺"，对咳嗽的病机进行了高度概括，说明咳嗽与肺胃两脏关系最为密切。

二、临证案例

案例一 健脾燥湿化痰法治疗消渴并咳嗽案

夏某，女，78 岁，2017 年 5 月 2 日初诊。

主诉 咳嗽 1 月余，发现血糖升高 3 天。

现病史 患者 1 月余前感冒后出现鼻塞流涕，咳嗽咯痰，自行服用感冒药后咳嗽咯痰未见减轻，痰多质黏，晨起或食后明显，伴精神疲倦，乏力，胃纳差，于社区医院就诊，疗效不佳，3 天前查空腹血糖大于 10mmol/L，无明显口干多饮，完善糖耐量等相关检查，确诊为 2 型糖尿病。辅助检查：血常规示白细胞 9.59×10⁹/L；胸片提示左下肺及右肺中叶少许炎症。

刻下症 精神疲倦，咳嗽咳痰，痰白质稠，无恶寒发热，无头晕头痛，纳差，眠可，大便偏烂，舌淡红，苔白厚腻，脉滑。

中医诊断 消渴并咳嗽。

中医证型 脾虚痰湿内蕴。

西医诊断 2 型糖尿病合并肺部感染。

治法 健脾燥湿化痰，宣肺止咳。

中药处方 六君子汤合二陈汤加减。陈皮 5g，法半夏 15g，茯苓 15g，党参

15g，白术 15g，橘红 10g，苦杏仁 15g，桔梗 10g，浙贝母 15g，瓜蒌皮 10g，前胡 15g，炙甘草 5g。

每日 1 剂，共 3 剂，水煎分早晚内服。

2017 年 5 月 5 日二诊：

刻下症 咳嗽咯痰有所减少，疲倦乏力好转，仍觉胃纳差，眠可，大便偏烂，考虑痰湿困脾，原方基础上加苍术 15g、砂仁（后下）5g 燥湿健脾。每日 1 剂，共 6 剂，水煎分早晚温服。

2017 年 5 月 11 日三诊：

刻下症 体倦乏力消失，咳嗽明显减轻，无咯痰，纳眠可，二便调，舌淡，苔薄白，监测空腹血糖为 6.4mmol/L，餐后 2 小时血糖为 9.8mmol/L，继予上方 3 剂善其后。

按语

本案属于"消渴并咳嗽"范畴。《素问•咳论》云："五脏六腑皆令人咳，非独肺也""其寒饮食入胃，从肺脉上至于肺则肺寒，肺寒则外内合邪因而客之，则为肺咳……此皆聚于胃，关于肺"，说明咳嗽与脾胃有关。肺主气，司呼吸，受邪则咳嗽。脾主运化，运化失常，水谷精微不运，则化生痰湿，壅阻中焦，肺气被遏，宣发肃降失常，产生咳嗽。患者消渴初起，不见多食易饥，反见胃纳差，大便烂，为太阴里证之候，兼咳嗽咯白黏痰，乃因脾为生痰之源，肺为贮痰之器，脾脏运化功能失常，湿浊内生，化生痰浊，聚集于肺而生。痰湿内阻，脾虚失运，导致津液输布功能失调，又发为消渴。

脾虚痰湿内蕴而致咳嗽，治当以健脾燥湿化痰为法则，《医学入门•咳嗽》载："久咳，有痰者，燥脾化痰"，提出运用燥脾化痰法治疗痰湿咳嗽，后世医家多用二陈汤加减治疗[5]。但本案使用六君子汤为基础方加减，旨在使得脾胃健运功能恢复，水谷精微摄取及上资肺气的功能加强，首先保证了人体对于物质的需求，使得机体正气得以恢复，防邪传里，驱邪于外；其次也保证了宗气的生成，宗气不虚，则呼吸功能正常，咳嗽自愈；再者气为血之帅，血为气之母，气足则血行，血行濡养肺脾，使得肺脾功能正常，起到促进咳嗽愈合的作用；最后，从肺脾入手，一方面宣发肺气，畅达气道，使痰饮排出顺畅，另一方面运脾化痰，在祛痰的同时也断绝了痰的来源，治标之时兼顾治本。方中六君子汤健脾燥湿化痰，白术、茯苓燥湿健脾止泻，苦杏仁、桔梗宣肺止咳，前胡下气化痰，陈皮理气化痰，全方共奏健脾除湿化痰之功。

脾胃之升清降浊乃一身气机升降出入之枢纽，本方在治疗咳嗽时，重在调理脾胃畅达气机。气机畅达，清浊自分，肺之宣发肃降也随之恢复正常；且巧妙地利用了肺脾胃之间的关系，引用古人培土生金的经典治疗方法，养其母补其子，运脾之时补充气血，促进肺气生成，使咳嗽得以痊愈。

案例二 健脾益气法治疗消渴并咳嗽案

何某，女，75岁，2017年7月2日初诊。

主诉 发现血糖升高10年余，咳嗽咳痰3月余。

现病史 患者10年前因腰椎骨质疏松症于外院住院期间，查血糖升高，诊断为2型糖尿病，后间断门诊就诊，现口服罗格列酮4mg，每日1次；那格列奈片60mg，每日1次控制血糖，平素监测随机血糖波动于4.8～8.5mmol/L。3月余前受凉后开始出现鼻塞流涕，时作咳嗽，痰少，咳声低微，神疲气短，胃纳差，大便溏薄，自行服用中成药后鼻塞流涕消失，余症同前，遂来诊。查血常规：白细胞9.2×10⁹/L，葡萄糖（Glu）6.7mmol/L，糖化血红蛋白6.1%；胸片结果提示考虑左下肺炎症，以"2型糖尿病，肺部感染"收入院。

刻下症 精神疲倦，面色萎黄，气短感，咳嗽时作，痰少，胃纳差，大便溏，舌淡，苔薄白，脉细无力。

中医诊断 消渴并咳嗽。

中医证型 脾气亏虚。

西医诊断 2型糖尿病合并肺部感染。

治法 健脾益气止咳。

中药处方 异功散加减。人参15g，白术15g，茯苓15g，陈皮5g，五味子5g，炙甘草5g。

每日1剂，共3剂，水煎分早晚内服。

2017年7月5日二诊：

刻下症 患者咳嗽明显减少，神疲乏力改善，面色萎黄好转，胃纳增多，仍见大便溏薄，舌淡，苔薄白，脉细。继续以异功散去白术，加炒白芍、炒山药各10g健脾止泻，续服5剂，每日1剂，早晚分次内服。

2017年7月10日三诊：

刻下症 诉咳嗽咯痰、疲倦乏力等诸症消失，胃纳、大便恢复正常，嘱守方2剂，每日1剂善后。

按语

本案患者消渴日久，阴虚燥热，壮火食气，导致脾土亏虚，脾为后天之本，脾虚气血生化乏源，正气亏虚，外邪侵袭，发为咳嗽。《素问·咳论》曰："五脏六腑皆令人咳，非独肺也"，脾虚可致咳嗽，"然肺为气之市"，咳嗽不止于肺亦不离于肺，当如何理解肺与脾之间的关系？

其一，肺属金，脾属土，土能生金，脾为肺之母，肺为脾之子。饮食入胃，脾胃游溢精气，虽曰周布诸脏，实先上输于肺，肺先受其益，是故脾土生肺金。其二，肺脾同属太阴经脉，有"同气相求，同声相应"，且"手太阴之脉，起于中焦，下络大肠，还循胃口，上膈，属肺"，而胃之大络"贯膈""属肺"，由此可见肺与脾胃在经络上是相连的。其三，肺主气，司呼吸，通过肺的呼吸，吸入自然界的清气，脾主运化水谷，为气血生化之源，由肺吸入之清气与脾胃运化而来的水谷之精气结合而成宗气，走息道助肺呼吸。因此，脾化生的谷精、谷气和津液，有赖于肺气的宣降运动以输布全身，而肺维持其生理活动需要的谷精、谷气与津液，又依靠脾气运化水谷的作用来完成。其四，肺主宣发肃降，主行水，通调水道，脾位于中焦，主运化水液，为水液升降出入之枢纽，二者共同完成水液在体内的正常代谢，正如《素问·经脉别论》载："饮入于胃，游溢精气，上输于脾。脾气散精，上归于肺，通调水道，下输膀胱。水精四布，五经并行。"

　　肺脾关系密切，古今医家不乏从脾论治咳嗽，正如李杲在《脾胃论》中云："肺金受邪，由脾胃虚弱，不能生肺，乃所生受病也。"薛己宗东垣指出："患者多谓腠理不密所致，殊不知肺属辛金，生于己土，亦因土虚不能生金，而腠理不密，外邪所感。"治疗上，清代程国彭在《医学心悟·伤寒兼证》中指出：久咳不已，必须补脾胃以生肺金。《临证指南医案·咳嗽》载："从来久病，后天脾胃为要。咳嗽久非客症，治脾胃者，土旺以生金，不必穷究其嗽。"本案脾气虚弱而致咳嗽，治宜健脾益肺，扶正祛邪，故投以异功散专补中焦，方用人参大补中气；茯苓、白术、陈皮健脾祛湿，助脾运化；五味子敛肺止咳；炙甘草益气和中、调和诸药。通过补脾生金，调和气血，固实腠理，驱邪外出，使咳嗽自除。患者既为脾虚咳嗽，为何不选用六君子汤健脾燥湿，以断痰湿之源？本患者消渴日久，以阴虚为本，当慎用温燥之品，以防耗伤阴液，异功散中五味子不止于敛肺止咳，合炙甘草可酸甘养阴而滋养脾阴，此乃本方巧妙之处。另外，二诊中患者仍有大便溏薄，为何减健脾燥湿之白术？肺与脾关系密切，在生理上相互联系，在病理上相互影响，肺为娇脏，喜润恶燥，患者大便溏薄，理应选用温中燥湿之品如干姜温脾止泻，但温燥药可耗损津液，导致津液无以上行于肺，肺之气阴不足，宣降失常，可再生咳嗽，故投予炒山药、炒白芍健脾养阴，肺脾兼顾，此乃从脾胃论治咳嗽的又一医案。

　　临证切不可见咳止咳，当拓展思路，理解脾肺之间的生化关系，对于脾虚咳嗽，当从脾胃进行论治，通过补益脾胃，资其化源，以生肺金，使得肺气充足，驱邪外出，同时腠理密实，不易被外邪侵袭。此外，补益脾胃还可改善患者"本虚"的身体情况，使得正气充足，同样不易被外邪侵袭，即《金匮要略·脏腑经络先后病脉证》中所谓"四季脾旺不受邪"。

案例三　养阴清热化痰法治疗消渴并肺热病案

廖某，男，84岁，2017年5月2日初诊。

主诉　发现血糖升高5年余，咳嗽咳痰1个月。

现病史　患者5年余前因鼻窦炎在外院住院行手术治疗，其间查血糖升高，伴口干多饮，形瘦体弱，诊断为2型糖尿病，出院后规律口服阿卡波糖50mg，每日3次；二甲双胍0.25g，每日2次；格列美脲2mg，每日1次，患者饮食不节制，未规律监测血糖。1个月前不慎受邪后开始咳嗽咯黄痰，痰少质黏，难于咯出，疲倦乏力，形体瘦弱，胃中嘈杂，咽干，口燥，便秘，无发热恶寒，无周身疼痛，无胸闷等，遂来诊。查随机血糖15.09mmol/L；血常规：白细胞$11.84×10^9$/L；胸片提示：右上肺淡薄阴影，考虑炎症可能。

刻下症　神清，精神疲倦，咳嗽咯痰，痰少色黄质黏，口干多饮，咽干，胃中嘈杂，形体瘦弱，纳差，眠一般，大便2～3日一行，小便可，舌红，苔微黄，脉细。

中医诊断　消渴并肺热病。

中医证型　阴虚痰热。

西医诊断　2型糖尿病合并肺部感染。

治法　养阴清热化痰。

中药处方　麦门冬汤合清气化痰方加减。陈皮5g，苦杏仁15g，枳实10g，黄芩10g，瓜蒌仁15g，茯苓15g，法半夏15g，麦冬15g，党参15g，粳米10g，甘草5g。

每日1剂，共6剂，水煎分早晚温服。

2017年5月8日二诊：

刻下症　精神改善，口干咽燥好转，胃中嘈杂亦得以改善，咳嗽咯痰减少，眠差，原方加沙参15g、石斛15g养胃阴，加知母15g养阴清热，兼以安神。

2017年5月13日三诊：

刻下症　咳嗽基本消失，口干咽燥、眠差得以缓解，大便日行一次，便干，原方加生地黄15g养阴清热，润肠通便善后。

按语

本案属于"消渴并肺热病"范畴。消渴以阴虚燥热为其主要病机，消渴日久，阴液不足，燥热内生，灼津为痰，感受风热病邪后阴更虚、热更盛，郁闭于肺，表现为热邪壅肺，肺气壅遏不宣，清肃之令失常，肺失宣降而有咳嗽、咯黄痰、烦热口干、便秘等症状；热邪内盛，更伤阴液，口干多饮、咽干、胃中嘈杂均为肺热伤及胃阴之征；胃阴不足，水谷无以化生，故见形体瘦弱；胃阴亏耗，阳明热盛，则见大便燥结。

患者主要表现为咳嗽咯痰，病机为阴虚与痰热共存，法当从养阴清热化痰入手论治，当如何理解胃阴与肺热二者之间的关系？《素问·玉机真脏论》云："五脏者皆禀气于胃，胃者五脏之本也。"唐容川在《血证论》中指出"肺之气生于胃。"陈修园在《时方歌括》中强调："肺气之布，必由胃气之输。"以上文字均说明了肺与胃息息相关。胃为水谷之海，受纳、腐熟、化生精微充养十二经脉之气。胃喜润恶燥，胃中阴液易为久病或燥热所耗而致阴液不足。失治、误治、过用甘温之药亦可耗伤胃阴，胃中阴液不足失于濡养可致中焦运化失常，气血生化乏源，肺失濡养，久则肺阴亦虚而见干咳、痰少难咯、口渴喜饮、口咽干燥、咳逆欲呕、形体瘦弱等肺胃阴液受损之征象，受邪后邪毒郁闭，化为痰热，故而发展为消渴并肺热病。

治疗上，叶天士云："此温邪延久，津液受伤……胃汁暗亏……法以甘缓，益胃中之阴。"根据病机特点，以清热化痰为法，临床常选用养阴清肺汤、百合固金汤、麦门冬汤等加减。《金匮要略·肺痿肺痛咳嗽上气病脉证并治》曰："大逆上气，咽喉不利，止逆下气者，麦门冬汤主之。"《金匮要略方论本义》指出：火逆上气，夹热气冲也；咽喉不利，肺燥津干也，主之以麦冬生津润燥，佐以半夏，开其结聚；人参、甘草、粳米、大枣，概施补益于胃土，以资肺金之胁，是为肺虚有热津短者立法也。亦所以预救乎肺虚而有热之痿也。故方选麦门冬汤生津充液，滋而不腻，使得中州运化，同时兼以清热化痰之品，如瓜蒌仁等以求标本同治，咳嗽自止。

临床上，由中焦脾胃导致的咳嗽很常见，糖尿病合并肺部感染从脾胃论治亦不少见，除了痰湿中阻、脾气亏虚、胃阴不足，尚有食积咳嗽、胃热郁火所致咳嗽，均可从脾胃论治。故对于咳嗽患者，应根据脏腑之间的关系，辨证施治，尤其应重视调理脾胃，充分发挥补土思想在咳嗽治疗中的重要作用。

（吴丽燕）

 ## 第二节　糖尿病合并胆道感染

一、概述

糖尿病合并胆道感染多为暴饮暴食、饮食过油腻所致。胆囊炎分为急性胆囊炎和慢性胆囊炎。急性胆囊炎为胆囊管梗阻、化学性刺激和细菌感染等引起的胆囊急性炎症性病变，临床症见发热、右上腹疼痛，或右胁肋胀痛放射至肩背部，伴恶心呕吐，或轻度黄疸、墨菲征阳性、外周白细胞计数增高等。慢性胆囊炎多因胆囊结石、高脂饮食等诱发，呈慢性起病，也可由急性胆囊炎反复发作、失治所致，临床表现为反复右上腹疼痛或不适、腹胀、嗳气、厌油腻，右上腹有轻度压痛及叩击痛等体征。

糖尿病合并胆道感染属于"消渴"合并"胆胀""黄疸""胁痛""腹痛"等范畴。中医学认为胆与肝相表里，肝胆通过经络互相络属，构成表里关系。胆附于肝下，肝泌胆汁，储藏于胆，在生理上相互依存，在病理上相互影响。胆为六腑之一，以通降下行为顺。凡情志不畅、饮食不节、寒温不适、劳倦过度、病后失调等均可导致肝失疏泄，阻于胁络，肝气横逆，脾胃大伤，运化失常，气滞于中，湿阻于内，郁久化热，邪热犯胃，或湿从寒化，胆汁不能正常排泄，形成湿热蕴毒或寒湿内结的证候。

治疗上，本病以肝失疏泄为主要病理基础，故当以治肝胆为中心，以清利肝胆为要，肝为刚脏，内寄相火，五行属木，喜润恶燥，最忌热邪燔灼，湿热疫毒内侵，肝失疏泄，致肝郁气滞。而肝气不疏，肝木横克脾土，加上湿邪困脾，最易导致脾虚。本病病因主要在于饮食不节，过食肥甘厚腻，超过脾胃所承受的运载能力，中焦脾胃运化失职，饮食停积，日久可致痰、浊、湿、热等邪气内生，痰浊、湿热作为病理产物，反过来加重脾胃的损伤。故张仲景之"见肝之病，知肝传脾，当先实脾"充分说明了本病虽病在肝胆，却需重点顾护中焦脾土。

二、临证案例

案例一 清热祛湿，疏肝利胆，益气健脾法治疗消渴并胆胀案

沈某，男，55 岁，2013 年 11 月 30 日初诊。

主诉 口干多饮 3 月余，右上腹部胀痛 1 个月，发热 1 周。

现病史 患者 3 个月前因口干多饮确诊为糖尿病，予口服降糖药治疗，血糖控制不达标。1 个月前进食油腻食物后见右上腹胀痛不适，痛连右背，疲乏酸困，厌食油腻，恶心呕吐，胃纳差，于社区医院就诊，予清热祛湿类药物治疗，症状稍微改善。1 周前开始出现发热，右上腹疼痛加重，遂来诊。查体：右上腹压痛，墨菲征阳性。查彩超提示：胆囊增大，考虑炎症性改变。查血常规：白细胞 13.3×10^9/L，空腹血糖 15.5mmol/L，尿糖阳性（2+）。

刻下症 发热，右上腹疼痛，痛连右背，恶心欲呕，口干苦，大便秘结，纳差，尿黄，舌红，苔黄腻，脉弦滑数。

中医诊断 消渴并胆胀。

中医证型 肝胆湿热。

西医诊断 2 型糖尿病合并胆囊炎。

治法 清热祛湿，疏肝利胆。

中药处方 大柴胡汤合茵陈蒿汤加减。柴胡 12g，黄芩 10g，半夏 12g，赤白芍各 25g，枳壳 9g，郁金 12g，鸡内金 12g，金钱草 15g，炙甘草 6g，茵陈 10g，木香 6g，大黄（后下）3g。

每日 1 剂，共 10 剂，水煎分早晚服用。配合西医降糖、抗感染等治疗。

2013 年 12 月 10 日二诊：

刻下症 发热消退，右上腹疼痛较前减轻，口干苦症状减轻，伴胸脘痞满，大便稀烂，纳差，舌红，苔黄腻，脉弦滑。尿糖（−）。考虑湿热减轻，中焦脾胃受损，继续以清肝利胆为主，佐以健脾益气，原方去大黄、枳壳，加山药 20g、党参 15g、茯苓 15g、薏米 30g 以益气健脾祛湿。每日 1 剂，共 5 剂，水煎早晚分

次内服。

2013 年 12 月 15 日三诊：

刻下症　右上腹疼痛、胸脘痞满、恶心欲呕等不适症状完全消失，精神食欲正常，大便正常，复查彩超提示胆囊未见明显异常。

按语

胆胀是胆腑通降失司，壅滞不通导致右胁痛胀、口苦、善太息，以反复发作为特点的一种疾病。胆胀一病，最早见于《灵枢·胀论》"胆胀者，胁下痛胀，口中苦，善太息"。根据脏腑相关理论，胆胀与五脏相关，主要病位在胆，和肝相连，并可波及他脏，脾胃首当其冲。本患者消渴并胆胀，以阴虚内热为病理基础，而胆腑通降失司，气机郁滞，横逆犯土，导致脾气亏虚，脾虚则内生湿浊，阻滞于内，蕴久化热，内热更盛，形成湿热壅滞中焦的局面，故见发热、大便秘结、尿黄；湿热中阻，肝胆失于疏泄，肝气郁结，肝脾不和，故见厌食油腻、胃纳差；肝失疏泄，胆汁瘀积，故见右上腹疼痛，口干苦；肝胃不和，则见恶心呕吐。

胆胀之病，首辨脏腑，何知本案病在肝胆，而连及脾胃？患者初起以右上腹胀痛为主，同时伴恶心呕吐，胃纳差，由此可窥见脾胃受损之象。经苦寒药物清利肝胆，后见胸脘痞满，脘痞是胃脘部饱胀，满闷不舒之状，可因肝胃气机阻滞，或脾胃气虚而化运失健所致，常见于胃及肝、胆、胰、脾的慢性病变之中。所以，本案患者病在肝胆，脾胃受损并见。

治疗上，古人曰："见肝之病，知肝传脾，当先实脾。"脾胃、肝胆同属中焦，脾脏为升降之枢机，脾气虚则升清降浊功能失调而致肝失疏泄、胆失通降，最终导致本病。所谓实脾，就是健运脾胃，使脾胃升降功能正常，升降如常则诸脏不郁。通过运用健脾化湿、理气解郁、健脾益气、疏肝和胃等法则，补脾土而抑肝木。不补其虚则正气不能得以恢复，不泻其实则邪气不能得以清除，所以此病治疗在于疏肝理气，清热祛湿利胆，酌加通腑之品，运用大柴胡汤、茵陈蒿汤泻其实，同时运用鸡内金、茯苓、薏米等补脾气而化瘀滞，使胆腑得以通降，邪实得以祛除。如此，脾气健运，肝木条达，胆腑通降，获效良好。

案例二　温中散寒，除湿散结法治疗消渴并黄疸案

赵某，男，53 岁，2016 年 6 月 20 日初诊。

主诉　口干多饮 8 年余，右上腹痛、发热伴身目黄染半个月。

现病史　患者 8 年余前开始出现口干多饮、多尿，体重下降不明显，外院确诊为糖尿病，口服降糖药治疗，血糖控制可。近半个月来无明显诱因下出现目睛、皮肤发黄，黄色晦暗，伴有发热，右上腹疼痛，经查肝功能严重受损，遂到当地医院住院治疗，查腹部彩超提示：胆囊壁毛糙，胆囊稍肿大，考虑胆囊炎，给予抗感染、利胆退黄、护肝降酶等治疗，复查肝功能较前好转：丙氨酸转氨酶687.0U/L，天门冬氨酸转氨酶 258.4U/L，谷氨酰转移酶 111.5U/L，总胆红素

445.9μmol/L；血常规：白细胞 12.5×10⁹/L，遂来寻求进一步中西医结合治疗。

刻下症 右上腹疼痛，腹痛喜温，痛引肩背，身目黄染，黄色晦暗，发热恶寒，四肢畏寒，脘腹痞塞，胃纳差，小便清白，大便溏，舌淡暗，苔白腻，脉沉迟。

中医诊断 消渴并黄疸。

中医证型 寒湿内郁。

西医诊断 2 型糖尿病合并胆囊炎。

治法 温中散寒，除湿开郁。

中药处方 茵陈术附汤化裁。茵陈 15g，赤白芍各 25g，白术 20g，熟附子（先煎）15g，炙甘草 6g，干姜 5g，肉桂（焗服）3g，木香 6g，槟榔 12g。

每日 1 剂，共 5 剂，水煎分早晚内服。西医方面予降糖、抗感染、护肝降酶、利胆退黄等治疗。

2016 年 6 月 25 日二诊：

刻下症 患者血糖控制尚可，发热消失，身目发黄较前消退，右上腹隐痛，喜温，畏寒怕冷，四肢末端冰凉，胃纳改善，大便不畅，苔薄白，脉弦细。考虑寒湿内结改善，但却大便不畅，予原方加肉苁蓉 15g、牛膝 15g 以温阳通便。每日 1 剂，共 5 剂，水煎分早晚内服。

2016 年 6 月 30 日三诊：

刻下症 患者畏寒、四肢不温症状基本缓解，右上腹少许隐痛感，发热恶寒消失，纳可，大便通畅，苔薄白，脉细。复查血常规正常，肝功能：丙氨酸转氨酶 98.3U/L，天门冬氨酸转氨酶 66.8U/L，总胆红素 113.8μmol/L，守原方 3 剂善后。

2017 年 7 月 20 日随访：

刻下症 患者无不适，复查血常规、肝功能、腹部彩超均正常。

按语

黄疸是以身黄、目黄、小便黄为主症的一种病症，其发病机制关键是湿邪为患，由于湿邪黏滞，易困遏脾胃，脾胃气机不畅，升降失调，进而导致肝胆疏泄失常，胆汁不循常道泛溢肌肤而发生黄疸。如《金匮要略·黄疸病脉证并治》指出："黄家所得，从湿得之。"湿邪从热化或从寒化而发为阳黄或阴黄。《景岳全书》谓："凡病黄疸，而绝无阳证阳脉者，便是阴黄。"通俗而言，即肌肤泛黄，色鲜晦暗，若见舌象示舌淡苔白，查脉象沉细迟，自觉脘腹痞胀，纳差，大便稀溏等，阴黄无疑，故本病当属于"黄疸-阴黄"范畴。

《景岳全书·黄疸》所言："阴黄证，则全非湿热，而总由血气之败。盖气不生血，所以血败，血不华色，所以色败。"张仲景认为，粗辨黄疸，细辨阴阳，再辨标本，阴黄乃寒湿为标，阳虚为本。而此阴黄之阳虚，细化之下又以脾阳虚为主，脾乃水谷精微及气机升降枢纽，故治脾尤重运脾，更应补运兼施。阴黄治疗应从《金匮要略》所言"于寒湿中求之"，即温补脾肾、活血化瘀、行气祛湿等。

本案患者消渴日久，脾阳渐衰，中阳不足，内生寒湿，胆液为湿所阻，渍于脾，浸润肌肉，溢于皮肤，色如熏黄。阴黄的病因以外感、误治、内伤为常见，但追根溯源乃脾肾阳虚，中阳不振，寒湿困中，阳虚湿不化，经久不退。故阴黄之证，本虚标实，寒湿为标，阳虚为本。其右上腹疼痛、喜温、四肢畏寒为中焦虚寒之象；脘腹痞塞、大便溏、纳差为脾阳不足，失于健运之象；身目黄染为湿浊泛溢肌肤之征，本案旨在温中土，祛寒湿。故治以温中散寒祛湿为法，投以茵陈术附汤。茵陈术附汤出自《医学心悟》，由茵陈、附子、干姜、白术、甘草、肉桂组成，方用熟附子、干姜、肉桂、白术启肾阳以温补脾阳祛寒湿，赤芍、茵陈祛湿退黄，木香、槟榔行气以散寒结、消痞，并助运脾之健运。现代药理实验证明，茵陈术附汤能明显改善黄疸症状、体征、病理损害和相关指标[6]。

张仲景在《金匮要略·黄疸病脉证并治》中首立"脾色必黄，瘀热以行"之论，与《伤寒论》"瘀热在里，身必发黄"相呼应，阐释了黄疸的核心病机为脾湿瘀热，并首先提出"诸病黄家，但利其小便"，奠定了健脾利湿的基本原则。脾强土旺是人体正常运化水湿，发挥肝胆疏泄功能的根本保障，无论是黄疸的病名病位、病因病机，还是治疗方法，仲景对黄疸的论述均以脾胃为中心，并非肝胆，与补土理论治疗黄疸的理论认识相吻合。

（吴丽燕）

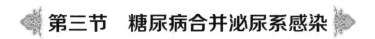

第三节 糖尿病合并泌尿系感染

一、概述

泌尿系感染是糖尿病患者常见的感染性疾病，泌尿系感染危害严重，是形成糖尿病肾病的危险因素之一。泌尿系感染是由细菌引起的肾盂肾炎、膀胱炎、尿道炎等病的总称。一般以腰痛、尿频、尿急、尿痛为主要临床特点。

泌尿系感染属于中医学"淋证"范畴。淋证病名首见于《素问·六元正纪大论》，称为"淋""淋闷"。《金匮要略·五脏风寒积聚病脉证并治》曰："淋之为病，小便如粟状，小腹弦急，痛引脐中"，对本病进行了描述。临床主要以小便频急、淋沥不尽、尿道涩痛、小腹拘急、痛引腰腹为特征。淋证分为热淋、血淋、气淋、石淋、膏淋、劳淋六个证型，临床以热淋多见。目前临床治疗急性尿路感染主要以西药治疗为主，但临床实践证明，单纯使用抗生素治疗虽疗效肯定，但同时也会带来一些不良反应，长期反复使用抗生素容易产生耐药菌，导致泌尿道感染复发率高，而中药治疗效果良好，标本兼治，不良反应少，且大大降低复发的机会。

淋证的病因多见于外感湿热、饮食不节、情志失调、肾虚劳伤，病机多见湿热邪实，热在下焦，病位在肾及膀胱，而消渴病机以阴虚为本，消渴并淋证以阴虚为本，湿热为标，发病日久，尚可见脾胃虚弱、脾肾阳虚等证候。治疗上，《诸病源候论·淋证诸候》曰："诸淋者，由肾虚而膀胱热故也"，故医家多以三焦膀胱和肾立论治疗，鲜有从脾胃论治者，而《素问·阴阳应象大论》有云："谷气通于脾……六经为川，肠胃为海，九窍为水注之气"；《素问·通评虚实论》曰："九窍不利，肠胃之所生也"，可见脾胃与淋证有密切关系。脾胃为后天之本、气血生化之源，五脏六腑、四肢百骸皆禀气于脾胃，而且脾主运化，故脾胃功能之盛衰影响三焦水液运行与膀胱之气化功能，如《医方考·暑门》所云："脾胃者，六腑之总司，故凡六腑不和之病，先于脾胃而调之……盖脾胃一治，则水精四布，五经并行，……况于六腑乎？"临床上，笔者从脾胃角度出发治疗淋证，取得满意的疗效。

二、临证案例

案例一 升清降浊，清利湿热法治疗消渴并淋证案

陈某，女，76岁，2016年3月22日初诊。

主诉 发现血糖升高10余年，发热伴尿频、尿痛1周。

现病史 患者既往有糖尿病病史10余年，现服阿卡波糖联合二甲双胍调控血糖，5年前开始反复因尿频、尿急、尿痛住院治疗，经降糖、抗感染治疗后症状可缓解，平时血糖控制良好。1周前患者无明显诱因再次出现尿频、尿道涩痛，发热，小腹坠胀，伴有神疲乏力，腰酸痛，纳差，眠差，大便稀烂，舌淡有齿痕，苔黄腻，脉沉弦细。查空腹血糖8.3mmol/L，餐后2小时血糖10.9mmol/L。尿常规：白细胞10～15个/HP，红细胞10～20个/HP，潜血（2+），白细胞（2+）。

刻下症 发热，尿频短赤，尿道灼热疼痛，小腹坠胀，神疲乏力，便溏，腰酸痛，纳少，眠差，舌淡有齿痕，苔黄腻，脉沉弦细。

中医诊断 消渴并淋证。

中医证型 清阳不升，湿热下注。

西医诊断 2型糖尿病合并泌尿系感染。

治法 升清降浊，清利湿热。

中药处方 补脾胃泻阴火升阳汤加减。黄芪15g，党参10g，炒白术12g，苍术10g，黄芩10g，黄连3g，柴胡15g，炙甘草6g，升麻6g，羌活10g，石膏15g，薏苡仁30g，黄柏6g，滑石30g，怀牛膝10g。

每日1剂，共7剂，水煎分早晚温服。

2016年3月29日二诊：

刻下症 发热消退，尿频和尿道灼热疼痛感明显减轻，复查尿常规：潜血（+），

白细胞（＋），白细胞 5～8 个/HP，红细胞 5～10 个/HP，守方 7 剂。每日 1 剂，水煎分早晚内服。

2016 年 4 月 5 日三诊：

刻下症　尿常规化验正常。神疲乏力、小腹坠胀好转，大便成形，纳眠均改善，舌质转淡红，苔薄黄，脉象和缓有力，守方治疗 1 月余，后以补中益气丸每日 1 剂，共 7 剂善后巩固，患者精神饱满，体力渐增，随访 2 年未复发。

按语

本案属于"消渴并慢性淋证"范畴。脾胃虚弱，清阳不升，湿土之气下流，或阴火上乘，湿热下注，肾与膀胱受邪，邪气留恋，气化失常，小便不利，是慢性淋证形成的内伤基础之一。李果在《脾胃论》中提出："夫脾胃虚，则湿土之气溜于脐下，肾与膀胱受邪。"患者尿频短赤，尿道灼热疼痛是湿热蕴结下焦，膀胱气化不利而致。究其湿热虽在下焦，实乃消渴日久耗损脾胃，脾胃虚弱，失于健运，水谷精微变为湿浊，下趋膀胱，气化不利。正如东垣说："脾胃气虚，则下流于肾，阴火得以乘其土位。"

脾胃亏虚，气血化生乏源，脏腑失于充养，机体防御机制减弱，邪气留恋，使病程缠绵，每因劳累伤气，正虚邪实使病情加重或反复发作。故消渴患者如合并有尿频急涩痛，同时见脾虚兼症如纳呆、便溏、腹胀、舌淡有齿痕、苔黄腻等，多是脾虚元气不足，湿热蕴阻所致，"阳气者，烦劳则张"，此时审因治疗当不忘健脾升阳，清热利湿。治用补脾胃泻阴火升阳汤，补益脾胃，升阳举陷，清热利湿。方中黄芪健脾，大补元气，为君；党参、炙甘草甘温益气，苍术健脾祛湿为臣；佐以柴胡、升麻引胃中清气上行；羌活为风药，能散能升，助升、柴升发清阳；黄芩、黄连、石膏清热泻火燥湿。全方共奏甘温补脾益气，升发阳气，清泻阴火之功。本方选黄连、黄芩泻火，是因为长夏为湿土主令，脾胃亏虚，运化失常，湿邪内生，与火相兼而成湿热阻滞，故以芩、连清热燥湿。方中加薏苡仁、黄柏、怀牛膝，与方中苍术合为四妙散，祛下焦湿热；加滑石与方中炙甘草合为六一散，三方合用共奏健脾益气，升阳举陷，清利湿热之功，寓通调肺脾肾和三焦水道气机于其中，使膀胱气化功能恢复正常。

运用李东垣补中益气升阳法治疗淋证，需注意以下几点：①应重视疏理三焦气机和水道，虽病位在膀胱和肾，病机为湿热蕴结，膀胱气化失常，然而湿热的形成、膀胱气化功能均与脾胃关系密切，脾胃居于中焦，运化水湿，为气机升降枢纽，若中焦气虚、气滞，升降失常，则三焦痞塞，势必影响周身水液代谢和膀胱气化功能而致小便不利；②注重脾和湿的关系，始终体现"治湿不健脾非其治也"和"治湿不利小便非其治也"的思想，根据脾虚和湿邪的主次轻重，合理选用健脾升阳和清热利湿之品；③湿热为矛盾主要方面时，要注重辨别湿热来源、湿热比例、湿热病位和湿热气血层次[7]。如此方能精准辨证，遣方用药，药到病除。

本案以补益脾土为主，以鼓动正气抗邪外出，标本兼顾，攻补兼施，因而收到满意的疗效。

案例二 健脾补肾，清热利湿法治疗消渴并淋证案

方某，女，30 岁，2015 年 2 月 13 日初诊。

主诉 发现血糖升高 5 年余，反复尿频、小便不利近 1 年。

现病史 患者 5 年前无明显诱因下出现口干多饮，多尿，消瘦，遂到门诊就诊，查空腹血糖 17mmol/L，尿糖（3+），诊断为 2 型糖尿病，予二甲双胍联合瑞格列奈降血糖，血糖控制稳定，不适症状缓解。1 年前开始无明显诱因下出现尿频、尿急、尿痛、小便淋漓不尽，使用抗生素后症状缓解，但反复发作，时有排尿不畅，脘腹胀痛，气短乏力，动则尤甚，纳少，眠可，大便秘结。尿常规示白细胞（+）。

刻下症 尿频，排尿不畅，有余沥不尽，气短乏力，伴脘腹胀满，腰膝酸软，夜尿 2～3 次，时有口干，便秘，1～2 日一行，纳食减少，舌淡红，苔黄略厚，脉沉细。

中医诊断 消渴并淋证。

中医证型 湿热留恋，脾肾亏虚，气化无权。

西医诊断 糖尿病合并泌尿系感染。

治法 清热利湿，补脾益肾。

中药处方 无比山药丸加减。熟地黄 15g，山药 15g，杜仲 15g，肉苁蓉 15g，山茱萸 10g，茯苓 15g，菟丝子 15g，牛膝 10g，泽泻 15g，黄柏 15g，苍术 15g，瞿麦 10g，甘草 15g，车前草 15g，白茅根 20g。

每日 1 剂，共 10 剂，水煎分早晚内服。

2015 年 2 月 23 日二诊：

刻下症 尿频好转，排尿不畅，余沥不尽，腰膝酸软、脘腹胀满改善，舌质淡红，苔薄黄，脉沉细。考虑湿热之邪未去，加猪苓 15g。每日 1 剂，共 10 剂，水煎分早晚内服。

2015 年 3 月 3 日三诊：

刻下症 偶觉尿频，脘腹胀满减轻，腰膝酸软好转，余症消失，舌淡，苔微黄，原方去车前草、黄柏、苍术，避免苦寒直折脾胃，燥湿而伤阴，续服半个月，症状消失。随访 1 年未再复发。

按语

消渴并发淋证临床上发病率较高，且有缠绵难愈，反复发作的特点。消渴日久，导致脏腑亏虚。淋证病机以膀胱湿热为主，肾与膀胱相表里，肾藏精，精化气，肾又为冲任之本、气血之根，因此肾精足则肾气充，肾气充则膀胱气化正常，固摄有权，冲任通盛。肾阴亏虚，或肾气不足，则膀胱开阖失常，冲任不固，湿

热邪气乘虚而入，直犯膀胱，形成膀胱湿热，临床表现为尿频、尿急等症状。湿为阴邪，患病日久则伤肾，导致病情缠绵难愈。而湿热病变中心始终在中焦脾胃，因湿为土之气，胃为戊土属阳，脾为己土属阴，湿土之气同类相召，故湿热之邪始虽外受，终归于脾。因而，淋证病邪性质为湿热之邪，病在下焦膀胱，病机为膀胱湿热，但与中焦脾胃密切相关。

对于淋证的治疗，自古以来就有忌补之说，正如《丹溪心法·淋病篇》谓："最不可用补气之药，气补而愈胀，血得补而愈涩，热得补而愈盛"，历代医家多从湿热论治，但《景岳全书·淋浊》提出：淋证初起，虽多因于热，但由于治疗和病情变化有异，又可转为寒、热、虚等不同证型，从而倡导"凡热者宜清，涩者宜利，下陷者宜升提，虚者宜补，阳气不固者宜温补命门"。这里明确提出了淋证总的治则，所以，针对淋证初期邪实旺盛之证而言，应以清热祛湿为主，而对于消渴并淋证日久，淋证缠绵难愈者，以肾虚为本，膀胱湿热为标，湿热之邪胶着留恋，困阻脾土，导致脾肾两虚，正虚无以托邪外出所致，若再不行补益之法，更是无力托邪外出，也不耐受戕伐之药，正所谓"正气存内，邪不可干"。

所以，本病虽在下焦，但需重视调理中焦脾胃，乃因脾为后天之本，肾之所藏先天本原，依赖脾胃运化的水谷精气不断充养；再者，脾主运化水湿，脾虚则湿邪内生，郁而化热，湿热互结，下注膀胱，可致淋证反复难愈；同时，治疗中使用大量寒凉之品极易损伤脾胃，导致湿浊缠绵，变生他病，故顾护脾胃不能忽视。因此，治疗上需注意标本兼治，清热祛湿的同时兼以健脾调脾，本案以补益脾肾为本，兼以清热祛湿，扶正以祛邪，方用无比山药丸加减，山茱萸、肉苁蓉、熟地黄、菟丝子补肾，山药、茯苓健脾祛湿，合二妙丸祛下焦之湿热，白茅根、车前草利尿通淋祛邪实，二诊加猪苓利水渗湿，全方寓清于补，祛邪兼扶正，从而取得较好的效果。本方虽以六味地黄丸为基础方补肾，然健脾亦不可忽略，淋证以"膀胱湿热"为标，久病耗损及肾，湿邪之为病，与脾失健运密切相关，单纯补肾则可致湿浊胶着难愈，单纯清热祛湿导致脾土更伤，故当从中焦脾胃入手，通过健脾使得湿浊无以化生，四时脾旺无以受邪，脾气健旺又可充养先天之本，故初诊时补肾的同时用苍术、茯苓健脾燥湿，使得脘腹胀满得以改善，二诊加猪苓以除湿热之邪，三诊湿邪已去，及时减少苦寒燥湿之品，以防脾胃受损，全方脾肾兼顾，标本同治。

案例三　健脾摄血，清热祛湿，凉血止血法治疗消渴并淋证案

王某，男，53岁，2015年1月13日初诊。

主诉　发现血糖升高8年余，尿频尿痛伴血尿半个月。

现病史　患者糖尿病病史8年余，长期口服二甲双胍治疗，血糖控制基本达标。2年前开始因工作劳累，频繁出现尿频、尿急、尿痛，伴神疲乏力，自行服

用抗生素治疗症状可缓解，但症状反复发作，每于劳累后诱发，于门诊就诊，查尿常规提示白细胞阳性，诊断为泌尿道感染，予抗感染配合中药治疗症状消失。半个月前劳累后出现小便频急，伴有刺痛感，解血尿，发热，低热为主，神疲乏力，于社区医院就诊，投予八正散治疗，疲劳更甚，症状不能缓解，遂来诊。尿常规示：红细胞（3+），白细胞（2+）。

刻下症　面色萎黄，发热，小便频急，伴有刺痛感，可见肉眼血尿，神疲乏力，纳差，睡眠欠佳，大便稀烂，舌淡，苔黄腻，脉沉细。

中医诊断　消渴并淋证。

中医证型　脾虚不摄，湿热内阻。

西医诊断　糖尿病合并泌尿道感染。

治法　健脾摄血，清热祛湿，凉血止血。

中药处方　寿脾煎合小蓟饮子加减。人参20g，白术15g，当归10g，山药15g，炙甘草5g，酸枣仁20g，远志10g，小蓟10g，仙鹤草30g，白茅根30g，萹蓄15g，通草5g，藕节10g，蒲黄9g，牡丹皮10g。

每日1剂，共7剂，水煎分早晚温服。

2015年1月20日二诊：

刻下症　小便频急、刺痛感减轻，发热退，血尿色淡红，量少，复查尿常规：红细胞（2+），白细胞（+）。上方继服7剂，每日1剂，煎服法同前。

2015年1月27日三诊：

刻下症　诉排尿不适缓解，无解血尿，精神、面色改善，诸症悉除，查尿常规正常，后继续以寿脾煎善其后。嘱忌食辛辣香燥、油腻炙烤之品，戒烟酒，畅情志，起居有常，劳逸适度。随访2个月未出现任何不适。

按语

根据致病因素和患者临床表现，可将淋证分为热淋、劳淋、血淋、气淋、膏淋、石淋六证，以热淋、血淋为多见，其病因多是由于情志失调、饮食不节、禀赋不足、劳伤过度及久病缠身等因素，造成秽浊之邪从下阴侵入机体，湿热蕴结下焦，肾与膀胱气化不利所致。本案患者消渴日久，并有淋证，正气亏虚为本，兼以湿热蕴结下焦为标，若单纯祛邪则伤及正气，故病始投以八正散，寒凉伤及脾胃，反导致疲劳更甚，伴乏力、纳差、眠差、面色萎黄等脾气亏虚之象，究其病因，乃消渴、淋证日久，耗伤中焦脾胃所致。

古今医家，多从肾和膀胱论治淋证，鲜有从脾胃论治者。而脾主统血，化生营血。脾气健旺，统摄血液，运行不息，循环脉内，而不外溢，正如《血证论》所言："经云脾统血，血之营运上下，全赖乎脾。"若外感六淫，饮食不节，劳倦过度，思虑日久，病久失调，损伤中州，则脾气虚弱，统摄无权，血溢脉外，流于下焦，血浊相混，蕴于膀胱，开合失司，而为血淋。《古今名医汇粹·诸血论》曰："力役过度，中气劳伤，脾不统血而从下窍出者。"张锡纯在论述血淋时提到：

"此证，间有因劳思过度，……其血必不成块，惟溺时牵引作疼。"所以，本案属淋证之"血淋"范畴，不可单纯治肾与膀胱，需注意益气摄血、清热祛湿，从而标本兼治，是故投以寿脾煎健脾养血摄血，寿脾煎来源于《景岳全书》，具有健脾养心，补气摄血之功，主治脾虚不能摄血证，凡忧思郁怒积劳及误用攻伐等药犯损脾阴，以致中气下陷，神魂不宁，大便脱血不止，或妇人无火崩淋等均可使用，方中重用人参大补元气，白术健脾益气燥湿，山药平补，炙甘草益脾和中，酸枣仁、远志养血安神，合仙鹤草、小蓟、白茅根、牡丹皮、蒲黄、藕节凉血止血，萹蓄、通草利尿通淋，诸药配伍，共奏健脾摄血、清热解毒、凉血止血之功。

王肯堂曾云："初起之热邪不一，其因皆得传于膀胱而成淋。若不先治其所起之本，止从末流胞中之热施治，未为善也。"由此可见，治淋证仅关注肾与膀胱是不够完善的。临床诊疗淋证，需注意鉴别淋证类型，辨别脏腑虚实，审因求证，切勿忽略调理脾胃在淋证治疗中的作用。

三、临证小结

消渴合并感染是由消渴日久，耗气伤阴，正气不足，邪毒乘虚入侵，外邪侵袭，或痰湿内生，使脾胃功能失调，肺失宣肃，或肝胆失于疏泄，或湿热下注膀胱，导致消渴诸多感染性并发症的发生和发展。消渴合并肺部感染，在阴虚燥热的病理基础上，需进一步辨别疾病的寒热表里虚实，同时需溯本追源，正如《素问·咳论》所言："五脏六腑皆令人咳，非独肺也。"临床上，"见咳止咳"往往难于取得良效，尤其对于久咳或咳嗽后期患者，往往可窥见中焦脾土亏虚证候，故需重点注意脾胃亏虚所致肺气失宣引起咳嗽，方可做到辨证论治，标本同治。糖尿病合并胆道感染属中医学"胁痛""黄疸"等范畴。常因消渴日久，燥热耗气伤阴，脾失健运，内蕴湿热影响肝的疏泄和胆的中清、通降功能而发病，在治疗上强调"以通为用，补中有疏"的原则。肝胆失于疏泄，肝气郁结，胆失通降，久郁蕴热，而成胆胀，甚或黄疸。糖尿病合并胆道感染以湿热内结最为多见，但临床亦见寒湿内结型，治疗原则在疏利肝胆的同时，切勿忽略中焦脾胃的地位，湿热内蕴者清利肝胆，同时健脾祛湿；寒湿内结者着重于温中祛湿散结，以祛湿为核心，以扶持脾土为本。糖尿病合并尿路感染属中医学"淋证"等范畴，初期以湿热为患，正气尚未虚损，故多属实证。但淋久湿热伤正，由肾及脾，每致脾肾两虚，由实转虚，如邪气未尽，正气渐伤，或虚体受邪，则成虚实夹杂之证。湿热为淋证的核心病理因素，而湿热之形成，又与中焦脾胃息息相关，故临证时亦需鉴别疾病所处的阶段，辨别虚实，辨病位所在，才能正确辨证施治，达到扶正祛邪的目的。

（吴丽燕）

参 考 文 献

[1] Hine JL，de Lusignan S，Burleigh D，et al. Association between glycaemic control and common infections in people with type 2 diabetes：a cohort study[J]. Diabet Med，2017，34（4）：551-557.

[2] Zhang Y，Zheng QJ，Wang S，et al. Diabetes mellitus is associated with increased risk of surgical site infections：a meta-analysis of prospective cohort studies[J]. Am J Infect Control，2015，43（8）：810-815.

[3] 赵进喜. 糖尿病合并急性感染的中医诊疗方案[A]. 中华中医药学会. 第八次全国中医药糖尿病学术大会论文集，北京：2005.

[4] 中华医学会糖尿病学分会. 中国2型糖尿病防治指南（2017年版）[J]. 中国实用内科杂志，2018，v. 38（4）：34-86.

[5] 陈丹敏，羊梅. 浅谈咳嗽从脾胃论治[J]. 湖南中医杂志，2013，29（1）：114-115.

[6] 曲长江，吴谙诏，王文丽，等. 茵陈术附汤对中医阴黄证黄疸动物模型影响的实验研究[J]. 辽宁中医药大学学报，2006，8（1）：89-90.

[7] 霍湛锋. 运用东垣脾胃学说治疗慢性淋证经验[J]. 中国实验方剂学杂志，2009，15（10）：109.

第九章　补土理论在糖尿病相关疾病的临证运用

第一节　糖尿病性皮肤病

一、概述

皮肤病和糖尿病均是常见病和多发病，糖尿病是全身性疾病，不仅能引起代谢障碍，同时可导致大小血管、中枢及周围神经等多种损害。皮肤作为全身最大的器官，具有丰富的血管、神经且代谢活跃。因此，糖尿病患者皮肤易出现感染性皮肤病、代谢性皮肤病及多种血管神经性皮肤病变。

中医学有关皮肤病的丰富经验多散见于各种外科著作中，古人将外科病和皮肤病统称为"疮疡"，其中"疮"为皮肤病的总称，包括癣、疥、疮、风、丹等病证。在《黄帝内经》中就已经有中土脾胃与皮肤病发病关系的记载，如《灵枢·经脉》云："胃足阳明之脉……是主血所生病者……口㖞唇疹。"此外，隋代《诸病源候论》、唐代《备急千金要方》、明代《外科正宗》、清代《医宗金鉴》等书，均对疮疡有所阐述。

糖尿病合并皮肤病的病机复杂，主要由于先天禀赋不足，或后天饮食不调，致脾虚失运，火邪过盛，或内生湿热，外袭肌肤而致。根本原因当责之于中土不足。《素问·至真要大论》云："诸湿肿满，皆属于脾。"正因中土先虚，无以运化，才导致湿邪内生，湿为阴邪，病性缠绵，蕴阻中焦，如油裹面，难以祛除。又有清代高秉钧在《疡科心得集·辨诸疡总论》中言："湿毒疮……此因脾胃亏损，湿热下注，以致肌肉不仁而成；又或因暴风疾雨，寒湿暑热侵入肌肤所致。"清代沈金鳌在《杂病源流犀烛·湿病源流》中曰："湿之气病，内外因固俱有之。其由内因者，则本脾土所化之湿，火盛化为湿热，水盛化为寒湿……其由外因者，则为天雨露、地泥水、人饮食，与汗衣湿衫。"以上所述，土虚火旺，或湿邪在体内日久生热，湿热相搏，"邪之所凑，其气必虚"，外风侵袭，与湿热之邪相合，更致病情反复。

现代医学治疗急慢性皮肤病多采用抗过敏药、抗生素、抗真菌药、维生素和糖皮质激素等药物治疗，有较好的对症止痒作用，但仍有患者不能耐受，部分患者症状反复发作，甚至出现并发症，使其应用受到一定的限制。中医药治疗该病，针对以脾虚湿蕴为核心病机的皮肤病患者，补土理论论治思想贯穿治疗，以中土为轴，注重其与他脏他腑的联络。其具体治法可分为培土生金法、培土开郁清热法、清心降火补土法等，上述疗法通过调理脾胃功能，在治疗糖尿病合并皮肤病中具有重要意义，下面通过医案举例说明。

二、临证案例

案例一　解毒透疹法治疗消渴并麻疹案

李某，男，12岁，2012年5月20日初诊。

主诉　发热2天，耳后及颈部皮肤红疹半天。

现病史　1型糖尿病病史6年，长期使用胰岛素皮下注射控制血糖。2天前出现发热，体温最高38.7℃，伴咳嗽、咯痰色黄，流涕鼻塞，打喷嚏，昨日起眼泪增多、畏光，眼结膜红赤，自服"复方感冒灵"等药，但发热不退，今日上午在耳后、颈部发现红斑疹，约米粒大小，皮疹压之褪色，口腔有多处麻疹黏膜斑，小便黄，大便干。舌红苔薄黄而干，脉浮数。

中医诊断　消渴并麻疹。

中医证型　热毒内郁。

西医诊断　糖尿病合并麻疹。

治法　清热解毒，透疹外出。

中药处方　升麻葛根汤加减。升麻6g，葛根10g，赤芍10g，金银花10g，连翘6g，桑叶10g，菊花10g，石膏20g，杏仁6g，桔梗6g，蝉衣3g，薄荷3g，甘草3g。

水煎服，每日2剂，共4剂。

2012年5月23日二诊：

刻下症　服药后体温下降，在37.5～38.2℃，咳嗽、流涕减轻，全身布满暗红色斑丘疹，手足心皮肤也有疹点，麻疹黏膜斑已明显减少，舌脉同前。考虑疹毒已有透达之机，余热未清。转治以清热解毒，透疹外出。上方加大青叶10g，牡丹皮10g。水煎服，每日1剂，共3剂。

2012年5月28日三诊：

刻下症　服药后体温已降至正常，打喷嚏、流涕已止，咳嗽、咯黄痰已明显减轻，颈、胸、腹部疹子已消退，见有糠状脱屑，精神转佳，口干喜饮，舌红少苔而干，脉细略数。考虑为疹毒虽透，余邪未尽，阴津已伤。故治以滋阴清热，生津润燥。中药处方：沙参9g，麦冬9g，天花粉9g，太子参9g，桑白皮6g，法半夏6g，生地黄9g，山药9g，芦根9g，桔梗6g，生甘草3g。水煎服，5剂，即告痊愈。

按语

麻疹是儿童最常见的急性呼吸道传染病之一，其传染性很强，在人口密集而未普及疫苗接种的地区易发生流行，2～3年多有一次大流行。麻疹病毒属副黏液病毒，通过呼吸道分泌物飞沫传播。临床上以发热、上呼吸道炎症、眼结膜炎及皮肤出现红色斑丘疹和颊黏膜上有麻疹黏膜斑，疹退后遗留色素沉着伴糠麸样脱屑为特征。目前尚无特效药物治疗。

麻疹初起，邪在肺卫，"麻为阳毒"，以透为顺，故透疹解毒是治疗麻疹之大法。麻毒外侵，首犯肺卫，麻为阳毒，化火最盛，易伤津液，故身热不退，舌红苔黄而干；热邪上攻头面，故见目赤流泪；邪犯肺卫，肺失宣发肃降，故咳嗽痰黄，流涕，脉浮数；麻毒内郁，故见皮肤疹点累累，方以升麻葛根汤为主方，辅助以金银花、连翘与桑叶、菊花并用，增强清热解毒之力，使表热之邪外散；大青叶、牡丹皮伍用，共收清热解毒、凉血散瘀之功；蝉衣、薄荷相须为伍，疏风散热，解毒透疹功著；杏仁、桔梗、甘草组合，宣降肺气，利咽化痰。诸药合用，解毒透疹，以收全功。麻为阳毒，最易化火伤津，疹毒虽解，余热未清，阴津已伤，故后用沙参麦冬汤，滋阴清热，以善其后。

升麻葛根汤见于《阎氏小儿方论》一书，是治疗麻疹初起的经典名方，方中升麻主入阳明经，善散阳明风邪，升胃中清阳，解毒透疹，又能宣太阴肺经之邪；葛根功善解肌退热，长于升阳明之清气，鼓胃气上行生津，又可透发麻疹，共为君药。二者配用，一举有三善：一为引诸药直达病所，且寓"火郁发之"之意；二为诸药苦寒，升麻、葛根发散，可防其凝聚；三为助升发脾阳，资助正气抗邪。

升麻是使用频率非常高的升阳药物，对于升麻的使用，有以下几点认识。

（1）升麻虽具辛散之性，有透发之能，属辛凉解表之品，然多用于麻疹不透之症，在表证中则用之甚少。以其善清肺胃之热毒，升举脾胃之清阳，故为透疹解毒之要药、升阳举陷之佳品。《医学启源》云："其用者有四：手足阳明引经一也；升阳于至阴之下二也；阳明经分头痛三也；去风邪在皮肤及至高之上四也。"

（2）升麻主入阳明经，取其轻浮升散之性，引药归经，升举脾胃之清阳，且用量宜轻。然升麻本身并非补中益气之品，单用亦显势单力薄，因此常与入主少阳之柴胡相须为伍，寓于补中益气诸药之中为佐，共收补中益气、升举清阳之功，如补中益气汤（《脾胃论》）是其代表方，与黄芪、人参等药配伍，主治中气下陷诸症。在临床应用升举清阳法中，升麻还与柴胡、葛根、羌活、防风等酌情配伍选用，以增强升举清阳之力。

在急性热病的治疗过程中，常用泻火法为主治之，但亦不忘升阳，如若善于将泻火与升阳二者统筹运用，可起事半功倍之效。而在热病后期，常有胃阴受损，兼加养阴益胃之品，可达火灭土安之效。

案例二 升阳散火法治疗消渴并丹毒案

邓某，女，50岁，2013年1月21日初诊。

主诉 双唇红肿热痛9天。

现病史 4年前查空腹血糖20mmol/L，餐后2小时血糖为26mmol/L，诊断为2型糖尿病，后于内分泌科就诊，现予门冬胰岛素30针三餐前注射（10U、6U、6U）联合二甲双胍降糖治疗，空腹血糖可降至7mmol/L。缘患者9天前因"左侧唇旁面部组织红肿热痛"于外院就诊，医以承气汤加板蓝根下之，症稍减，但第二日其病如故，且渐有困倦疲乏之象。

刻下症 神清，精神疲倦，双唇灼热、红肿、触痛明显，四肢自觉发热并困重，无发热，纳眠可，二便调。舌红，苔薄黄，脉数，寸脉强，关脉沉按无力。

中医诊断 消渴并丹毒。

中医证型 热毒郁闭上焦。

西医诊断 2型糖尿病合并唇蜂窝织炎。

治法 升阳散火，健运脾土。

中药处方 升阳散火汤。升麻15g，葛根15g，独活15g，羌活15g，白芍15g，党参15g，炙甘草6g，柴胡6g，防风10g。

每日2剂，共4剂。

2013年1月23日二诊：

刻下症 服上方4剂后，双唇肿大消失，触痛不明显，四肢仍有发热，但较前略有减轻，寸脉平，关脉沉按无力。原方再服7剂，邪退脉软，症状缓解。

按语

蜂窝织炎是指由金黄色葡萄球菌、溶血性链球菌或腐生性细菌引起的皮肤和皮下组织广泛性、弥漫性、化脓性炎症，好发于血糖未控制良好的糖尿病患者。本案治疗上以升阳散火为治疗大法，为补土思想的体现。

升阳散火汤出自李东垣的《内外伤辨惑论》，是治疗内伤发热的名方，是中医治法中升阳散火法的代表方剂，然升阳散火法非独治内伤发热耳。

其原文为："治男子妇人四肢发困热，肌热，筋骨间热，表热如火燎于肌肤，扪之烙手。夫四肢属脾，脾者土也，热伏地中，此病多因血虚而得之也。又有胃虚过食冷物，郁遏阳气于脾土之中，并宜服之。"方药组成："升麻、葛根、独活、羌活、白芍药、人参（以上各五钱），甘草（炙）、柴胡（以上各三钱），防风（二钱五分），甘草（生）（二钱）。上㕮咀如麻豆大，每服秤五钱，水二盏，煎至一盏，去渣，大温服，无时，忌寒凉之物。"此方也载于《脾胃论》中。在《兰室秘藏》和《东垣试效方》两书中名为柴胡升麻汤。四书中对于主治病症的文字表述稍有出入，药物次序有所不同。值得注意的是，《脾胃论》所载方中柴胡用量为八钱，而其他书中柴胡用量为三钱。

根据原文分析，本方主治重在两组症状：一是热，四肢、肌、筋骨皆热，且这种热不仅是自我感觉发热，而且客观诊得可扪之烙手；二是困，一般指四肢酸重无力或精神倦怠、困乏，头昏喜睡状。造成"热""困"这两组症状的原因，李东垣提出有二：一是因"血虚"致"热伏地中"；二是因"胃虚，过食冷物"致"郁遏阳气于脾土之中"。成因之一较难理解，缘何"血虚"会引起"热伏地中"呢？细细分析，李果笔下的"血虚"缘于脾胃虚，生化不足，是"中焦受气取汁"不足的结果。血能敛气，血虚则气失敛，血不内守方致气浮，气属阳，气浮荡则生热。这样，我们就能理解"血虚"致"热伏地中"，仍然是由于气虚无力升浮而致阳气郁滞化为阴火，即符合李果"血虚以人参补之"的思想。成因之二较易理解，在脾胃气虚的基础上过食冷物，影响气机升浮，致阳气郁滞而化为阴火。通过上述分析，升阳散火汤所治之火是由于脾胃气虚，无力升浮，或者在此基础上过食冷物，进一步损伤和抑遏阳气，致阳气郁滞于脾胃所化之阴火。

方中升麻、葛根为君，发阳明之火；柴胡发少阳之火，羌活、防风发太阳之火，独活发少阴之火，四药为臣，此六味俱属"味之薄者，阴中之阳"之"风升生"类药物，散寒化湿，助阳气升浮，以解阳气之郁滞。正如《医方集解》中所写："此皆味薄气轻，上行之药，所以升举其阳，使三焦畅遂，而火邪皆散矣。"同时佐用党参、炙甘草，甘温补脾胃元气，针对气虚无力升浮而设。佐用炙甘草和中泻火，泻已成之阴火；白芍泻脾火而敛阴，且酸敛甘缓，散中有收，不至有损阴气而为佐使也。

那么回到本案，患者以唇蜂窝织炎为主要表现，为什么判断为火郁证？考虑有以下原因：

其一，"邪之所凑，其气必虚"，就本案而言，此人之所以染上蜂窝织炎，与其正气亏虚有关，因患者长期血糖控制不佳，自身抵抗力下降；更因前医用承气汤诛伐太过，脾胃更伤，"内伤脾胃，百病由生"，脾胃之阳郁遏不散，从而导致了火郁证。

其二，脾在窍为口，其华在唇，脾胃受邪，唇之为病，郁火上攻于口唇则可见双唇灼热、红肿、触痛；同时伴有"热""困"症状，患者症见困重，四肢自觉发热，但体温并没有真正升高。为什么困重？脾主四肢，清阳升则精力旺盛，若清阳不达，则四肢困乏无力，精神倦怠。

其三，舌苔脉象分析：舌红，苔薄黄，脉数为火热之象。寸脉强，关脉沉按无力，寸脉强为上焦有热，正如东垣所说的"心火独盛"，又指阴火，乃"脾胃气虚，则下流于肾，阴火得以乘其土位"；脉沉无力为中焦脾土不足之象。

综上所述，本案病机适合选用升阳散火汤，治以助阳气之升浮，散郁滞之阴火，透达而解，药尽而愈。

案例三 健脾祛湿法治疗消渴并湿疹案

刘某，女，69岁，2013年6月25日初诊。

主诉 口干多饮4年，全身皮肤瘙痒20余天。

现病史 患者4年前开始出现口干多饮，外院检查发现血糖升高，诊断为"2型糖尿病"，其后间断门诊治疗。现服用瑞格列奈联合二甲双胍缓释片控制血糖，空腹血糖控制在6.5mmol/L。近20天患者出现全身多处皮肤红疹、瘙痒、潮红，夜间明显，经门诊口服中药后缓解不明显。

刻下症 神清，精神疲倦，少许口干多饮，口苦，视物模糊，全身皮肤可见红疹，伴瘙痒，纳可，眠差，尿浊，大便干结，2日一行。舌淡，苔微白腻，脉滑。

中医诊断 消渴并湿疹。

中医证型 湿热内蕴，中土不足。

西医诊断 2型糖尿病合并湿疹样皮炎。

治法 健脾行气，祛湿除浊。

中药处方 党参20g，茯苓20g，白术15g，炒白扁豆30g，陈皮5g，薏苡仁15g，山药15g，桔梗5g，炙甘草10g，厚朴10g，虎杖20g，绵茵陈20g，大黄（后下）5g，赤芍15g，牡丹皮15g。

每日1剂，共3剂。

2013年6月27日二诊：

刻下症 患者皮肤瘙痒症减三成，红疹面积较前减少，大便一日2～3行，苔腻减少、略黄，脉同前。患者皮肤潮红，苔微黄，为热郁皮肤之象，肺主皮毛，于前方基础上，加黄芩10g加强清肺热之力，再服7剂皮肤红疹、瘙痒、潮红均完全消失。

2013年7月3日三诊：

刻下症 舌质淡，边有齿痕，苔白，脉沉细无力，改予参苓白术散健脾化湿，合用四物汤补血养血，服21剂，至今已3年未再发作。

按语

本案患者年近七旬，后天之气渐薄，长期饮酒，饮食不节，损伤脾胃，脾气亏虚，则气血生化乏源，加之湿浊内生，湿邪内蕴，正如《黄帝内经》曰："邪之所凑，其气必虚。"正气不足是湿疹发生的内在因素，"脾为后天之本""四季脾旺不受邪"，脾虚不健，则导致其主运及主化功能失职，易招致内外湿气相合，湿浊内阻；正气不足除了先天因素外，后天正气不足主要是各种原因导致的脾失健运、气血生化乏源所形成的。又因风、湿、热三邪乘虚合而杂至，侵袭肌表，阻滞不通，发为湿疹。

《素问·至真要大论》云："诸湿肿满，皆属于脾"，脾主运化，布化精微而升清，胃主受纳，腐熟水谷而降浊，为生化之源，五脏六腑、四肢百骸皆赖之濡养。脾失健运，一则不能"为胃行其津液"，而转化为水湿，凝聚成痰浊；二则完谷不化，尤其对厚味、酒食运化不及，而致湿浊内生，滞留于体内，多则外溢肌表。所以说，湿邪是湿疹的致病邪气，在临床上遇到湿疹的患者往往会加用一系列祛湿、燥湿和利湿的药，必要时加用健脾的药，但治疗顽固性湿疹时，仅用这种思路常疗效不佳。所以说，在治疗湿邪时不单治脾，可以从脾相关的其他脏腑，同时考虑其阴阳气血的盛衰，调理五脏，而致五脏平和，如升木解郁培土法、补火生土法、水中补土法等，《素问·至真要大论》云："有者求之，无者求之，盛者责之，虚者责之，必先五胜，疏其血气，令其调达，而致和平。"还有些顽固性湿疹，在治疗时应考虑到阳气不升在湿疹发生、发展中的重要作用，及时加用温通之品，往往能取得较好的临床疗效，即所谓"阳光一出，阴霾四散"[1]。

综上所述，湿疹治疗的关键在于扶正祛邪。扶正当健脾，祛邪当泻浊。本案治以健脾运湿为法，用参苓白术散加减治疗。参苓白术散出自宋代《太平惠民和剂局方》，是一首药物性味平和、温而不燥、补而不腻的临床常用方剂。该方治证由脾虚夹湿所致。脾胃虚弱，则运化失职，湿自内生，气机不畅，故饮食不化，胸脘痞闷，肠鸣泄泻。脾失健运，则气血生化不足，肢体失于濡养，故四肢无力，形体消瘦，面色萎黄。治宜补益脾胃，兼以渗湿为法。方中以党参、白术、茯苓益气健脾渗湿为君。配伍山药助党参健脾益气，兼能止泻；炒白扁豆、薏苡仁助白术、茯苓以健脾渗湿，均为臣药。佐以桔梗宣肺利气，以通调水道，又载药上行，以益肺气。而脾为肺之母，脾胃一虚，肺气先绝。在补脾的基础上，升清益肺，培土生金，使肺气得充，水精四布，则一身之气旺矣。炙甘草健脾和中，调和诸药，为使。诸药合用，补其中气，渗其湿浊，行其气滞，恢复脾胃受纳与健运之职，则诸症自除。

参苓白术散立法依据：

（1）《成方便读》载：补气者，当求之脾肺，指出《太平惠民和剂局方》创立本方的原因和指导思想。脾胃为后天之本、气血生化之源，脾病则百病丛生。《素问·经脉别论》云："饮入于胃，游溢精气，上输于脾。脾气散精，上归于肺，通调水道，下输膀胱。水精四布，五经并行。"脾脏的生理功能是输送水谷精微和代谢水湿，若脾气旺盛，则水谷精微输布全身；反之脾气虚弱，则会导致湿浊停滞，津气不能输布全身，而引起多种疾病的发生。故本方以参苓白术散补气健脾，促中州运化，资生气血。

（2）《素问·五脏生成》说："诸气者皆属于肺。"肺为五脏中与气关系最密切的内脏。并且人体水液的输布、运行和排泄也依赖于肺的疏通和调节。即"肺为水之上源"。故本方以桔梗配入方中，桔梗为手太阴肺经引经药，如舟楫载药上行，达于上焦以益肺，即培土生金之意。

总之，本方重点界限在于中焦的"虚"和"湿"，治法立方自然也不离其二，是以从脾肺入手，以益气健脾渗湿为重。根据异病同治的原则，亦将本方广泛用于内、外、妇、儿及其他疑难杂症，临床只要辨证准确，应用得当，常可获得满意疗效。

（罗露露）

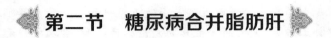

第二节　糖尿病合并脂肪肝

一、概述

在 2 型糖尿病中，合并有脂肪肝者可高达 70%[2]，二者具有共同的发病机制——胰岛素抵抗。肝脏的脂肪变性并不是一种静止不变的病变，它可影响肝功能，部分患者可发展为肝纤维化、肝硬化，甚至肝衰竭。中医学无"脂肪肝"病名，但根据临床表现一般将其归属"臌胀""积聚""痞证"范畴。本病病位多在肝，与脾、胃相关。常用的治法有疏肝健脾、健脾化湿等补土治法，下面以病案举例说明。

二、临证案例

案例一　补土祛湿法治疗消渴并厌食案

吴某，男，48 岁，2013 年 3 月 2 日初诊。

主诉　反复纳差伴恶心 6 年余，再发并加重 5 天。

现病史　患者平素喜酒，长期大量饮酒史 20 余年，每日饮高酒精度白酒 0.5～1 斤。糖尿病病史 10 余年。6 年前因纳差伴恶心等症状于外院就诊，结合上腹部 B 超及 CT 等检查后确诊为酒精性脂肪肝，经对症治疗后症状缓解，但上述症状常在大量饮酒后诱发。患者 5 天前大量饮酒后开始出现纳差，伴恶心，时有嗳气，胸闷气促，肢体震颤，无泛酸，当时未予重视，未予诊疗。昨日患者自觉病情加重，不能进食，遂来诊，经检查后，考虑"纳差查因？饥饿性酮症"，予补液消酮、护肝、维持水电解质平衡等处理后，患者上述不适稍有缓解。辅助检查：2013 年 3 月 5 日急诊：PLT 67↓×10⁹/L；GLB 32.7g/L，ALB 50.3g/L，GGT 756↑U/L，AST 141↑U/L，ALT 111↑U/L；Na⁺ 134↓mmol/L，GLU 751↑mmol/L，TCO₂、血氨未见异常；β-羟丁酸 1.79↑mmol/L。

刻下症　神清，精神困顿，怠惰嗜卧，四肢困重，纳差，腹胀，恶心，胸闷，咳嗽，白痰，小便可，大便泄泻，舌淡，舌苔中白根厚腻，脉濡弱。

中医诊断　消渴并厌食。

中医证型　脾虚湿盛。

西医诊断　2 型糖尿病合并食欲缺乏（酒精性脂肪肝）、饥饿性酮症。

治法　健脾化湿。

中药处方　党参 15g，白术 15g，茯苓 15g，泽泻 15g，桂枝 15g，紫苏叶 10g，炙甘草 10g，生姜 10g，大枣 5 枚。

共 2 剂，每日 1 剂。

2013 年 3 月 4 日二诊：

刻下症　初服 1 剂，泄泻止。第二天，无恶心感，胃纳仍差，加砂仁（后下）5g、陈皮 10g，又服 3 剂，胃纳基本恢复正常。同法再服 5 剂，胸闷、咳嗽、痰多消失。

按语

酒精性脂肪肝是由于长期大量饮酒导致的肝脏疾病，是酒精性肝病中的一个分型。患者有长期饮酒史，一般超过 5 年。临床症状为非特异性，可无症状，或有右上腹胀痛、食欲不振、乏力、体重减轻等。严重酗酒时可诱发广泛肝细胞坏死甚或肝功能衰竭。

本案患者临床表现有几个特点：精神困顿，怠惰嗜卧，四肢困重，纳差，舌苔中根白厚腻，脉濡弱。由此，可以初步判断此患者为脾胃虚弱，清阳不升，痰湿中阻，"脾以升为健"，脾胃虚弱，则清阳不升，故可见精神困顿、怠惰嗜卧；脾主运化，脾虚生湿，湿聚为痰，结聚胸中，加之胸阳不振，土虚不能生金，致肺气亏虚，而见咳嗽、咯痰、胸闷之症；《素问·阴阳应象大论》有言"清气在下，则生飧泄；浊气在上，则生䐜胀"，所谓飧泄，是指顽固不化的泄泻；䐜胀，胀起也。所谓清气、浊气，是指摄入的自然之气和饮食水谷，在人体所化生的两类精微物质。一般来说，五脏三阴经接受的天阳之气就是清阳，六腑三阳经接受的水谷精气则是浊阴。至于泄泻与腹胀，则是由于阴阳清浊升降失调导致的一种病理表现。通常情况下，水谷精气为浊，浊中之清者，当上注于肺，然后自肺再注之于脉。如果清气不升，滞留在中焦，水谷不分，清浊不别，易生泄泻。如果水谷之气的浊中之清与浊中之浊不能升降外运，滞留于胃肠，就会引起腹胀。舌淡、脉弱为气虚之象；舌苔中部候脾胃；苔白厚腻，脉濡为湿聚于体内之象。

中医学认为酒精性脂肪肝多因酒毒伤及肝脏，肝病传脾，脾失健运，湿浊内生而发病。脾胃为后天之本，又居中焦，是元气升发转输的枢纽、调理脾升胃降之枢纽，根据"见肝之病，知肝传脾"的理论，本病例在用药上以健脾运脾为要，配以行气化湿止呕之品，是为补土派思想的具体体现。

案例二　抑木扶土法治疗消渴并腹胀满案

陈某，男，38 岁，2013 年 11 月 8 日初诊。

主诉　腹胀伴乏力 1 年，加重 1 个月。

现病史　2型糖尿病病史10余年。1年前出现腹胀，大便黏滞不爽，日2～3次，伴有乏力感，于外院行肠镜检查未见明显异常，行腹部彩超提示脂肪肝，后间断服用中西药治疗，症状时好时坏，近1个月患者自觉症状加重，遂来就诊。辅助检查：GGT 456↑U/L，AST 131↑U/L，ALT 145↑U/L；GLU 12.5↑mmol/L。腹部彩超提示中度脂肪肝。

刻下症　精神困顿，乏力，腹胀，大便黏滞不爽，日2～3次，双下肢困重，左胁下疼痛，急躁易怒，口苦，体胖，舌质红，舌苔中白根黄厚腻，脉弦滑。

中医诊断　消渴并腹胀满。

中医证型　肝木克土，湿热中阻。

西医诊断　2型糖尿病合并脂肪肝。

治法　升阳除湿，疏肝运脾。

中药处方　羌活10g，葛根10g，橘红15g，苍术15g，杏仁10g，炒薏苡仁30g，茯苓30g，泽泻12g，蝉蜕10g，蔓荆子10g，蒺藜15g，牛膝15g，川续断10g，桑寄生15g，肉桂3g，生姜3片。

共7剂，每日1剂。

2013年11月14日二诊：

刻下症　初服3剂，大便黏滞减轻。第4天，无腹胀感，双下肢困重减轻，无胁痛口苦，脾气急躁也基本恢复正常。同法再服14剂，腹胀、乏力基本消失。

按语

本案患者临床表现有几个特点：精神困顿，乏力，腹胀，大便黏滞不爽，日2～3次，双下肢困重，左胁下疼痛，急躁易怒，口苦，体胖，舌质红，舌苔中白根黄厚腻，脉弦滑。其中左胁下疼痛、急躁易怒、口苦为肝火亢盛的表现；腹胀、大便黏滞不爽为脾运不足，脾阳不升的表现；双下肢沉重无力为湿浊困阻，湿性趋下，留滞下肢之症；火旺则舌红，舌苔中白根黄厚腻，脉滑为湿聚于中焦之象，脉弦主肝病。

关于弦脉，此处有几点值得注意：弦脉在五脏为肝，在五行为木，肝气的太过与不及都会导致病理性的弦脉，弦为木盛之病，多主肝胆病变，同时，弦脉与七情之怒志关系密切，《脉语》指出：弦而激，曰怒。《诊脉三十二辨》曰："新上弓弦而急者……令人常怒。"《脉贯》指出：弦激，怒伤肝也。肝木克土多见关脉弦，肝气过旺乘脾土见左关脉弦，脾虚土克见右关脉弦。本案为木乘土虚，治当疏肝土。

肝者，主藏血，司疏泄，性喜柔而恶刚，体阴而用阳。肝木与脾土为五行相克的关系，木旺则克土。故方中蒺藜、蝉蜕、蔓荆子清肝火疏风木；羌活升脾阳；杏仁、炒薏苡仁、泽泻、茯苓利湿渗下；桑寄生、川续断、肉桂、牛膝补肝肾滋下；生姜升发胃气。同时组方用药时，应充分考虑脾的生理特点，脾喜燥恶湿，并易为湿所困，故补益脾气之时，当以燥湿健脾之品为用，如苍术、白术等。

综上所述，本案病位在肝脾两脏，为肝木克土。李杲在《兰室秘藏》中提出"风木旺必克脾胃，当先实其土后泻其子"，针对性地创立了黄芪汤，为何本案不用此方？临床上尚需鉴别"肝木克土"与"土虚木乘"的区别，关键点为食欲和脉象。患者纳可，脉弦，辨之为肝木克土，土本不虚，而不是土虚木乘，故用风药泻木，风气自平，土亦复苏。

（罗露露）

第三节　糖尿病合并口腔疾病

一、概述

口腔疾病在糖尿病患者中的发病率高，通常会发生龋齿、口腔黏膜病及牙周疾病等。在血糖控制不佳的患者中，尤为多见。

复发性口腔溃疡是一种顽固性反复发作的口腔黏膜疾病，影响患者生活质量。一般女性患病比例较高，以中青年居多。由于其发病与多种因素有关，发病机制不十分清楚，至今尚无行之有效的治疗方法与药物。

本病属于中医学"口疮"范畴，口疮多为火旺，正如《蒲辅周医案·口疮》云："口腔溃疡为病，一由胃火，一由脾热。"《杂病源流犀烛》谓："人之口破，皆由于火。"可见口疮形成的中医病机属性为火。火之为证，或为实火，或为虚火，治以苦寒泻火，或滋阴去火，此之常也。然临床中时有以常法治之不效或收效甚微，正如《丹溪心法·口齿》曰："口疮，服凉药不愈者，因中焦土虚，且不能食，相火冲上无制，用理中汤。"此时，若辨证改用补土伏火法治疗复发性口疮，可获良效。

二、临证案例

案例一　培土敛火法治疗消渴并反复口疮案

陈某，男，36岁，2014年6月12日初诊。

主诉　发现血糖升高并反复口疮3年。

现病史　3年前血糖升高，诊断为2型糖尿病，后易发生口腔溃疡，2～3周发作一次，伴体质变差，常因劳累、失眠、饮食生冷等诸多因素诱发。前医多治以苦寒清热或滋阴降火等法，初可见效，然继用不效，或出现腹痛、腹泻并口疮加重。

刻下症　口腔黏膜淡红，舌边舌底及口唇内缘均见小溃疡，类圆形，腰酸乏力，夜尿频数清长，大便干，舌质淡红，苔薄黄，脉沉细弱。

中医诊断　消渴并口疮。

中医证型　脾肾亏虚，阴火上炎。

西医诊断　2型糖尿病合并口腔溃疡。

治法　培土敛火。

中药处方　理中汤加减。党参12g，炙黄芪18g，炒白术12g，炮干姜5g，山药12g，山茱萸10g，五味子6g，升麻8g，白及8g，生甘草6g。

水煎服，每日1剂，分3次服。忌食生冷、辛辣食物，注意劳逸调适。

2014年6月15日二诊：

刻下症　上药服7剂，口腔溃疡明显好转，夜尿频数清长明显减轻，大便转软，余症亦减轻。

2014年6月22日三诊：

刻下症　守法继服2周而停药，诸症皆除，随访1年未复发。

按语

补土伏火法属于"土厚火自敛"理论，清代名医郑钦安在《医理真传》中提出补土伏火法，其谓："脾土太弱，不能伏火，火不潜藏……明知其元阳外越，而土薄不能伏之，即大补其土以伏火，火得伏而气潜藏。"这里指的是补脾土之虚以伏虚阳外越之火，即伏元阳外越之虚火。因而，对于口疮用苦寒清热或滋阴降火之法久治不愈，反复发作，口疮表面灰白，创面颜色淡红或不红，舌淡苔白，脉沉细缓弱者，多由脾阳虚弱所致，可用补土伏火法。

本案以热治热之法，用甘温之药为主，苦寒之药为辅，补脾升阳，益肾降火。因《丹溪心法》云："口疮，服凉药不愈者，因中焦土虚，且不能食，相火冲上无制，用理中汤，人参、白术、甘草补土之虚，干姜散火之标。"故选用理中汤为主方加减治疗，方中党参、炒白术、炮干姜、生甘草温中散寒，补气健脾；加山药、山茱萸平补肾阴；五味子收敛生肌以利口疮愈合；升麻发阳明之炎；白及可补口腔黏膜，促进溃疡愈合，《本草汇言》指出：白及，能封填破损，痈肿可消，溃破可托，死肌可去，脓血可洁，有托旧生新之妙用也。诸药合用，补土伏火，佐以收涩生肌，标本兼治而重在治本，故能取得满意疗效。

案例二　益气清脾法治疗反复口疮案[3]

周某，男，33岁，1962年6月5日初诊。

主诉　反复口腔溃疡伴便溏3个月。

现病史　多年来常生口腔溃疡，时发时愈，现口腔黏膜、舌及牙龈等处有溃疡，历时较久未愈，3个多月来每晨一次便溏，量多而臭，无黏液及里急后重感，食欲不佳，不知味，口渴喜热饮，睡眠及小便正常，形体清瘦。

刻下症　口唇红，脉两寸弱，关弦大，尺沉细，舌质红，微有黄腻苔。

中医诊断　口疮。

中医证型　中虚脾热。

治法　益气清脾。

中药处方　封髓丹加减。炒白术一钱五分，党参一钱五分，大枣四枚，炙甘草二钱，黄柏（盐水炒）一钱五分，砂仁（打）一钱，服4剂。

1962年6月11日二诊：

刻下症　服药后口腔溃疡及大便溏臭均减，食欲好转而知饱饥，寸脉弱，关稍缓，尺沉细，舌如前，原方加生扁豆三钱，荷叶二钱，服5剂。

1962年6月18日三诊：

刻下症　口内溃疡已消失，消化好转，但大便尚未成形，关节酸，口微干喜饮，脉寸小、尺大、关弦虚，舌质正常无苔，据脉舌属脾肾阳不足之征，宜脾肾分治，用补中益气丸每日早服二钱，金匮肾气丸每日晚服二钱，以后大便逐渐成形，口腔未再生过溃疡。

（摘引自中国中医研究院主编，高辉远等整理《蒲辅周医案》）

按语

蒲老认为：口腔溃疡为病，一由胃火，一由脾热。本例患者脉虚便溏，消化弱，喜热饮则不属胃火，故按中虚脾热治之，方用封髓丹加味治疗。考黄柏主泻相火而清湿热，又是治疗口疮的要药；砂仁养胃醒脾，除咽喉及口齿浮热；炙甘草补脾胃、清解热毒。封髓丹虽主治相火旺、肾精不固证，但蒲老在临床几十年的实践中证明，封髓丹乃补土伏火之方，土虚则浮热上炎，常用于多年反复发生的口疮，脉虚者属效。另外，患者兼有腹泻、消化不良，故加炒白术、党参、大枣、生扁豆等药，健脾益中养胃，药后口疮愈。由此可见，封髓丹不仅泻相火而固精，且能治虚热上炎。根据辨证论治的原则，详察病机，辨明虚实，掌握一方可治数病，或一病需用数方，就能收到异病同治、同病异治之效。

（罗露露）

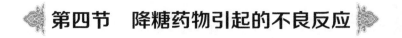

第四节　降糖药物引起的不良反应

一、概述

口服降糖药物临床运用广泛，但药物不良反应也多见。已有报道，多种类型的降糖药物均可引起各种不良反应，如二甲双胍易出现呕吐、腹泻、便秘等胃肠道反应；阿卡波糖易引起腹胀、矢气等肠道反应；罗格列酮易出现水肿等。另外，药物不良反应的发生存在个体差异，与体质有关，如脾虚体质的人容易出现胃肠道不适；阳气不足之人易出现水肿。中医药辨证施治可改善上述不适症状，我们运用补土理论治疗后疗效较佳，下面以病例形式报道如下。

二、临证案例

案例一　健脾化湿，理气行滞法治疗伏格列波糖片之腹胀案

邱某，女，42岁，2014年5月16日初诊。

主诉　腹部闷胀不适2周。

现病史　患者1年前诊断为糖尿病，一直服用格列齐特缓释片降糖，近期血糖较前上升，以餐后血糖高为主，2周前在门诊加用伏格列波糖三餐中口服降糖，患者服用后自感腹部不适，午晚餐后出现腹胀，排气增加，自服藿香正气丸症状改善不明显，遂来就诊。

刻下症　腹胀，脐周为主，无腹痛，排气增加，午晚餐后出现，早餐后无发作，无呕吐，小便清，大便稍烂。舌淡红，边有齿痕，苔白厚腻，脉细弱。

中医诊断　腹胀满。

中医证型　脾虚湿滞，气机不畅。

治法　健脾化湿，理气行滞。

中药处方　厚朴生姜半夏甘草人参汤。厚朴30g，生姜30g，法半夏15g，甘草10g，生晒参6g。

3剂，每日1剂。冷水浸泡20分钟，煮沸20分钟，每日服2次，每次200ml。早晚饭后服。同时继服伏格列波糖片，服法同前。

2014年5月19日二诊：

刻下症　服药1剂，患者诸症无明显改善，继服药2剂腹胀减轻，服药3剂腹胀减轻八成。原方再服7剂。

2014年5月26日三诊：

刻下症　服药后腹胀完全缓解后停服。随访1个月，服用伏格列波糖未出现腹胀。

按语

伏格列波糖片可抑制小肠α-葡萄糖苷酶，使肠腔内大量未消化的糖类受到肠内细菌的发酵，因此腹胀、腹泻、食欲缺乏、肠鸣、排气、稀便、便秘等胃肠紊乱的不良反应发生率较高，老年糖尿病患者更易发生，绝大多数患者能逐渐适应[4]，但有些患者胃肠紊乱的症状持续出现且难以耐受，临床上又需要该类药物来控制血糖，可在继续沿用该类药物的同时，加用中药辨证施治改善不适症状。

本案患者有以下临床表现：腹胀，部位以脐周为主，无腹痛，无呕吐，小便清，大便稍烂，舌淡红，边有齿痕，苔白厚腻，脉细弱。腹胀，大便烂为湿邪内阻，气机不畅之象；舌淡红，边有齿痕，是脾气虚的一种特征；苔厚腻，为痰湿

内盛，壅滞气机的一种表现。综上所述，本病当属脾虚湿阻气机之证，治以健脾化湿，理气行滞为法，处方选用厚朴生姜半夏甘草人参汤。

厚朴生姜半夏甘草人参汤来自《伤寒论》第 66 条，言："发汗后，腹胀满者，厚朴生姜半夏甘草人参汤主之。"方中厚朴味苦性温，善于下气行散，除胃中滞气而燥脾，泻满消胀最宜为君；臣以辛温之生姜、法半夏，前者宣散通阳，行胃中滞气，后者开结豁痰，除胃中逆气，二者与厚朴为伍，苦降辛开；甘草为佐，补气益脾。全方有消胀除满之效。

对于本病的认识，须注意几个要点。

首先，对发病部位要有所认识。要辨胃脘胀满与腹部胀满，治胃脘胀满用《金匮要略》的橘枳姜汤，治腹部胀满用厚朴生姜半夏甘草人参汤。《金匮要略》的橘枳姜汤，以橘皮为君行肺胃之气，以枳实为臣降气破结，治疗肺胃气滞，气阻饮停之证；而厚朴生姜半夏甘草人参汤治疗的是脐周胀满，大腹胀满，因为脾主大腹，本方治疗的是脾虚腹胀，而不是胃虚腹胀，在部位上言要区别清楚。

其次，要区别虚证、实证还是虚实夹杂所致的腹胀满证[5]？

典型的虚性腹满应该为喜温喜按，得温得按则缓减，时满时减，在《伤寒论》中当选用理中汤一类的方子，治之以温中补虚。如"太阴提纲证"所言："太阴之为病，腹满而吐，食不下，自利益甚，时腹自痛。若下之，必胸下结硬"；又言："自利不渴者，属太阴，以其脏有寒故也，当温之"。所以太阴病之腹满证当用温法治之。

实证的腹满则具有"腹满不减，减不足言"的特点，患者腹满症状常持续存在，偶有腹满减轻，但这种减轻也是微不足道的减轻；还具有"按之痛"的表现，正如《金匮要略》所言："病者腹满，按之不痛为虚，痛者为实"。在治疗上当选用承气汤一类的方子，如"阳明病篇"中"腹满不减，减不足言，当须下之，宜大承气汤"，当用泻法治之。

虚实夹杂的腹满，如厚朴生姜半夏甘草人参汤所治的腹满，它的特征是患者本有虚证，脾气虚或脾阳虚，运化水谷功能失司，水湿内留，聚湿为痰，有形之痰湿阻滞而导致腹满。其既有"时满时减"虚证的特征，又有"按之不减"实证的特征，常表现为上午轻，下午重，尤其傍晚前后比较重，腹满重之时又有不喜温按，或伴有按之痛的表现，睡后至第二天晨起时腹满又逐渐缓解，这就是虚中夹实的腹满。

最后，要辨虚实之证孰轻孰重？

从剂量上看，《长沙方歌括》中"厚朴半斤姜半斤，一参二草亦须分，半升夏最除虚满，汗后调和法出群"，厚朴是半斤，姜是半斤，两药的药量很重；人参只有一份，而厚朴、生姜却是八份，从比例上看显而易见是实重虚轻，当是虚三分实七分之证，治疗上为补重于消。

在临床上，凡遇病机为脾虚气滞者，只要本方用之得当，加减得宜，都能收到满意的效果。

案例二 补气健脾，利水消肿法治疗吡格列酮所致水肿案

陈某，男，54 岁，2010 年 4 月 18 日初诊。

主诉 下肢水肿 1 周。

现病史 患者 2 年前诊断为 2 型糖尿病，服用格列美脲联合二甲双胍降糖治疗，近 3 个月血糖控制不佳，全天血糖均升高，测空腹血糖 10mmol/L，餐后 2 小时血糖 18mmol/L，2 周前门诊医生予加用吡格列酮 30mg/d，早餐前服用。服药 3 天后自觉双下肢沉重感，患者未予重视，服用 7 天后发现双下肢轻度浮肿，且呈加剧趋势，进一步检查血尿常规、B 超、心电图，均正常，考虑药物相关性水肿，吡格列酮可能性大。

刻下症 双下肢水肿，踝关节以下明显，按之呈凹陷性，纳差，自觉神疲少气，面色欠华，二便可。舌淡，边有齿痕，苔白润，脉沉弱。

中医诊断 水肿。

中医证型 脾虚水湿内停，泛溢肌肤。

治法 补气健脾，利水消肿。

中药处方 防己茯苓汤加减。防己 10g，茯苓 60g，黄芪 30g，桂枝 30g，炙甘草 15g，白术 15g。

共 5 剂，每日 1 剂，水煎 2 次，混合后分 3 次口服。

2010 年 4 月 23 日二诊：

刻下症 服药 5 剂后，水肿基本消退。再进服中成药四君子丸 1 瓶，诸症皆消，停药后随访无复发。

按语

盐酸吡格列酮作为噻唑烷二酮类药物，是目前临床常用的一种胰岛素增敏剂，它不增加胰岛 B 细胞的负荷，是一种高选择性 PPAR-γ 激动剂。水肿为其常见的不良反应，主要表现为下肢水肿和黄斑水肿。其发生机制主要是水钠潴留，有报道称 PPAR-γ 激动剂作用于肾脏的集合管，或通过类醛固酮的机制增加远端肾单位钠的重吸收而引起水肿[6]。发生水肿的部分以双足、双侧小腿胫前为主，多为凹陷性水肿，通常对肝肾功能无明显毒性作用。西医处理，一般是停药观察，但有些患者对此药有较好效果，若停药易致血糖波动。本案患者不停药的情况下，加用中药治疗，也可使水肿消退。

本案患者临床表现有几个特点：双下肿水肿，踝关节以下明显，按之呈凹陷性，纳差，自觉神疲少气，面色欠华，二便可。舌淡，边有齿痕，苔白润，脉沉弱。从症状分析来看，下肢水肿为水饮内阻，泛溢肌肤之象；舌淡，边有齿痕，是脾气虚的一种特征；苔白润，为水湿内盛的一种表现；脉沉提示水饮，脉弱为虚脉。综上可见，本病当属脾虚水湿内停之证，选用防己茯苓汤。

防己茯苓汤见于《金匮要略·水气病脉证并治》"皮水为病，四肢肿，水气在

皮肤中，四肢聂聂动者，防己茯苓汤主之"。皮水是由于脾虚，不能运化水湿，水湿阻塞中焦，故腹中胀满；肺气虚则不能通调三焦，以致水湿停留，故下肢踝部浮肿，按之没指，为水性润下之征。方中防己、茯苓善驱水气，桂枝得茯苓，则不发表而反行水，且合黄芪、炙甘草助表中之气，以行防己、茯苓之力，全方共奏补气健脾、利水消肿之功。

水肿发作时需要察其部位而治之，才能达到因势利导的效果。仲景曰："诸有水者，腰以下肿，当利小便；腰以上肿，当发汗乃愈。"凡腰以上肿，多因风寒湿邪，侵于肌表，闭郁肺气，水湿停留而成。故治宜宣通肺气，开发毛窍，使在外之水从汗液排出；腰以下肿，有虚有实；虚者为阳气不足，不能化气行水而使水邪停居于下；实者为水湿之邪停留于下，但其人正气不虚，脉沉而有力，兼见小便不利及腹部胀满等症。所以，本方所治水肿特点为四肢和腰以下为甚，按之凹陷不起。

本案患者为脾气受损，气滞水停而引发的水肿，借仲景补气健脾、利水之法，治之有效。运用此法，调整了脾运化转输功能，为补土理论的具体运用。

案例三 解郁止呕法治疗二甲双胍所致呕吐案

卢某，女，66 岁，2013 年 2 月 12 日初诊。

主诉 口干多饮 4 年，疲倦、呕吐 2 天。

现病史 缘患者 4 年前开始出现口干多饮，无多食易饥，至当地医院就诊，查空腹血糖 14mmol/L，诊断为 2 型糖尿病，后一直口服降糖药物治疗，近期血糖控制情况不佳，空腹 9.6mmol/L，1 周前因血糖控制不佳，在原方案基础上加服二甲双胍 1g，每日 2 次降糖治疗，空腹血糖降至 7mmol/L，餐后 2 小时血糖约 10.5mmol/L，2 天前患者觉疲倦，后呕吐胃内容物多次，非咖啡色，非喷射状，无胃痛及反酸不适，就诊时测指尖血糖 8.2mmol/L；血酮体及血气分析未见明显异常；腹平片未见明确气腹、肠梗阻征象，考虑为二甲双胍药物所致可能性大。

刻下症 胃脘灼热嘈杂，恶心，呕吐，无胃痛，心下痞闷感，纳欠佳，眠一般，无解黑便，小便调，大便调。舌淡暗，苔黄腻，脉弦滑数。

中医诊断 呕吐。

中医证型 郁热迫胃，胃气上逆。

治法 清解郁热，除烦止呕。

中药处方 栀子生姜豉汤加减。栀子 10g，生姜 15g，淡豆豉 15g，枳实 12g。

上四味，水煎服，吐后温服。

2013 年 2 月 13 日二诊：

刻下症 服药 1 剂后症状减，2 剂后呕吐消失，心下痞及胃脘灼热症状减轻大半，原方再服 2 剂，随访症状消失后停服。

按语

二甲双胍是治疗 2 型糖尿病的常用药物，也是联合治疗方案中的基础治疗药物，如无禁忌证，应一直保留在糖尿病治疗方案中。其常见的不良反应有胃肠道反应、乳酸酸中毒、维生素 B_{12} 水平下降等，限制了二甲双胍在部分患者的应用。胃肠道反应是二甲双胍最常见的不良反应，包括腹泻、恶心、呕吐、胃胀、消化不良、腹部不适等，大多数发生于用药前 10 周，不少患者因为不能耐受而停药，转而服用性价比更低、更加昂贵的其他药物。因此，在服用二甲双胍出现胃肠道不适时，若加用中药后能尽快缓解症状，对减少患者停药及减少患者经济负担有重要意义。

本案患者主症表现为胃脘灼热嘈杂，恶心，呕吐。发病部位为胃腑，病理因素为火郁。火郁胃中，可见胃脘灼热嘈杂；胃通降失常，可见恶心呕吐。栀子生姜豉汤是治疗郁火聚于胃腑，胃脘灼热嘈杂的重要方剂。

栀子生姜豉汤见于《伤寒论》76 条，曰："发汗后，水药不得入口为逆，若更发汗，必吐下不止。发汗吐下后，虚烦不得眠，若剧者，必反复颠倒，心中懊恼，栀子豉汤主之……若呕者，栀子生姜豉汤主之。"本方由栀子、淡豆豉、生姜三药组成。栀子苦寒，可导火热下行，且因其体轻上浮，清中有宣，故与芩、连之苦降直折不同；淡豆豉气味轻薄，既能解表宣热，又可和降胃气，宣中有降；生姜和胃降逆止呕。三药相伍，既可清解胸表之热，又可宣泻火郁之烦，还可调理气机之升降出入，对火郁虚烦之呕吐证疗效颇佳。

《医宗金鉴》认为，热邪迫胃，饮气上逆，可以致呕。本条之"呕"，即是郁热迫胃气夹饮上逆所致，故在栀子豉汤的基础上加用生姜降逆止呕，和胃散饮，并协同栀、豉宣泻火郁之邪。在此不选半夏止呕，可能是因其温燥而不利于火郁之证的缘故。刘渡舟指出，从以上配伍选药可以看出，仲景开火郁，不用黄连用栀子；止呕吐不用半夏用生姜，足见其制方用药之严谨。

（罗露露）

参 考 文 献

[1] 刘爱民. 顽固性湿疹的辨证治疗体会[J]. 中医学报，2010，25（3）：509-510.

[2] 中华医学会糖尿病学分会. 中国 2 型糖尿病防治指南（2013 版）[J]. 中国糖尿病杂志，2014，22（8）：40-42.

[3] 中国中医研究院主编，高辉远等整理. 蒲辅周医案[M]. 北京：人民卫生出版社，2005.

[4] 汤文璐，王永铭，杜文民，等. 国内 42 年文献源抗糖尿病药物的不良反应分析[J]. 中国新药与临床杂志，2002，21（12）：753-758.

[5] 郝万山. 郝万山伤寒论讲稿[M]. 北京：人民卫生出版社，2008.

[6] 张人玲，齐颖，王育琴. 2 型糖尿病患者加用吡格列酮出现水肿的初步调查研究[J]. 药物不良反应杂志，2009，11（3）：180.

第十章　补土理论在甲状腺疾病的临证运用

一、概述

近几年来，患甲状腺功能亢进症、甲状腺结节、甲状腺肿瘤的人群日益增多，多见于 20～40 岁的青壮年，尤其在中年女性较多见。瘿病类似于现代医学中甲状腺类疾病的总称，包括西医学的单纯性甲状腺肿、甲状腺功能亢进症、甲状腺炎、甲状腺腺瘤及甲状腺癌等。

甲状腺疾病，当属中医学"瘿病"范畴，古籍中有"瘿气""瘿瘤""瘿囊""影袋"等多种名称。瘿病的病因主要是情志内伤、饮食及水土失宜，但也与体质因素有密切关系。基本病机是气滞、痰凝、血瘀壅结颈前。病变部位主要在肝、脾，与心有关。瘿病的病理性质以实证居多，久病或有并发症时多由实变虚，可见脾气虚、脾阳虚、气阴两虚等虚候或虚实夹杂之候。所以，在甲状腺疾病后期及其并发症治疗的过程当中，我们可以发挥补土理论的特点与优势，为临床诊疗拓展思路。

二、临证案例

案例一　补中益气，潜阳敛阴法治疗瘿痛恢复期自汗案

冯某，女，34 岁，2013 年 4 月 10 日初诊。

主诉　颈前疼痛 2 个月，伴头汗多 1 个月。

现病史　患者 2 个月前因工作劳累、熬夜后出现发热、颈前疼痛，疼痛可牵扯至耳后，多处门诊治疗半个月后症状仍时有反复，完善相关检查诊断为亚急性甲状腺炎，予中药内服及外敷治疗，颈前疼痛逐步好转，近 1 个月出现汗多、睡眠差等症状，遂来诊。查体：甲状腺无肿大，质地软，活动度可，未触及明显结节，无压痛，未闻及明显血管杂音，双手细震颤征（−）。辅助检查：2013 年 3 月 4 日甲状腺彩超示甲状腺内片状异常低回声，性质待查，结合临床注意排除局限性亚甲炎。甲功五项：FT_4 22.84pmol/L，TSH 0.0191mIU/L。甲状腺 ECT 示甲状腺未见显像，甲状腺摄碘功能下降，结合病史，符合甲状腺炎改变。

刻下症　神清，精神稍疲倦，颈部现无疼痛，自汗出，眠差，二便调。舌淡胖，苔白微腻，脉沉细略数，右关脉细弱。

中医诊断　瘿痛。

中医证型　气虚不摄。

西医诊断　亚急性甲状腺炎。

治法　补中益气，潜阳敛阴。

中药处方　补中益气汤合牡蛎散加减。黄芪30g，熟党参15g，茯苓15g，白术15g，柴胡5g，升麻5g，浮小麦30g，法半夏10g，煅牡蛎（先煎）30g，麻黄根10g，炙甘草5g。

每日1剂，煎服。

按语

亚急性甲状腺炎，是常见的甲状腺疼痛疾病。本病多由病毒感染引起，以甲状腺区特征性疼痛伴全身炎症反应为特征，好发于30～50岁的女性。本病呈自限性，多数患者在数周或数月内自行缓解。本病治疗以减轻炎症反应及缓解疼痛为目的，预后较好，绝大部分患者可痊愈，不留任何后遗症。

亚急性甲状腺炎属中医学"瘿痛"范畴，与外感风温、疫毒之邪和内伤七情有关。多数医家认为，亚急性甲状腺炎的患者平素多情绪抑郁，则肝气郁结，肝气失于条达，则气机不畅，气机阻滞，不能行津化湿，肝木克于脾，脾失健运，脾为气血生化之源，脾失健运则痰湿内生；"气为血之帅"，气滞行血不利，则血液瘀滞，瘀滞的气、血、痰湿等病理产物又可郁而化热，痰湿、瘀血与热相煽，火热为阳邪，火性炎上，诸病理产物循经脉向上搏结于颈部则可发生本病，出现甲状腺区肿胀、疼痛等症状。若病理产物未诱发疾病，而潜伏于体内，成为本病发生的宿根，遇到外邪引动则可发病。

对于本病的治疗，多数医家建议根据病程进行分期辨证，初期散风透邪，疏肝清胃；中期理气化痰，散结活血；后期健脾益气，养阴益胃。病程进入中后期，热伤阴津，久则阴损及阳。因此，治疗过程中同时注意治未病的思想，健脾益胃，既可防止肝木犯脾土，又可防止苦寒之药凉遏伤胃。

本案患者经前期治疗后颈部疼痛基本缓解，但遗留自汗为患，继用前方治疗效果不佳。

汗是人体五液之一，是由阳气蒸化津液而来，"汗发于阴而出于阳,此其根本"。汗由津液所化生，并由卫气"司开阖"的功能进行管理和调节。在疾病过程中，凡能导致阴阳失常、腠理疏松、津液外泄的病变，都可能出现病理性出汗。本案选用补中益气汤合牡蛎散加减，方中重用黄芪补气升阳，益气固表而止汗；熟党参益气升津；白术、炙甘草补益中气；升麻、柴胡升举清阳；配用煅牡蛎益阴潜阳而止汗；浮小麦益气止汗；麻黄根收敛止汗。全方合用，意在健脾益气，使清阳能升、卫表能固，故而汗出自止，其病乃愈。

牡蛎散载于《太平惠民和剂局方》，曰："诸虚不足，及新病暴虚，津液不固，体常自汗，夜卧即甚，久而不止，羸瘠枯瘦，心忪惊惕，短气烦倦者，当用牡蛎散以调治。"方由黄芪30g、麻黄根9g、牡蛎（炙）30g组成，制为粗散，每服9g，水一盏半，小麦百余粒，同煎至八分，去渣热服，日二服，不拘时候。

牡蛎散具有益气固表、敛阴止汗的功能，主治自汗、盗汗。如常自汗出，夜卧更甚，心悸惊惕，短气烦倦，舌淡红，脉细弱。本方证是表虚不固，营阴不能内守所致。方中牡蛎敛阴止汗镇惊为主药；黄芪益气固表，为辅药；浮小麦敛心阴，止虚汗；麻黄根专于止汗，与浮小麦协助黄芪、牡蛎益气固表，敛阴止汗之效，共为佐使药。本方对于体虚自汗或盗汗之证，均可应用。如属阳虚，可加白术、附子以助阳固表；如属阴虚，可加干地黄、白芍以养阴止汗；如属气虚，加党参、白术以健脾益气；如属血虚，可加熟地黄、首乌以养血。

临床应用以汗出、心悸、短气、舌淡、脉细弱为证治要点。该方常用于病后、手术后及产后自汗、盗汗，属卫外不固，阴液外泄者，是治疗病后体虚、自主神经功能失调及其他慢性疾病属于体虚卫外不固之多汗者的有效方剂。

案例二　补脾益肾，升阳举陷法治疗甲状腺功能减退症虚劳案

梁某，女，38 岁，2013 年 1 月 23 日初诊。

主诉　甲亢术后 21 年，放射治疗伴疲倦乏力 7 个月。

现病史　患者 1992 年确诊为"甲亢"并行甲状腺部分切除术。2012 年 6 月患者自觉左侧甲状腺肿大，伴多食、易饥、心悸、手颤等不适，遂就诊于中山大学附属第一医院，查 TSH 0.006mIU/L，FT_3 18.51pmol/L，FT_4 63.56pmol/L，SPECT-CT 示甲状腺术后残留甲状腺弥漫性肿大，左叶明显，重量约 71g；残留甲状腺摄锝功能明显增高，考虑甲亢术后复发，经过碘 131 治疗后甲亢症状逐渐好转，高代谢症群消失。7 个月前出现疲倦乏力，伴有腹胀，腰背肌肉酸痛，复查 $FT_3 < 1.54$pmol/L，FT_4 6.10pmol/L，诊断为甲亢治疗后甲减，门诊予优甲乐及维生素口服治疗。查体：形体稍胖，眼突，双侧甲状腺 I 度肿大，左叶明显，质中，无压痛，可随吞咽动作上下移动，上下极未触及震颤，腺区未闻及血管杂音，周围浅表淋巴结未扪及肿大。

刻下症　精神疲倦，全身乏力，腰背酸痛，腹胀，腰膝酸软，口苦，口干欲饮，无头晕头痛，无心悸心慌，无手颤，无胸闷气促，胃纳差，眠可，大便干，小便尚调。舌质淡，苔薄白，脉沉细。

中医诊断　虚劳。

中医证型　脾肾亏虚。

西医诊断　甲状腺功能减退症（放射性治疗后）。

治法　补脾益肾，升阳举陷。

中药处方　补中益气汤合肾四味加减。黄芪 30g，白术 15g，陈皮 5g，广升麻 5g，柴胡 10g，熟党参 15g，当归 10g，菟丝子 15g，补骨脂 15g，枸杞子 15g，淫羊藿 15g，茯苓 15g，火麻仁 30g。

每日 1 剂，煎服。

2013 年 1 月 28 日二诊：

刻下症　精神改善，疲倦缓解，无乏力，仍有腹胀，口干，不欲饮，伴少许口苦，胃纳改善，眠可，大便顺畅可解，小便调。舌脉同前。考虑肝木偏旺，予原方加郁金 15g，疏肝解热，再服 7 剂，口干苦症状消失。

按语

甲状腺功能减退症（简称甲减），是由各种原因导致的甲状腺激素缺乏而引起的全身性低代谢综合征。甲减的常见病因是桥本甲状腺炎、甲状腺手术后、放射性碘治疗后、萎缩性甲状腺炎等。临床表现为乏力、畏寒、记忆力减退、反应迟钝等，严重者出现非凹陷性水肿，称为黏液性水肿，甚至可出现黏液性水肿昏迷。本病西医治疗主要采用甲状腺激素替代治疗，一般不能治愈，常需终身药物治疗。而在西医辨病基础上结合中医辨证治疗最具有优势，临床体会，用中药改善甲减脾肾亏虚患者的临床症状效果明显。

甲减在古代中医学中无专属对应病名。基于甲减临床表现多为乏力、恶寒、面色苍白、脱发等元气亏乏、气血不足、肾阳虚衰之证，当属于中医学"虚劳""虚损"范畴。《素问·通评虚实论》云："精气夺则虚"；《证治汇补·虚损》亦指出："虚者，血气之空虚也；损者，脏腑之损坏也"，已指出了虚损的病机。

甲减的基本病机是脾肾阳虚，中土亏虚，命火不足，或兼心阳不足，或兼肝阴不足，肝阳亢奋；病位涉及肾、脾、心、肝四脏。本案患者表现出精神疲乏，全身乏力，腰背酸痛，腹胀，腰膝酸软，口苦口干欲饮，大便干，舌淡，脉沉细略弦等症状，为脾肾两虚，兼肝火偏旺之象。

因而治疗上要注重脾肾并治，要善用《黄帝内经》"虚则补之""劳则温之""形不足者，温之以气""精不足者，补之以味"等理论，将补脾与补肾结合起来，或补火生土，或适时兼用疏肝，抑木扶土，从而达到治病求本，标本兼顾之效。

本案例以补中益气汤合肾四味加减成方进行治疗。补中益气汤为补土派补气升阳之代表方剂，主治脾胃气虚证，脾胃是元气之本、气机升降之枢，《脾胃论》方解中提到，黄芪主病甚劳役，人参为除湿热、烦热之圣药，当归身和气血，橘皮导气，又能益元气，升麻引胃气上腾复其本位，便是行春生之令，柴胡引清气行、少阳之气上升，白术除胃中热，利腰脊间血。全方意在使脾胃健旺，清阳上升，元气充足。

本案患者之虚劳为虚证，乃是脾气不足所致清阳不升，从而出现神疲、全身乏力之症，补脾益气升提是主要治疗方法，选用熟党参、黄芪、白术之品补益脾气；重用黄芪，配伍当归补气生血；脾主升清，以升为健，故配合柴胡、广升麻，其中柴胡主入少阳，以升少阳清气为要，广升麻主入阳明，以引阳明清气上升；同时兼顾脾肾同治，选用肾四味（枸杞子、菟丝子、补骨脂、淫羊藿）阴中有阳，阳中有阴，合乎景岳"善补阳者，必于阴中求阳，则阳得阴助，而生化无穷；善补阴者，必于阳中求阴，则阴得阳升，而源泉不竭"之妙。补益肾精之品多滋腻，但肾四味四药入肝肾，药性平和，温而不燥，润而不腻。益肾精，鼓肾气，温阳无桂、附之弊，滋阴无熟地之弊。

本例病案主要因为甲状腺激素减少，需长期服用优甲乐治疗，长远的治疗目标是要注意甲状腺功能，动态了解甲状腺功能变化，以策安全。

案例三　疏木补土法治疗瘿病危象早期案

卓某，女，23 岁，2013 年 7 月 6 日初诊。

主诉　怕热汗出、心悸 2 个月，加重伴气促、发热 10 小时。

现病史　患者 2 个月前出现怕热汗出、心慌心悸，动则加重，情绪易激动。今晨患者爬 6 层楼梯后出现上述症状加重，并伴胸闷、气促，就诊时测 T 39.0℃，P 128 次/分，甲功：TSH 0.004mIU/L，$T_4 > 387.0$nmol/L，$T_3 > 12.32$nmol/L；生化等检查未见明显异常，诊断考虑"甲状腺危象"，给予加强补液支持治疗，氢化可的松静脉滴注抗炎等治疗。查体：双侧甲状腺 II 度肿大，未触及明显结节，双侧甲状腺上下极可闻及血管杂音；心率 128 次/分，律齐，各瓣膜听诊区未闻及病理性杂音；全身皮肤潮湿，双手细震颤。辅助检查：甲功示 TSH 0.004mIU/L，$T_4 > 387.0$nmol/L，$T_3 > 12.32$nmol/L。

刻下症　神清，精神疲倦，怕热汗出，心悸、头晕、气促，发热，口干苦，心烦难眠。舌红，苔薄黄，双脉弦劲有力，兼滑数。

中医诊断　瘿病。

中医证型　痰热化风，风痰扰心。

西医诊断　甲状腺功能亢进危象（早期）。

治法　清热化痰，镇肝息风。

中药处方　黄连温胆汤加减。黄连 15g，胆南星 15g，山栀子 10g，黄芩 10g，竹茹 10，柴胡 15g，石膏 30g，水牛角（先煎）30g，石决明（先煎）30g，牡丹皮 20g，甘草 10g。

每日 1 剂，煎服。西医方面：临嘱予丙硫氧嘧啶首剂 600mg，再继予 200mg，口服，每日 3 次；氢化可的松 100mg 加入 5%葡萄糖氯化钠针 250ml，静脉滴注，每日 3 次。长嘱普萘洛尔片 20mg 口服，每日 3 次；补液、纠正电解质紊乱等。

2013 年 7 月 8 日二诊：

刻下症　服上方 3 剂后热退，守方。查体：P 88 次/分。西医方面：长嘱予丙硫氧嘧啶 200mg 口服，每日 3 次；停用氢化可的松；长嘱普萘洛尔片 20mg 口服，每日 3 次；补液、纠正电解质紊乱等。

2013 年 7 月 10 日三诊：

刻下症　再服上方 2 剂后，脉转弦滑缓而略细弱，上方加白术、山药、茯苓、党参、白芍、山萸肉、生地黄各 15g，共 7 剂，症除出院，出院后再服 10 余剂，脉弦劲逐渐缓和下来，痰热渐去。查体：P 83 次/分。西医方面：长嘱丙硫氧嘧啶减至 150mg 口服，每日 3 次；长嘱普萘洛尔片 20mg 口服，每日 3 次。

2013 年 7 月 20 日四诊：

刻下症 神志清，无心悸，中药服前方。复查甲功示 TSH 0.008mIU/L，T_4 276nmol/L，T_3 10.7nmol/L。查体：P 76 次/分。西医方面予丙硫氧嘧啶 150mg，口服，每日 3 次；普萘洛尔片减至 10mg 口服，每日 3 次。后常规每月门诊治疗。

按语

现代所讲的甲状腺功能亢进症（简称甲亢）相当于中医学"瘿气"范畴。甲亢的病程较长，早期多表现为肝火旺盛、肝阳上亢、肝气郁结证，常兼有胃热、气滞、血瘀、痰浊、痰火等证，表现为急躁易怒、多食、大便频数、多汗、心悸、手抖等症状；而后期随着疾病进展，病程较久，以本虚为主，如肝郁脾虚、心脾两虚、脾虚痰湿、气阴两虚等。"见肝之病，知肝传脾"，所以，在本病后期及并病期，脾土不足之时，我们运用补土之法，或适时兼有疏肝，抑木扶土，从而达到治病求本，标本兼顾之效。

甲状腺功能亢进危象，是指危及患者生命的甲状腺功能亢进状态，是在甲亢病情尚未控制时，由于一些诱因使原有症状突然加剧的一组症候群。甲亢危象较少见，却是危及患者生命的急重症，多发生于未经治疗或治疗不正规、病程较长的重型患者，近半数甲亢危象患者在发生危象前未经抗甲状腺药物治疗。早期临床表现：①体温在 38～39℃；②心率在 120～159 次/分，可有心律不齐；③食欲不振、恶心、腹泻、乏力；④多汗；⑤焦虑、烦躁不安、危机预感等。本病西医治疗主要采用大剂量丙硫氧嘧啶、糖皮质激素、β 受体阻滞剂等药治疗，经抢救治疗后，患者热退脉安，再予停用糖皮质激素，同时减少丙硫氧嘧啶及 β 受体阻滞剂用量，以防止出现上述药物在大剂量使用时发生的不良反应。我们在西医基础上结合中医辨证治疗，临床体会中医治疗对临床症状的改善效果较好，主要体现在神志及精神状态好转、缩短退热时间、改善睡眠状态、缩短病情从重症转向平稳的时间。

本案脉弦劲，乃肝风陡张；滑而实，乃痰热盛，故诊为痰热生风。痰热蕴于肝胆，魂不归藏而不安，风痰窜入经络，致肢体震颤不宁；痰热上犯而头晕，口干苦；邪正相争于肌表，而见发热。据上述症机，治当清热、化痰、息风。服中药方后，痰热渐退，风气渐息，诸症缓解，脉数转缓，但仍弦滑兼细，原方基础上加四君子汤、增液汤服用。

此案脉弦滑劲实，属阳盛之脉。为何不从阳求阴而诊为阴虚阳亢，予三甲复脉汤等滋阴潜阳息风，而予清热化痰息风？因脉实邪实，故予祛邪息风为主，治其标急，标急得缓，知其邪热伤阴，故渐加增阴滋液之品，故方中增生地黄、白芍、山茱萸等。

本案在热退后加用四君子加山药，用药上遵循"见肝之病，知肝传脾，当先实脾"的思路，体现了补土理论的思想。明代医家薛己在《薛立斋医学全书》中指出：木制土上者，受其节制而已，其木尚未陷入土中。故只补其脾，运其气，则不受其制矣。不必升提也。所以，我们遣方用药时未加用升麻、桔梗等升提之品，而用四君子加山药补脾气，补脾阴，疾病痊愈。

本病主因是血液中甲状腺激素极度增多所致，因病情危重，治疗时还是要联合使用丙硫氧嘧啶降甲状腺激素、糖皮质激素抗炎退热、补液支持等综合治疗，以策安全。

案例四 益火补土法治疗甲状旁腺功能减退症痉病病案

仇某，女，19岁，2013年8月27日初诊。

主诉 甲亢术后反复手足抽搐2年余，手足搐搦伴疲倦乏力7个月。

现病史 患者2年前因甲亢行双侧甲状腺次全切除术，术后出现手足、面部麻木，间中有手足抽搐，长期予钙剂口服治疗。近7个月上述症状加重，多次外院住院治疗，查血钙及甲状旁腺激素均低下，口服钙剂均不能有效控制手足抽搐，要在口服大剂量钙剂基础上加静脉注射葡萄糖酸钙才能缓解上述不适。为求进一步治疗而收住院。

刻下症 神清，精神疲倦，面色白，全身发冷，时有冷汗出，手足、面部麻木，间中有手足抽搐，腰膝冷痛，胃纳差，不欲进食，大便烂。舌淡，苔薄白，脉沉细无力。

中医诊断 痉病，虚劳。

中医证型 脾肾阳虚，血虚寒凝。

西医诊断 甲状旁腺功能减退症，低钙血症，中度贫血。

治法 益火补土，温肾补脾，补血散寒。

中药处方 附子理中汤加当归补血汤。干姜10g，熟附子（先煎）10g，生晒参10g，白术10g，炙甘草10g，黄芪50g，当归10g。

共4剂，每日1剂，分次服用。

2013年9月1日二诊：

刻下症 患者精神转佳，胃纳好，无冷汗出，肤温转暖，口稍干，偶有夜间双下肢搐搦，予原方加木瓜、威灵仙转筋；纳佳，予上方去干姜，共3剂。

2013年9月4日三诊：

刻下症 服后诸症减轻明显，夜间睡觉时稍有四肢发冷，再予原方加桂枝、鸡血藤温阳通络治疗，共14剂。

2013年9月18日四诊：

刻下症 症状好转出院。出院后一直门诊就诊，间断服用中药治疗，至今随访3年余，未再使用静脉钙剂治疗，也未曾出现严重的手足搐搦。

按语

甲状旁腺功能减退症（简称甲旁减）因多种原因导致甲状旁腺素产生减少或作用缺陷而造成以低钙血症、高磷血症为主要化验异常，患者表现为反复手足搐搦和癫痫发作，需长期口服钙剂和维生素 D 制剂以控制病情。

本案患者以手足搐搦为主要临床表现，属中医学"痉病"范畴。神疲、纳差、腰膝冷痛，全身冷汗出，肢体搐搦，舌淡、苔薄白，脉沉细无力为一派脾肾阳亏，阳气虚衰，阴寒内盛之象。故在益火补土大法指导下辨证处方用药。方中以生晒参补气益脾，振奋脾阳；熟附子大辛大热，温发阳气，祛散寒邪，为主药；辅以干姜温中散寒，协助附子回阳之力；炙甘草和中补土，并能缓和姜、附之过于燥烈；白术健脾燥湿；黄芪、当归补血养血，共奏益火补土之功。

益火补土法是根据五行相生关系提出的一种治疗方法。《素问·阴阳应象大论》曰："南方生热，热生火，火生苦，苦生心，心生血，血生脾……中央生湿，湿生土，土生甘，甘生脾。"心属火，脾属土，二者之间存在母子关系。益火补土的本义即温心阳以补脾阳，火为土之母，在治疗脾土疾病时，重在补心火之母，达到温补脾土的目的。然而自明清以来，命门学说盛行，其较有代表性的即为张景岳的《类经附翼·真阴论》，说："命门之火，谓之元气，命门之水，谓之元精。"即"命门为元气之根，为水火之宅。五脏之阴气，非此不能滋。五脏之阳气，非此不能发"。后世医家亦多认为命门之火具有温煦脾土的作用。因此，在命门学说兴起之后，益火补土法成为益命门之火即温肾阳以补脾阳的一种治疗方法。

在甲状旁腺功能减退症的全程管理中，若患者出现以阳虚寒凝为本的病机时，临床当投以健脾温肾之剂，方能使阳气得充，阴气得散。

三、临证小结

中医学认为，瘿病的最常见病因为人体正气不足、情志不舒畅和居处饮水不宜。而在这些致病因素的作用之下，容易引起肝气郁结不畅达，脾的运化功能失常，脏腑的功能失去正常的调节功能。同时，甲状腺为肝经所络，现代女性需兼顾职场与家庭，压力重重，而中医学认为"怒伤肝"，肝气郁结，阻碍血运，痰瘀交阻，结于颈前而成瘿，且女性本为多气少血之体，经、孕、产、乳等生理特点也与肝经气血有密切关系。此外，因体内的气机升降失调导致女性患甲状腺疾病的人不在少数，而"忧思伤脾"，脾虚生痰，痰气交阻，随之气机紊乱。《诸病源候论·瘿候》曰："瘿者，由忧恚气结所生"；或忧愁思虑伤脾，且肝郁疏泄失常，横逆犯脾亦可致脾气虚弱，痰湿内生，肝气夹痰上逆，痰气交凝于颈前肝经循行部位而发此病。

上述四个医案，从不同角度治疗瘿病，总体均从脾治疗，病案一为体虚卫外不固之多汗者，用补中益气汤合牡蛎散治之以益气固表、敛阴止汗，是为扶脾法的一种体现。方中牡蛎敛阴止汗镇惊，为主药；黄芪益气固表，为辅药；浮小麦敛心阴，止虚汗；麻黄根专于止汗，与浮小麦共为佐使药。病案二为脾气不足所致清阳不升证，病案三为肝旺克土所致脾土虚证，分别选用补中益气汤合肾四味、黄连温胆汤治疗，用药上遵循"见肝之病，知肝传脾，当先实脾"的思路，体现了补土理论灵活运用的思想。

（罗露露）

第十一章 补土理论在痛风的临证运用

一、概述

痛风是由于嘌呤代谢障碍引起的代谢性疾病。高尿酸血症是引起痛风发病的生化基础，反复发作的痛风性关节炎是其常见的临床表现之一，疾病后期常出现痛风石、痛风性肾病、尿酸性尿路结石、关节功能障碍甚至畸形等，严重影响患者的工作与生活。

痛风属于中医学"痛风""痹证""热痹""历节""白虎历节"等范畴。对于痛风的病因病机，中医学认为与先天禀赋失调、饮食不节、劳倦内伤、年老体衰等因素相关，正虚卫外不固是内在基础，感受外邪是外在条件，由此产生的湿浊留恋是致病之本，可铸成邪毒，导致瘀阻，多为本虚标实、虚实错杂之证。

现代医学治疗急性痛风多采用秋水仙碱、非甾体抗炎药和糖皮质激素等药物，有较好的止痛作用，但部分患者使用后不良反应较大，不能耐受，其应用受到一定的限制，致使痛风反复发作和并发症的出现。中医药治疗痛风疗效确切，无明显毒副作用，弥补了西药的缺点。中医学认为痛风的治疗原则为"急则治其标，缓则治其本"，针对痛风发作时和间歇期的临床特点，采用分期论治。急性期以湿蕴生热，湿热瘀毒痹阻为主，治疗以清热利湿、通络止痛为主；间歇期及慢性期以脾虚湿浊为主，或兼肝肾亏虚、浊毒瘀滞，治疗以运脾化湿、舒筋通络为主，或兼以补益肝肾，上述疗法在临床上效果明显。其中，调理脾胃功能及调理脾胃气机之法，在治疗痛风性关节炎中具有重要意义，下面通过医案举例说明。

二、临证案例

案例一 清热利湿活血法治疗痛风病案

梁某，男，40岁，2013年6月25日初诊。

主诉 反复下肢多关节红肿热痛6年余，再发1周。

现病史 患者6年余前开始出现左侧踝关节红肿疼痛，局部发热，活动受限，夜间疼痛剧烈，痛甚时难以入睡，冷敷后疼痛减轻，至外院就诊，查尿酸580μmol/L，诊断为"痛风性关节炎"，给予地塞米松静脉注射后症状可缓解。后疼痛仍反复，一年发作7~8次，偶有双足第五趾关节肿痛，间断口服消炎药对症止痛。近1周，患者外伤后出现左膝关节、踝关节红肿疼痛，局部发热，痛甚不能行走，自行口服双氯芬酸钠缓释片后症状缓解不明显，遂来就诊。辅助检查：2012年12月7日外院查血尿酸550μmol/L，C反应蛋白47.3mg/L。入院查血尿酸606μmol/L。

刻下症 神清，精神稍倦，口干口苦，左膝关节、踝关节红肿疼痛，局部发热，夜间疼痛剧烈，痛甚时难以入睡，活动受限，无关节畸形，无发热恶寒，纳可，眠一般，小便调，大便干结。舌暗红，苔黄腻，脉弦滑。

中医诊断 痛风。

中医证型 湿热瘀阻。

西医诊断 痛风性关节炎、糖耐量异常、高脂血症、肾结石。

治法 清热利湿，活血止痛。

中药处方 土茯苓30g，土贝母30g，百合50g，薏苡仁30g，车前草30g，虎杖15g，忍冬藤30g，茵陈30g，黄柏15g，牛膝15g，苍术15g，蚕沙10g，姜黄30g，豆蔻2g，大黄5g。

每日1剂，再煎频服。嘱患者少吃海鲜、动物内脏、猪蹄、老火靓汤等高嘌呤食物，戒酒，加强饮食治疗。

2013年6月30日二诊：

刻下症 口干口苦仍明显，左膝关节、踝关节红肿疼痛稍减轻，局部少许灼热感，偶有胃脘隐痛，大便稍烂，舌暗红，苔黄腻，脉弦滑。考虑到使用大量清热利湿、行气活血之品，以致重伤脾胃，脾胃伤，气血生化无源，正气无力抗邪。去大黄，黄柏减至10g、虎杖减至10g、忍冬藤减至20g，加海螵蛸15g、山药20g、党参15g、茯苓15g、炙甘草10g。

2013年7月5日三诊：

刻下症 左膝关节、踝关节红肿疼痛明显减轻，局部无明显灼热感，稍口干无口苦，无腹胀，大便成形，舌暗红，苔微黄腻，脉弦滑。予上方继续服5天后关节红肿热痛基本消失，继予上方加减治疗，继服7剂，1个月后复查血尿酸下降至407μmol/L。随访半年痛风未再发作。

按语

本案属于"热痹"范畴。脾胃是调节人体气机升降出入的枢纽所在，脾主运化，若脾胃气机不畅则运化失司，水谷精微滞留，内生湿浊，影响营气生成，卫气不得外行于皮毛抵御外邪，营气不得内行于脉中营养脏腑，营卫不和则湿热等邪气乘虚而入，日久化生浊毒，阻滞经络，发为痛风。《素问·痹论》曰："风寒湿三气杂至，合而为痹"，强调了外邪为引发本病的外在因素。朱震亨在《丹溪心法·痛风》中指出：六气中，湿热为患者十之八九，可见，湿热对本病的发生发展起着关键性的作用。汉代张仲景在《金匮要略》中记载"病历节不可屈伸，疼痛"皆由"风湿""风血相搏"所致。唐代王焘在《外台秘要·白虎方》中记载："大都是风寒暑湿之毒，因虚所致，将摄失理……"清代林珮琴在《类证治裁·痛风》中记载："痛风，痛痹之一症也，……初因寒湿风郁痹阴分，久则化热攻痛，至夜更剧"，指出痛风是风寒湿邪侵袭，日久蕴而化热，湿热互结所致。

本案的病机属于湿热瘀阻，故治疗当以清热利湿，活血通络止痛为法。本案用四妙散加味治疗。四妙散出自《活人方》，方中黄柏清热燥湿，泻火解毒，主入下焦；苍术主入脾胃，内燥脾湿，又散外湿，二药相伍，为治疗湿热痹证之要药；薏苡仁清热利湿，健脾舒筋；牛膝补肝肾，强筋骨，祛风湿，引药下行。在此基础上，配合百合、土茯苓、土贝母消肿解毒；茵陈清利湿热，擅祛三焦湿邪，但以中焦为主；车前草利水通淋，使湿浊之邪从小便而出；虎杖、忍冬藤清热解毒通络；蚕沙祛风除湿，和胃化浊；豆蔻温化湿浊；姜黄活血止痛；大黄通腑泻下。全方共奏清热利湿、活血止痛之功，具有明显的缓解急性痛风性关节炎关节红肿热痛的作用。本患者感受湿热毒邪，蕴于体内，留滞四肢关节、筋脉肌肉，治则常为清热解毒、祛湿活血，虽临床常可以取效，但是大剂清热利湿活血之品往往易伤脾阳，损及正气，故上方加入海螵蛸制酸止痛，加山药、党参、茯苓、炙甘草补益脾土，以鼓动正气抗邪外出，标本兼顾，攻补兼施，因而收到满意的疗效。

从患者病史来看，近6年痛风反复多次发作且缠绵难愈，治疗特点是消除急性症状较易，控制反复发作较难。患者自6年前诊断为痛风后，按医嘱要求平素做到饮食规律，体型正常，但尿酸仍较高，原因何在？

本案痛风的核心病机为脾虚为本，湿浊为标，因素体脾虚，虽无饮食不节，但仍运化失调，酿生湿浊，外注交肉关节，内留脏腑，发为本病。湿性重着黏滞，故易反复发作，故治本之法在于健脾以绝湿浊之源。治疗上在急性期清热利湿为标，在缓解期补益脾土为本，从而真正做到减少痛风反复发作，是为补土理论的具体体现。

案例二　健脾祛湿，清热活血法治疗痛风病案

黎某，女，52岁，2015年5月12日初诊。

主诉　反复双踝关节肿痛3年，再发左踝关节肿痛10余天。

现病史　患者3年前无明显诱因出现左踝关节肿痛，至当地医院予对症止痛治疗后症状可缓解，遂停药，此后再出现右踝关节红肿热痛，且反复发作，其间至外院就诊，查血尿酸升高，诊断为痛风性关节炎，曾间断服用别嘌醇降尿酸治疗，3个月前自行停服。10余天前因进食海鲜后左踝再发红肿热痛，遂至骨科就诊，给予二号膏外敷、依托考昔片口服等对症治疗后，疼痛症状缓解不明显，遂来就诊。辅助检查：入院查血尿酸481μmol/L。

刻下症　神清，精神稍倦，乏力，无口干口苦，左踝关节肿痛，局部暗红，肤温高，不能行走，时有脘腹胀满，无腹痛，纳眠一般，小便调，大便稍烂。舌淡暗，苔黄微腻，脉沉滑。

中医诊断 痛风。

中医证型 脾虚湿瘀化热。

西医诊断 痛风性关节炎、2型糖尿病、高血压2级（很高危组）、高脂血症。

治法 健脾祛湿，清热活血止痛。

中药处方 薏苡仁30g，苍术20g，黄柏15g，车前草20g，土茯苓30g，萆薢20g，桑枝15g，丹参15g，川芎15g，厚朴15g，陈皮10g，党参20g，茯苓15g，白术15g，甘草5g。

每日1剂，再煎频服。

2015年5月19日二诊：

刻下症 左膝踝关节疼痛明显减轻，无明显红肿，局部肤温稍高，仍感乏力，脘腹胀满减轻，大便尚成形，舌淡暗，苔薄黄，根部腻，脉沉滑。原方加黄芪20g健脾益气，紫苏梗10g、茵陈20g加强行气祛湿之力。

2015年5月26日三诊：

刻下症 左膝踝关节疼痛基本缓解，无明显红肿，局部肤温正常，乏力减轻，关节酸软，无明显脘腹胀满，大便尚调。舌淡暗，苔薄白，脉沉滑。考虑湿热渐去，而正虚明显，以上方去清热苦寒之黄柏，酌减茵陈、车前草、萆薢用量为10g，同时去陈皮以免行气太过。续服14剂。后随访1年痛风未再发作。

按语

明代张介宾在《景岳全书·脚气》中曰："自外而感者，以阴寒水湿……令湿邪袭人皮肉筋脉……自内而致者，以肥甘过度……致热壅下焦……"认为痛风内为平素嗜食肥甘，湿壅下焦，外由湿邪侵袭人体皮肉筋骨所致。脾主运化，脾主肌肉、四肢、关节，脾气亏虚，不能为胃行其津液，濡荣四肢肌肉关节，脾胃为后天之本、气血生化之源，脾升则健，胃降则和，脾土健运则水谷精微化生为气血，输布濡养脏腑器官。

本案患者素体脾虚，加之饮食不节，易致脾胃功能失调，升清降浊失司，水湿运化受阻，湿邪停滞体内，留注四肢关节。随着病程延长，病邪逐步化生，渐次深入，湿浊痹阻关节，日久入络，外攻手足，内注脏腑，郁而化热化瘀，湿热痹阻经脉，表现为多关节的红肿热痛型急性关节炎。此外，本案患者除了关节红肿热痛的表现，同时还可伴有精神疲倦、乏力、脘腹胀满、胃纳不佳、大便稍烂等脾胃虚弱证候，故此病机为本虚标实之证，脾胃不和为本，湿热痹阻为标，治宜健脾祛湿，清热活血止痛，在清化湿热的同时，配以益气健脾之法以标本兼顾。本案始治之时，偏重于清热燥湿苦寒药物，如四妙散清热利湿，土茯苓、萆薢、桑枝祛湿解毒利关节，丹参、川芎活血化瘀止痛，配合平胃散燥湿运脾、行气和胃，同时配伍四君子汤等健脾益气温中之品以顾护中焦脾胃运化功能。待标证稍缓后，气虚等症状显露明显，则当削减黄柏、茵陈、车前草、萆薢等清热燥湿苦寒之品，酌加黄芪加强益气健脾之力，由此标本同治，鉴别孰轻孰重，随证加减，故能显效。

案例三　健脾运湿法治疗痛风病案

朱某，男，49 岁，2014 年 1 月 7 日初诊。

主诉　反复右下肢多关节肿痛 3 年余，再发 10 天。

现病史　患者 3 年余前饮酒后出现右膝关节红肿热痛，活动受限，局部未见溃烂，未见明显关节畸形，无晨僵，夜间静息疼痛明显，自行贴敷膏药后症状稍好转。后反复多次出现右膝关节、右踝关节、右第 3 及 4 跖趾关节红肿热痛，休息后无明显缓解，夜间痛甚，或单个关节发病，或两个以上关节发病，无外伤史及关节变形史，至外院就诊，查血尿酸偏高，诊断为"痛风性关节炎"，经口服别嘌醇及秋水仙碱等治疗后症状可缓解。10 天前因外出饮酒不慎受凉后再次出现右踝关节红肿热痛，活动受限，少许恶风，遂来诊。辅助检查：2013 年 10 月 31 日外院查血尿酸 623μmol/L。入院查血尿酸 671μmol/L。

刻下症　神清，精神疲倦，右踝关节肿痛、重着，局部稍红、肤温稍高，活动受限，无关节畸形，少许恶风，无发热，口干无口苦，纳眠一般，小便调，大便 1～2 次/日，质烂不成形。舌淡红，苔白滑，边有齿痕，脉濡缓。

中医诊断　痛风。

中医证型　脾虚湿蕴。

西医诊断　痛风性关节炎、脂肪肝、肝功能异常。

治法　健脾运湿。

中药处方　党参 15g，茯苓 15g，白术 15g，白扁豆 15g，山药 15g，砂仁（后下）10g，甘草 5g，桔梗 10g，防风 15g，羌活 15g，独活 15g，土茯苓 30g，薏苡仁 30g，川芎 15g。

每日 1 剂，再煎服用。

2014 年 1 月 12 日二诊：

刻下症　精神好转，右踝关节肿痛明显减轻，局部无红肿发热，活动基本自如，口稍干，纳眠可，小便调，大便 1～2 次/日，质软成形。舌淡红，苔白微腻，边有齿痕减轻，脉弦滑。中药汤剂予上方加豆蔻 3g 温化湿浊，续服 7 剂。1 周后随访，诉症状基本缓解。

按语

本案患者年近五旬，后天之气渐薄，长期饮酒，饮食不节，损伤脾胃，脾气亏虚，则气血生化乏源，加之湿浊内生，湿邪内蕴，又因风、寒、湿三气乘虚合而杂至，侵袭关节，经络痹阻，不通则痛，发为痹证。正如《黄帝内经》曰："邪之所凑，其气必虚。"正气不足是痹证发生的内在因素，正气不足除了先天因素外，后天正气不足主要是各种原因导致的脾失健运、气血生化乏源所形成的。《素问·至真要大论》云："诸湿肿满，皆属于脾"，脾主运化，布化精微而升清，胃主受纳，腐熟水谷而降浊，为生化之源，五脏六腑、四肢百骸皆赖之以养。脾失健运，一则不能"为胃行其津液"，而转化为水湿，凝聚成痰浊；二则完谷不化，尤其对厚味、酒食运化不及，而致湿浊内生，滞留于关节。《素问·生气通天论》中"高粱之变，足生大丁"也反映了痛风的病理变化过程、脾胃的关键病机。中医学认为，"脾为后天之本""四季脾旺不受邪"，脾虚不健，则导致其主运及主化功能失职，易招致内外湿相合，湿浊内阻。如《素问·痹论》论述："所谓痹者，各以其时重感于风寒湿之气也"，强调风、寒、湿三气交杂合而成痹的外邪说。《万病回春·痛风》云："痛风也……都是血气、风湿、痰火，皆令作痛。或劳力，寒水相搏；或酒色醉卧，当风取凉；或卧卑湿之地；或雨、汗湿衣蒸体而成痛风。在上者多属风，在下者多属湿。"故治疗的关键在于扶正祛邪，扶正当健脾，祛邪当泻浊。

　　本案治以健脾运湿为法，用参苓白术散加减治疗。参苓白术散源自《太平惠民和剂局方》，功能健脾益气、和胃渗湿。《冯氏锦囊·杂症》云："脾胃属土，土为万物之母。东垣曰：脾胃虚则百病生，调理中州，其首务也。脾悦甘，故用人参、甘草、苡仁；土喜燥，故用白术、茯苓；脾喜香，故用砂仁……土恶水，故用山药治肾；桔梗入肺，能升能降，所以通天气，于地道而无痞塞之忧也。"此方中党参、白术、茯苓益气健脾渗湿为君；配伍山药助君药以健脾益气，兼能止泻；并用白扁豆、薏苡仁助白术、茯苓以健脾渗湿，均为臣药；更用砂仁醒脾和胃，行气化滞，是为佐药；桔梗宣肺利气，通调水道，又能载药上行，培土生金；甘草健脾和中，调和诸药，共为佐使。此方是在四君子汤基础上加山药、白扁豆、薏苡仁、砂仁、桔梗而成。两方均有益气健脾之功，但四君子汤以补气为主，为治脾胃气虚的基础方；参苓白术散兼有渗湿行气作用，并有保肺之效，是治疗脾虚湿盛证及体现"培土生金"治法的常用方剂。本案方中还加用土茯苓除湿解毒、通利关节，川芎活血通络；还配以羌活、防风、独活祛风除湿、散寒止痛，李杲在《脾胃论》中主张重元气、重脾胃、重升降，倡导风药的运用，这些风药质轻性浮，有升散之性，可升发脾胃清阳，使清阳得升，浊阴得降，升降相调，则脾胃健运，水湿渐消。如此，标本兼顾，可使脾土得旺，脾气健运，湿浊得化，外邪得祛，气血化源充足，气血旺盛，关节通利，痹证自然得以缓解。

案例四　健脾补肾，祛湿活血法治疗痛风病案

黄某，男，67岁，2015年5月6日初诊。

主诉　反复双足多发关节肿痛10年，再发1月余。

现病史　患者10年前无明显诱因出现左足第一跖趾关节、踝关节红肿热痛，逐渐出现右足第一跖趾关节、踝关节红肿热痛，伴活动受限，行走时双足疼痛明显，在当地医院就诊，诊断为"痛风性关节炎"，给予口服药物治疗（具体不详）后症状缓解。患者未规律服药及饮食控制，后症状时有反复，或单个关节发病，

或两个以上关节发病，影响关节屈伸。1 月余前因饮食不节，进食海鲜后再发双足关节肿痛，局部肤温稍高，昼轻夜重，行动不便，伴有腰酸不适，夜尿频多，休息后症状缓解不明显，遂来就诊。辅助检查：入院查血尿酸 533μmol/L，血肌酐 224μmol/L，血红蛋白 94g/L。DR 片：左足第一跖骨头骨密度改变，结合痛风病史，符合痛风足。

刻下症　神清，精神疲倦，双足第一跖趾关节、踝关节肿痛，局部肤温稍高，行动不便，腰酸，纳眠一般，夜尿每晚 4～5 次，大便调。舌淡暗，苔白微腻，脉弦滑。

中医诊断　痛风。

中医证型　脾肾两虚，湿浊瘀阻。

西医诊断　痛风性关节炎、肾功能不全、冠心病、高血压 2 级（很高危组）、轻度贫血。

治法　健脾益肾，祛湿活血。

中药处方　党参 20g，白术 15g，炙甘草 10g，山萸肉 15g，杜仲 15g，补骨脂 15g，土茯苓 30g，萆薢 30g，车前草 15g，泽泻 15g，鸡血藤 20g，丹参 20g，当归 15g。

每日 1 剂，水煎服，14 剂。

2015 年 5 月 20 日二诊：

刻下症　双足第一跖趾关节、踝关节疼痛明显缓解，无明显红肿，仍感腰部酸困，夜尿多，舌质淡暗，苔薄白，脉沉细。考虑湿浊渐去，原方去泽泻，减少土茯苓、萆薢用量至各 20g，加黄芪 30g 健脾益气，加黄精、续断、狗脊各 15g 补肾益精，强筋骨，共 14 剂。

2015 年 6 月 3 日三诊：

刻下症　双足第一跖趾关节、踝关节肿痛基本缓解，腰酸困减轻，夜尿每晚 2～3 次，舌质淡暗，苔薄白，脉沉滑。复查血尿酸 423μmol/L，血肌酐 197μmol/L，血红蛋白 103g/L。

按语

本案患者素体脾胃亏虚，运化湿浊功能减弱，代谢产物沉积不化，易致湿浊郁而化热，积聚于关节经脉，痹阻经络关节，气血不畅，骨失所养，不荣则痛；"穷必及肾""久病入络"，湿热痰浊等病理产物，积于肾脏，损伤肾络，致肾失分清泌浊之功，肾络瘀阻，则可出现蛋白尿、血肌酐升高等。中医学认为，脾主运化水谷精微，化生气血，为后天之本，肾藏先天之精，是生命之本原，为主水之脏，肾为先天之本。脾肾的先后天关系主要表现为在生理上相互促进，在病理上相互制约，脾运化水液的功能正常，赖于肾气的蒸化及肾阳的温煦，肾主水液输布代谢，又须脾气及脾阳的升清，即所谓"土能制水""肾亏水寒侮土"。脾肾两脏相互协调，主司水液代谢。若饮食不节，嗜食厚味如海鲜鱼蟹等发物，损伤脾胃，运化失司，不能胜任升清降浊之职，或先天禀赋不足，肾之蒸化开阖功能障碍，肾不主水则水液不能正常运化，水谷运化、水液代谢失衡，继则水湿内聚，聚湿成痰，郁久化热，痰湿互结，痹阻经脉，发为痛风、痛风性肾病。

五脏皆虚，独取后天脾胃，损其脾胃，调其饮食，适其寒温，补以甘味。脾胃为后天之本、气血生化之源，脾主运化，脾胃健旺，水谷精微充足，不断滋养于肾，使肾中精气盈满，脾肾两脏相互协调，使水液输布代谢有常。本案以湿浊、瘀血为标，正虚为本，脾肾亏虚乃发病关键，故治当以健脾益肾，祛湿活血为法。方中党参、白术、炙甘草健脾益气；山萸肉、杜仲、补骨脂补肾强骨；土茯苓、萆薢、车前草、泽泻利湿泻浊，兼以清热；鸡血藤、丹参、当归补血活血通络。二诊考虑湿浊渐去，去泽泻，减少土茯苓、萆薢用量，加黄芪健脾益气，加黄精、续断、狗脊补肾益精，强筋骨。全方诸药合用，以调补脾肾，扶正祛邪，湿浊得化，气血流畅，诸症得解。

三、临证小结

《素问·痹论》中，论述痹证的诱因，有"饮食自倍，肠胃乃伤"的说法。李杲在《脾胃论》中也提出："百病皆由脾胃衰而生也。"可见，脾为后天之本，主四肢关节肌肉，司运化之职。脾胃属中焦，调节人体气机升降出入，脾脏喜湿而善升为阴土，脾宜升则健，胃喜燥而善降为阳土，胃宜健则和，一升一降共同调节全身气机。若先天脾胃禀赋不足，或饮食不节、酗酒，或多进肥甘厚味之品，情志不畅等损伤脾胃，因而脾胃气机不畅，气血运行受阻，运化失司，湿浊之邪内生，加之外感之邪，湿浊积聚，郁久化热，炼液成痰，痰浊日久，痰湿痹阻，瘀血必生，痰瘀互结，滞留经络筋骨，气血运行不畅，发为痛风。故脾胃虚弱病机所致的湿热浊毒内蕴，是本病临床常见的类型之一。另外，先天禀赋失调，脏腑不和，或因年老体衰，脾肾不足，使脾输布转运和肾气化蒸发功能失常，致使清气不升，浊阴不降，水湿痰浊内生；加之脾肾亏虚致气血运行失调，湿痰瘀阻停滞，浊瘀蕴结，不得泻利，滞留于血中，郁久化热，渐化为毒，痹阻经脉，发为痛风。古往今来从脾论治痛风均有理论和临床基础，从扶土治疗本病亦获得较好效果。

综上所述，脾虚湿盛是痛风的基本病机，湿、痰、瘀是痛风的基本病理关键，饮食不节、情志失调是痛风的诱发因素。湿、痰、浊、瘀、虚交相为害，污浊凝聚，不得运行而作痛，受累脏腑以脾为甚，继之影响肾。以健脾利湿法为主，并选择具有调节内分泌免疫环路或抗氧化等作用的中药。上述四个医案，从不同角度治疗痛风，总体均从湿治疗，有湿重、热重、瘀滞之不同。祛湿方法有从小便而利，有从汗解，但脾胃乃升降之枢纽，故有重要作用，祛湿法终归于脾胃。脾胃虚弱是罹患湿的前提，而饮食不节则是导致脾胃功能失调、湿热内蕴的主要诱因。究其病机，主要为饮食失调、脾胃虚弱所致湿、热、痰、瘀毒邪内阻血络筋脉，发为本病。盖脾胃为后天之本、气血生化之源，其功能特点主要集中于升与降。脾主运化，布化精微而升清；胃主受纳，腐熟水谷而主降浊。脾升则健，胃降则和，痰浊水湿浊毒之邪则无生毒之源，从健运脾胃角度治之，则病去而人不伤也。从脾论治间歇期或慢性期痛风，对提高疗效、减轻痛风反复发作具有重要的意义。

（罗露露　何清香）

第十二章　补土理论在肥胖症的临证运用

一、概述

肥胖相当于现代医学的肥胖症，是由于食物摄入过多或机体代谢改变而导致体内脂肪堆积过多，造成体重异常增加的一种代谢紊乱综合征，可引起人体病理、生理改变或其他疾病的发生。如无明显病因者称为单纯性肥胖症，有明显病因者称为继发性肥胖症，前者占肥胖症患者的95%。无论在发达国家或发展中国家的成年人或儿童中，超重和肥胖症的患病率都在以惊人的速度增长。肥胖症可引起心脑血管疾病、糖尿病、痛风、脂肪肝等一系列并发症，对公众群体构成了严重威胁。现代医学治疗肥胖主要包括药物治疗、手术治疗、物理治疗、心理治疗、饮食疗法、运动疗法等，西药、手术疗法见效快，但不良反应大，价格昂贵，对患者生活质量有一定的影响，部分患者难以接受。

中医学将肥胖者称为"脂人""膏人""肉人"，《灵枢·卫气失常》曰："人有肥有膏有肉……䐃肉坚，皮满者，肥（脂）。䐃肉不坚，皮缓者，膏。皮肉不相离者，肉"，产生了"脂""膏""肉"三种临床证型。

中医学认为，肥胖多因先天禀赋不足、过食肥甘、情志失调、缺乏运动、年老体弱等导致气虚阳衰、痰湿瘀滞形成，主要累及脾脏，而脾虚不运，不能升清是肥胖的病机关键。同时水液运化失常，水湿内停，留滞体内可致肥胖。水液代谢是由胃、脾、肺、肾、三焦五经之气，经过升、降、浮、沉的生理运动，从而完成"水精四布，五经并行"的新陈代谢活动。脾胃居中，是为调节运转，黄元御在《四圣心源·脉法解》中提到"土者，四维之中气也"。脾升胃降，气机运转，水液代谢才能正常运行；反之，则诸症蜂起。此外，肾为先天之本，先天之精受之于父母，先天禀赋不足，肾气亏损，全身气化不利，对肥胖的产生起重要作用。肝为"君主之官"，主疏泄，调畅气机。《血证论·脏腑病机论》中云："木之性主于疏泄，食气入胃，全赖肝木之气以疏泄之，而水谷乃化；设肝之清阳不升，则不能疏泄水谷，渗泻中满之证，在所不免。"情志失调，肝气郁滞，导致机体气机不畅，也是产生肥胖的一个重要因素。《素问·宣明五气》中指出："久卧伤气，久坐伤肉"，劳逸失度，缺乏运动，造成气机不畅，是产生肥胖的又一重要环节。《金匮要略·血痹虚劳病脉证并治》曰："夫尊荣人，骨弱肌肤盛"，提示肥人的本质是形体有余，形态肥满，筋骨由于不常劳作而脆弱。

本病病位主要在脾胃与肌肉，与心、肝、肺、肾、三焦相关。很多医家认为本病多属于本虚标实之候，本虚多是脾虚，或兼肾虚，或心肺气虚；标实为痰湿膏脂内停，或兼水湿、血瘀、气滞等，临床常有偏于本虚及标实之不同。故针对其不同病机，前人有"肥人多痰""肥人多湿""肥人多气虚"之说。

中医学针对肥胖的本虚标实的特点，治疗当以补虚泻实为原则。补虚常用健脾益气法；脾病及肾，结合益气补肾法。泻实常用祛湿化痰法，结合行气、利水、消导、通腑、化瘀等法，以祛除体内痰浊、水湿、瘀血、膏脂等，其中，祛湿化痰法是治疗本病最常用的方法，贯穿于本病治疗过程的始终。

《神农本草经》列举了许多能使人消减脂肪、轻身延年的药物，后世医家对肥胖证的认识与防治又有所丰富。古人治疗肥胖证的方法源于《黄帝内经》。《灵枢·卫气失常》提出："必先别其三形，血之多少，气之清浊，而后调之，治无失常经"，明确提出治疗肥胖，先分型后辨证，即先确定肥胖人的膏、脂、肉分型，再辨别气血之多少，血气之清浊，循证施治。膏人有肌肤强弱之辨、寒热之分，后人以《金匮要略》防己黄芪汤为主，治疗膏人肥胖偏寒者；以防风通圣散为主，治疗膏人肥胖偏热者。脂人治疗，以益气养血为主要治则，如防己黄芪汤合二陈汤加减。肉人治疗，则以泻浊血，行涩气，清泻攻下为主。清代陈士铎在《石室秘录》中专门设立了肥治法，指出肥人多痰，病机是气虚不能运行而生痰，治法是补其气，消其痰。这些都为临床治疗肥胖奠定了理论基础，下面通过医案举例说明。

二、临证案例

案例一　清胃泻热，健脾祛湿法治疗肥胖案

周某，女，32 岁，2013 年 6 月 19 日初诊。

主诉　体重增加 4 年。

现病史　患者平素缺乏运动，喜食肥甘，4 年前开始出现体重增加，4 年内增重 10kg 以上，后逐渐出现体型改变，满月脸，双大腿明显增粗，腹部隆起及腰背部脂肪增厚，半年前至当地医院就诊完善相关检查，考虑为"单纯性肥胖症"，曾服用减肥药治疗后效果不佳，遂来就诊。查体：身高 142cm，体重 58kg，BMI 28.76kg/m^2。辅助检查：空腹血糖 6.33mmol/L；总胆固醇 5.7mmol/L；血尿酸 523μmol/L；腹部 B 超示脂肪肝。

刻下症　神清，精神疲倦，满月脸，形体偏胖，头身困重，口干，稍口苦，胃纳可，多食，眠差，小便调，大便偏干，2～3 日一行。舌暗红，苔黄腻，脉弦滑。

中医诊断　肥胖。

中医证型　胃热湿阻。

西医诊断　肥胖症，代谢综合征。

治法　清胃泻热，健脾祛湿。

中药处方　王氏连朴饮加减。黄连 10g，黄芩 10g，厚朴 10g，栀子 15g，芦

根 20g，石菖蒲 15g，法半夏 15g，茯苓 15g，薏苡仁 30g，大黄 5g，神曲 15g，甘草 5g。

共 7 剂，水煎服，每日 1 剂。

2013 年 6 月 26 日二诊：

刻下症 患者精神可，形体仍偏胖，头身困重减轻，稍口干口苦，胃纳减少，眠可，大便可解，质软。舌红，苔腻微黄，脉弦滑。为免大量苦寒之品伤及脾阳，上方去大黄，黄芩、黄连减至各 5g，栀子减至 10g，续服 14 剂。

2013 年 7 月 10 日三诊：

刻下症 患者精神可，形体偏胖，体重较前下降 3kg，无明显头身困重，稍口干，无口苦，胃纳减少，眠可，大便质软。舌淡红，苔微黄，舌根腻，脉弦滑。上方加党参 15g、白术 15g 加强健脾之力。续服，3 个月后随访，诉体重共下降 7kg。

按语

肥胖是在内外因素作用下，机体脏腑气血功能失调，导致水湿、痰浊、膏脂等病理产物壅积于体内的结果，其中胃热湿阻型多为轻中度肥胖阳盛体质患者。多因胃热盛，嗜食肥甘，食欲旺盛，摄入量增加，食积郁而酿湿化热，脂积湿阻，湿浊膏脂聚集而发。张介宾注："高梁，膏梁也。肥贵之人，每多浓味，夫肥者令人热中，甘者令人中满，热蓄于内，多伤其阴，故为此诸病"；又曰："肥者，味浓助阳，故能生热"。长期嗜食肥甘、醇酒厚味，致脾胃运化失常，大量的肥甘滋腻之品不能充分输布化生，郁积日久酿成内热。热盛灼津，阴津耗伤必欲食饮而自救，故食饮俱旺。进食越多，脾胃郁阻越甚，食积郁阻又可加重内热，形成恶性循环。脾主运化，胃主受纳，饮食摄入平衡与否，归根到底与脾胃的功能是否正常有关。脾胃纳化失常，内热在胃，消磨水谷，遂无限量，食积困脾，脾运难展，精微不得敷布外达，化生气血充养周身。水谷精微瘀积过多变生膏脂，蓄于肌肤发为肥胖。又李杲云："胃中元气盛，则能食而不伤，过时而不饥……"明确指出肥胖症是由胃强脾弱所致。胃功能亢进，则食欲增强，饥饿感明显，摄食多，则为胃强；摄食过多，超过了脾的运化功能，脾失健运，膏脂痰湿积聚，出现倦怠乏力、胸闷气短的表现，则为脾虚，强调胃强脾弱是肥胖症的基本病机，而胃热炽盛导致的食欲亢进、摄食量大是发生肥胖的关键。

本案主要病机特点是胃热湿阻，故治疗以清胃泻热，健脾祛湿为法，采用王氏连朴饮加减为主。方中黄连、黄芩苦寒清热燥湿；厚朴、法半夏理气化湿和中，栀子清郁热除烦闷；芦根清热生津；石菖蒲芳香化浊；神曲消食导滞和胃，薏苡仁、茯苓健脾利湿，促进脾胃的运化转输；甘草调和诸药，扶正祛邪；大黄泻热通便，如《神农本草经》所云："荡涤肠胃，推陈致新，通利水谷，调中化食，安和五脏"。诸药相伍，共奏清热化湿，理气和中之效。二诊实热渐减，大便通，予削减大黄、黄芩、黄连、栀子等苦寒之品以免伤及脾阳。三诊热象不显，予加党参、白术加强健脾益气之力。全方诸药配合得当，故体重减轻，诸症得解。

案例二 健脾益气，化痰祛湿法治疗肥胖案

陈某，男，46岁，2015年8月20日初诊。

主诉 体重增加、疲倦乏力2年余。

现病史 患者平素工作应酬较多，酒肉不断，2年余前开始出现体重逐渐增加近15kg，全身发胖，大腹便便，自觉行动不便，平素乏力易倦，嗜卧，夜间睡觉时鼾声明显，自觉喉中有痰，自行控制饮食后，体重未见明显下降，为求中医药治疗遂来就诊。查体：身高168cm，体重87kg，BMI 30.82kg/m^2。辅助检查：总胆固醇6.2mmol/L，三酰甘油3.5mmol/L；腹部B超示脂肪肝。

刻下症 神清，精神疲倦，乏力，形体偏胖，肢体困重，自觉喉中有痰，无口干口苦，纳眠可，二便调。舌淡红，苔白腻，脉滑。

中医诊断 肥胖。

中医证型 气虚痰湿。

西医诊断 肥胖症，高脂血症，脂肪肝。

治法 健脾益气，化痰祛湿。

中药处方 四君子汤加减。党参15g，白术15g，茯苓20g，法半夏15g，胆南星15g，石菖蒲15g，苍术20g，陈皮10g，枳壳15g，泽泻15g，决明子15g，荷叶15g，甘草5g。

共14剂，水煎服，每日1剂。

2015年9月5日二诊：

刻下症 患者体重稍减，疲倦乏力、肢体困重、喉中有痰感减轻，夜间睡觉时鼾声减小，自觉偶有胃脘满闷，舌脉同前。上方予加瓜蒌皮15g宽胸理气化痰，加制远志10g化痰醒神开窍，共28剂。

2015年10月2日三诊：

刻下症 患者体重下降至81kg，疲倦乏力、肢体困重、喉中有痰感、夜间睡觉时鼾声明显减少，无胃脘满闷。上方去陈皮，续服20剂，体重下降至77kg，自觉行动自如。

按语

本患者素嗜肥甘饮食、醇酒滋腻，日久脾失健运，脾胃受损，水谷不化，蓄积体内，化为膏脂，充溢于身，则发为肥胖。如《素问·奇病论》曰："必数食甘美而多肥也。"又《素问·通评虚实论》有"肥贵人，则膏粱之疾也"的说法。《临证指南医案·湿》认为"湿从内生者，必其人膏粱酒醴过度。或嗜饮茶汤太多。或食生冷瓜果及甜腻之物……其人色白而肥，肌肉柔软……"说明饮食不节，损伤脾胃是肥胖发病的关键之一。

《景岳全书·论痰之本》曰："不观之强壮之人，任其多饮多食，则随食随化，

未见其为痰也。惟是不能食者，反能生痰，此以脾虚不能化食，而食即为痰也。"《景岳全书·非风》曰："何以肥人反多气虚？盖人之形体，骨为君也，肉为臣也。肥人者，柔胜于刚，阴胜于阳者也。且肉以血成，总属阴类，故肥人多有气虚之证。"又如《医述》云："以脾土虚，则清者难升，浊者难降，留中滞膈，瘀而成痰"等，均强调气虚痰湿肥胖者的主要证候特点，说明肥胖之人多有气虚，脾脏气虚，运化转输水谷精微的功能减弱，失其健运，清阳不升，浊阴不降，不归正化为膏、为湿、为痰，津液滞留，可化为痰浊。脾为生痰之源，脾运不利则聚湿生痰，而痰湿既成。痰湿既为病理产物，又是致病因素，痰湿困遏脾土，损伤脾胃，使脾胃气虚加重，所以脾虚与痰浊互为因果，关系密切。肥胖的临床表现以气虚和痰湿为主，如肢体困重、多睡少醒、少动懒言、舌质淡嫩、苔白腻等。正是基于气虚、痰湿等的临床表现，在审症求因的思想指导下，得出了肥人气虚、肥人多痰的理论观点。《石室秘录·肥治法》云："气虚痰多之症，痰多本是湿也，而治痰之法，又不可徒去其湿，必须补气为先，而佐以消痰之品。"因而健脾益气、燥湿化痰便成为最常用的治疗方法。

　　本案肥胖的主要病机在于脾气亏虚，痰湿内阻，故在治疗上，当以健脾益气，化痰祛湿为法。本方用四君子汤（党参、白术、茯苓、甘草）健脾益气；胆南星、石菖蒲、远志导痰开窍醒神；法半夏、苍术燥湿化痰；陈皮、枳壳、瓜蒌皮理气化痰；泽泻淡渗利湿泻热；决明子润肠通便降脂；荷叶有利湿、升发清阳之功，《本草同玄》载：开胃消食，止血固精，《四声本草》载：荷叶服之，令人瘦劣，现代药理研究也证实荷叶具有减肥降脂作用。全方合用，使脾运正常，痰湿肥脂化解。

案例三　健脾祛湿，清热活血法治疗肥胖案

　　林某，男，38岁，2014年7月9日初诊。

　　主诉　体重增加25年，双下肢肿胀伴色素沉着1年余。

　　现病史　患者13岁时开始体重增加，当时体重约90kg，胃纳佳，多食，后每年体重增加2～3kg，至今体重增加约58kg，达148kg，活动不便，劳累后疲倦心悸，余无特殊不适。1年余前因肛周脓肿、蜂窝织炎出现双下肢肿胀，休息后可缓解，后出现色素沉着，局部组织增厚，于外院完善双下肢动静脉彩超提示未见异常。完善肥胖相关检查后，考虑为"单纯性肥胖症"可能性大。患者平素刻意控制饮食减肥，但效果不明显，现为求中医药治疗，遂来就诊。查体：身高174 cm，体重148 kg，BMI 48.88 kg/m²，血压159/95 mmHg。辅助检查：2014年8月查空腹血糖9.6 mmol/L。血脂：总胆固醇6.2 mmol/L，三酰甘油1.8 mmol/L，低密度脂蛋白3.8 mmol/L。双下肢动静脉彩超提示未见异常。腹部彩超示轻度脂肪肝。肾上腺CT示双侧肾上腺未见明显包块。血尿皮质醇、高血压3项立卧位、尿香草苦杏仁酸等未见异常。

　　刻下症　神清，精神疲倦，体型肥胖，身肢困重，活动不便，劳累后乏力心悸，自觉双下肢肿胀不适，按之无明显凹陷，伴色素沉着，无口干口苦，无胸闷头晕，

纳可，刻意进食少，眠可，二便尚调。舌淡暗，边有瘀点，苔腻微黄，脉沉滑。

中医诊断　肥胖。

中医证型　脾虚湿瘀化热。

西医诊断　肥胖症，2 型糖尿病，高血压 1 级（很高危组），高脂血症，脂肪肝。

治法　健脾祛湿，活血利水，兼以清热。

中药处方　健脾活血清利汤加减。黄芪 15g，党参 15g，白术 15g，茯苓 20g，猪苓 15g，泽泻 15g，桂枝 10g，车前草 30g，薏苡仁 30g，瓜蒌皮 15g，法半夏 15g，丹参 20g，川芎 15g，甘草 5g。

共 7 剂，水煎服，每日 1 剂。

2014 年 7 月 16 日二诊：

刻下症　身肢困重减轻，自觉双下肢肿胀减轻，心悸减轻，小便量增多。舌脉同前。予原方加荷叶 15g，何首乌 20g，续服 30 剂。

2014 年 8 月 15 日三诊：

刻下症　体重减轻 7kg，乏力减轻，肢体困重、下肢肿胀感进一步减轻，无明显心悸。辅助检查：2014 年 8 月 10 日查血压 145/85 mmHg。空腹血糖 7.5 mmol/L。血脂：总胆固醇 5.1 mmol/L，三酰甘油 1.7 mmol/L，低密度脂蛋白 3.4 mmol/L。予原方续服。后随诊加减续服，半年后随访诉体重下降至 125kg，自觉一身轻松，精神好转。

按语

患者青少年时期肥胖，先天禀赋不足，脏腑功能失调，水湿不运，加之后天失养，平素嗜食肥甘滋腻，日久脾胃受损，脾失健运，脾运不及，湿浊内聚，痰瘀渐生，导致痰湿膏脂堆积，而成肥胖。《医学实在易》言："素禀之盛……由于先天……大抵素禀之盛，从无所苦，惟是湿痰颇多"，说明素体体质在一定程度上受先天禀赋影响。又《临证指南医案·湿》认为："湿从内生者，必其人膏粱酒醴过度。或嗜饮茶汤太多。或食生冷瓜果及甜腻之物……其人色白而肥，肌肉柔软……"还有人指出：厚味肥甘，可助阳生气、生阴。生阴者，转化为脂液，浸淫脉道，脉膜变异；《脾胃论》说："脾胃俱旺，则能食而肥"等，说明肥胖的病因主要是膏粱厚味，贪于摄取。所以先天禀赋不足，后天饮食不节，嗜食肥甘厚味，或暴饮暴食，长期多食少动，都可导致脾胃运化失职。禀赋体质在肥胖的形成中占有非常重要的地位，而后天失养则是加重肥胖的重要因素。

另外，脾气虚弱，运血无力，鼓动不得而致瘀血内停。瘀滞既成，致陈者当去而不能去，新者当生而不能生，气愈虚而愈瘀，愈瘀而愈虚，互为因果，变相为患，终至变证百出。津血同源，互资互化，肥胖之人多痰湿，痰湿阻滞，津液代谢异常可致血瘀。《灵枢·逆顺肥瘦》对于肥胖的形象作了描述："此肥人也。广肩腋项，肉薄厚皮而黑色，唇临临然，其血黑以浊，其气涩以迟。"又《外科理例·阴滞于阳为疽阳滞于阴为痛》提到："津液稠粘，为痰为饮，积久渗入脉中，血为之浊"，说明津血同源互生，血液的正常运行与津液代谢之间具有密切联系，痰湿与瘀血具有相关性，因此肥胖者具有痰湿内盛、血浊为瘀的痰瘀互结的证候，此类肥胖多为实胖，肉实体壮，治应活血化瘀通络，祛痰化湿。此外《素问·奇病论》云："数食甘美而多肥也，肥者令人内热"，说明湿浊留滞日久，还可化生内热。

本案的主要病机为脾虚水湿内盛，日久酿痰生瘀化热，故治疗上当以健脾祛湿，活血利水，兼以清热为法。本方中用黄芪、党参、白术、甘草益气健脾；茯苓、薏苡仁益气健脾渗湿；猪苓、泽泻、车前草利水渗湿泻热；桂枝通阳化气；瓜蒌皮、法半夏宽中理气，除痰降逆；丹参、川芎活血化瘀。二诊加荷叶减肥降脂，何首乌润肠通便泻浊。全方共奏健脾祛湿，活血利水，兼以清热作用，使脾虚得健，水湿浊热得除，瘀血得化，则疗效卓彰。

案例四 疏肝健脾，祛湿活血法治疗肥胖案

李某，女，34 岁，2016 年 4 月 15 日初诊。

主诉 体重增加 3 年余。

现病史 患者 3 年余前开始出现体重增加，加之工作、生活琐事，平素甚是苦恼，心情不悦，体重有增无减，腹大腰粗，自觉身困无力，月经常延期，曾在外院检查排除了内分泌及其他疾患，多次求医减肥效果不明显，遂来就诊。查体：身高 162cm，体重 78kg，BMI 29.72kg/m²。辅助检查：总胆固醇 5.82mmol/L，三酰甘油 2.4mmol/L；腹部 B 超示脂肪肝。

刻下症 神清，精神疲倦，形体肥胖，腹大腰粗，自觉身困乏力，胸胁满闷，月经延期，无口干口苦，无胸闷头晕，纳眠可，二便调。舌淡暗，苔白微腻，脉弦滑。

中医诊断 肥胖。

中医证型 肝郁脾虚，湿瘀内阻。

西医诊断 肥胖症，高脂血症，脂肪肝。

治法 疏肝健脾，祛湿活血。

中药处方 逍遥散加减。柴胡 15g，白芍 15g，薄荷（后下）6g，白术 15g，茯苓 15g，苍术 15g，薏苡仁 20g，荷叶 20g，郁金 15g，香附 15g，当归 10g，丹参 15g，炙甘草 5g。

共 14 剂，水煎服，每日 1 剂。嘱患者保持心情舒畅，饮食清淡，多运动。

2016 年 4 月 30 日二诊：

刻下症 上述诸症减轻，服药后出现大便稍烂，日 1~2 次，舌脉同前。上方白术改为炒白术，加山药 20g，共 14 剂。

2016 年 5 月 14 日三诊：

刻下症 体重减轻 4kg，自觉精神尚可，身肢活动灵活，胸胁满闷减轻，月

经准时，舌淡暗，苔薄白，脉弦滑。上方续服 20 剂，后随访体重再下降 3kg。

按语

本案患者平素心情不舒，肝气郁结，肝失条达，或阴血暗耗，或生化之源不足，肝体失养，皆可使肝气横逆，出现胸胁胀闷等症。肝失条达，不但不能资助脾胃运化，反过于亢奋而横逆犯脾土，即木旺乘土，使脾胃运化功能失常，水液停留，则化湿生痰，发为肥胖。脾胃的受纳运化、升清降浊，三焦气机的通畅有赖于肝之疏泄，如《素问·宝命全形论》曰："土得木而达。"肝为藏血之脏，性喜条达而主疏泄，体阴用阳。如清代医家魏之琇有"七情之病，必由肝起"之说；又如《知医必辨·论肝气》曰："人之五脏，惟肝易动而难静。其他脏有病，不过自病，抑或延及别脏，乃病久而生克失常所致。惟肝一病，即延及他脏"，说明在病理状态下，肝脏病变也易影响他脏。

同时如《素问·痹论》曰："饮食自倍，肠胃乃伤"，长期饮食不节，给脾的运化造成很大的负担，久之可损伤脾胃，导致脾胃虚弱，脾虚运化传输功能失常，水谷精微失于输布，化为膏脂和水湿，留滞体内而导致肥胖发生，加之肝失疏泄，忧思困脾，脾气更加不得畅达，气滞血瘀，不能化气行水，导致水湿内停，泛溢肌肤，阻滞于经络，也在一定程度上使肥胖加重。所以肝郁与脾虚互为因果，使气血津液运化失常，最终导致肥胖的发生。《灵枢·平人绝谷》提到："神者，水谷之精气也"，神疲、身困乏力，是脾虚运化无力，水湿内停之故。脾虚气弱则统血无权，肝郁血虚则疏泄不利，所以月经不调。脾胃是气血生化之源，肝主疏泄是脾胃气血生化正常的前提。根据"见肝之病，知肝传脾，当先实脾"的原则，提出了疏肝运脾治法，是治疗肥胖的一种行之有效的方法。

本案的主要病机是肝郁脾虚，湿瘀内阻，故当以疏肝健脾，祛湿活血为法，使用逍遥散加减为主。张秉成在《成方便读·逍遥散》中指出：夫肝属木，乃生气所寓，为藏血之地，其性刚介，而喜条达，必须水以涵之，土以培之，然后得遂其生长之意。若七情内伤，或六淫外束，犯之则木郁而病变多矣。此方以当归、白芍之养血，以涵其肝；苓、术、甘草之补土，以培其本；柴胡、薄荷、煨生姜俱系辛散气升之物，以顺肝之性，而使之不郁，如是则六淫七情之邪皆治而前证岂有不愈者哉。本方还加用薏苡仁、苍术健脾祛湿，使运化有权，气血有源；荷叶利湿、升发清阳，减肥降脂；郁金、香附行气解郁，使气通则湿除，郁解则胀消；丹参活血祛瘀；炙甘草益气补中，调和诸药。诸药合用，气血兼顾，体用并调，肝脾并治，使肝之疏泄、脾之运化功能恢复，湿浊得除，则诸症俱好。

案例五　健脾益肾，祛湿化痰法治疗肥胖案

陈某，女，31 岁，2016 年 7 月 21 日初诊。

主诉　体重增加 2 年余。

现病史　患者 2 年余前，自产后因饮食营养过剩，多静少动，体重明显增加近 20kg，并逐渐出现月经紊乱，1～2 个月一行，量少色红，平素倦怠乏力，喜卧，动则汗多气短，腰膝酸软，曾用人工周期疗法调整月经，效果不明显，为求中医药治疗，遂来就诊。查体：身高 160cm，体重 79kg，BMI 30.86kg/m²。辅助检查：总胆固醇 6.03mmol/L，三酰甘油 3.3mmol/L；腹部 B 超示脂肪肝。

刻下症　神清，精神疲倦，全身肥胖，乏力喜卧，动则气短，腰膝酸软，月经紊乱，1～2 个月一行，量少色红，无口干口苦，无胸闷头晕，纳眠可，夜尿稍频，大便调。舌淡红，苔白腻，脉沉滑。

中医诊断　肥胖。

中医证型　脾肾两虚，痰湿内阻。

西医诊断　肥胖症，高脂血症，脂肪肝。

治法　健脾益肾，祛湿化痰。

中药处方　健脾益肾祛湿汤加减。黄芪 30g，党参 15g，白术 15g，茯苓 15g，苍术 15g，法半夏 15g，陈皮 10g，香附 15g，补骨脂 15g，淫羊藿 15g，菟丝子 15g，桑寄生 15g，益母草 20g，炙甘草 10g。

共 14 剂，水煎服，每日 1 剂。

2016 年 8 月 6 日二诊：

刻下症　患者精神好转，乏力气短减轻，仍腰酸痛，夜尿减少，苔腻减轻。上方加杜仲 15g、续断 15g 益肾，共 30 剂。

2016 年 9 月 7 日三诊：

刻下症　患者体重减轻 4kg，腰膝酸软、夜尿、乏力气短等诸症明显减轻，诉月经准时来潮，量较前增多。舌淡红，苔薄白，脉沉。上方去陈皮、淫羊藿，加鹿角胶 15g，续服 1 个月。后随诊加减续服，半年后随访体重再减轻 8kg，诸症基本缓解。

按语

本案妇女产后营养过剩，缺乏运动，多坐多卧，导致伤肉伤气，气虚、气郁。正如《素问·宣明五气》所言："久卧伤气，久坐伤肉。"此类不良生活方式可以导致脾胃运化无力，输布失调，膏脂内聚，使人肥胖。另外患者先天禀赋不足，加之后天失养，五脏虚弱，特别是脾肾素虚，气虚体质者，也是发为肥胖的重要内在因素。《外台秘要》云："人食之后，滋味皆甜，流在膀胱。若腰肾气盛，则上蒸精气，气则下入骨髓，其次以为脂膏，其次为血肉也。"从脏腑功能而言，脾属土，为后天之本，主运化水谷、化生营血；肾为先天之本，主水之脏，通调水道、下输膀胱，二者在生理上相互促进，协同作用，共同参与体内的水液代谢。又如《医述》谓："脾胃俱旺，则能食而肥。脾胃俱虚，则不能食而瘦；或少食而肥，虽肥而四肢不举。"同样病理上亦互为因果，若脾肾二脏功能不足，脾脏运化转输水谷精微功能下降，不能散精上行，游溢的精气则为浊气，为膏为湿为痰，分布于肌肤、腠理、脏腑发为肥胖。气分阴阳，肾阳不足，火不暖土，脾阳亦不足，脾肾阳虚，水谷精微不得运化转输，亦可为膏为湿为痰，发为肥胖。叶天士在《临证指南医案》里也指出，肥胖并非正常丰溢之态，而是痰湿充盛所致，"凡论病，先论体质……，夫肌肉柔白属气虚，外似丰溢，里真大怯，盖阳虚之体，为多湿多痰。"章虚谷在《医门棒喝》也指出：体丰色白，皮嫩肌松，脉大而软，食啖虽多，每日痰涎，此阴盛阳虚之质，说明肥胖之人多为阳虚体质，阳气虚弱，脏腑功能失调，运化输布无力，气机郁滞，血行不畅，膏脂痰湿堆积体内，此外阳虚则温煦功能减弱，身体产生更多脂肪以御寒，日久形成肥胖。

《石室秘录·肥治法》云："肥人多痰，乃气虚也，虚则气不能营运，故痰生之。则治痰焉可仅治痰哉，必须补其气，而后带消其痰得耳。然而气之补法，又不可纯补脾胃之土，而当兼补其命门之火。盖火能生土，而土自生气，气足而痰自消，不治痰，正所以治痰也"，强调治疗肥胖当补脾气，兼补命门之火，目的在于治痰湿。本案的主要成因是痰、湿等"阴成形"太过，病之根在脾肾之阳气虚，即"阳气化"功能不足，阳气升发和外出不足，基本病机为本虚标实。故治疗应健脾益肾，脾肾双补，以使阳气得升，浊气得降，水湿得运，痰浊得化，即助阳化气，抑阴成形。本案方中用黄芪、党参、白术、炙甘草健脾益气；茯苓、苍术健脾祛湿；香附、法半夏、陈皮行气燥湿化痰；补骨脂、淫羊藿、杜仲温补肾阳；菟丝子、鹿角胶补益肾精；桑寄生、续断补肝肾，强筋骨；益母草活血调经利水。脾健则化生有利，肾中精气才能充盈，"阳化气"功能正常，五脏六腑才能得到温煦和推动，水湿则化，痰瘀则消，肥胖则消。

三、临证小结

肥胖最早记载见于《黄帝内经》，《素问·阴阳应象大论》中有"肥贵人""年五十，体重，耳目不聪明"等相关描述；《素问·通评虚实论》指出："肥贵人，则膏粱之疾也"。《医述》云："脾胃俱旺，则能食而肥。脾胃俱虚，则不能食而瘦；或少食而肥，虽肥而四肢不举，盖脾实而邪气盛也"，着重阐述了肥胖与脾胃之间的密切关系。脾主运化，胃主受纳，后天饮食不节，损伤脾胃，正如《素问释义》指出：食肥则气滞而不达，故内热；食甘则中气缓而善留，故中满。《临证指南医案·湿》中亦有"湿从内生者，必其人膏粱酒醴过度。或嗜饮茶汤太多。或食生冷瓜果及甜腻之物……其人色白而肥，肌肉柔软……"之说。因此肥胖的核心病机为脾失健运，同时与心、肝、肺、肾、三焦、肌肉相关。病性属本虚标实，虚以脾虚多见，实以痰湿膏脂内停为主，治疗上以标本兼治为则。以上五个病案包含胃热、气虚、血瘀、痰湿、气滞、肾虚等不同病机，治疗上从清热、补气、活血、化痰、祛湿、行气、补虚等方面入手，以泻实补虚为治则，健脾祛湿化痰贯穿其中。脾健胃和，气机运转，水精四布，则痰湿膏脂无以内生。

（梁庆顺　何清香）

第十三章 补土理论在垂体病变的临证运用

第一节 腺垂体功能减退症

一、概述

腺垂体功能减退症是各种病因造成垂体损害，导致一种或多种腺垂体激素分泌不足所致的临床综合征，表现为甲状腺、肾上腺、性腺等靶腺功能减退和（或）鞍区占位性病变。原发于垂体自身病变的为原发性腺垂体功能减退症，继发于下丘脑或其他中枢神经系统病变或垂体门脉系统病变的为继发性腺垂体功能减退症。

本病的发生，主要见于以下几个原因：①垂体缺血性坏死（如产后垂体坏死——席汉综合征，Sheehan's syndrome）；②垂体及下丘脑肿瘤；③垂体浸润性疾病、白血病、结节病；④自身免疫性垂体炎；⑤放射治疗及化疗；⑥垂体切除；⑦垂体脓肿、结核、脑炎、颅底脑膜炎等感染性疾病；⑧空蝶鞍综合征。腺垂体功能减退症的临床表现主要是神疲乏力、面色㿠白、恶心厌食、毛发脱落、月经量少或闭经、衰弱，甚至虚脱、休克等。本病一旦确诊，难以完全治愈，现代医学主要是采取激素替代治疗，剂量以生理剂量为宜。若是垂体瘤等导致的本病，可以考虑手术治疗，均可望获得本病的改善，减少远期并发症。

中医学虽然没有腺垂体功能减退症的病名，但按其各病程阶段的临床表现，可归属于"虚劳""产后血晕""血枯经闭""干血痨""劳瘵"等范畴。巢元方在《诸病源候论·产后虚羸候》中曰："夫产损动腑脏，劳伤气血，……故虚羸也……将养失所，多沉滞劳瘵……甚伤损者，皆着床，此劳瘵也。"此与席汉综合征病机相吻合。本病的发生可有多种病因，但以妇女产后大出血居多，或多产失血过多，血虚脉空，气随血脱，造成产后气血亏虚之候；或因平素过食辛辣、肥甘厚味，或因过食生冷，损伤脾胃，气血生化不足，五脏亏虚，痰湿内生，气血不畅，三焦阻滞而成本病；或因惊恐、忧思等七情内伤导致人体阴阳失调，气血不和，经脉阻塞，脏腑功能紊乱而发病；或因先天禀赋不足如父母体虚，胎中失养，临产受损，造成脏腑不健，气血不足，生机不旺而发病。

根据其发病原因，最常见的是产后失血过多，究其病损脏腑，孙思邈有"妇人产讫，五脏虚羸"之说，但主要涉及脾、肝、肾三脏。若产后出血，导致气随血脱，气血两虚，血脉空虚，血少不能生精，气耗精伤，久病不愈，日久损及脾土，导致脾失健运。脾为气血生化之源、后天之本。肾为先天之本，真阴真阳所寄之处，主生殖。脾肾两虚，先天不足，后天失养，则人体气血生化无源，精血充养无力，日久阴损及阳，肾阳不足，温煦失职，脾阳亦微，而成脾肾阳虚之证。肝主藏血，且有"女子以肝为先天"之说，大量失血可导致肾之阴血不足，肾阴匮乏影响到肝血不足，以致肝肾阴虚，而见经少、闭经之症。故临床上出现一系列气血双亏，肝、脾、肾诸脏虚衰的临床表现。另外，对于本病失治，或久治不愈，迁延日久，脏腑亏虚，功能衰减，气血不足，气虚推动无力，血液停滞脉络成瘀，又可出现血瘀之证。各家对本病的病因认识趋于一致，将其病机归纳起来，主要分为以下四个方面：气血虚弱，血海无余；脾肾阳虚，精血不足；肝肾虚损，精亏血少；气血亏损，阴阳俱虚。

应用中药治疗本病恢复期，既能达到很好的疗效，同时可减少各种并发症及不良反应的发生，弥补了西药的不足。根据本病的病因病机，中医药主要以补气养血填精、健脾温肾、补益肝肾为治疗大法。其中，脾胃为后天之本、气血生化之源，若本病久病不愈，日久损及脾胃，则变证丛生。《难经·十四难》指出：五脏皆虚，独取后天脾胃，损其脾胃，调其饮食，适其寒温，补以甘味。脾胃旺，饮食进，则能化生气血。又如李杲在《脾胃论》中以补脾胃之阳，以补元气，生阴血，他认为善治病者，惟在治脾，治脾胃以安五脏。因此，顾护脾胃在本病治疗中也具有重要意义。举几个临床典型医案论述之。

二、临证案例

案例一　温肾健脾，益气化瘀法治疗虚劳案

潘某，女，37岁，2016年10月2日初诊。

主诉　疲倦乏力9月余。

现病史　患者2015年12月因饮食不节出现呕吐、腹泻，伴疲倦乏力，无发热，诊断为"胃肠炎"，其间查Na$^+$128mmol/L，Cl$^-$94.3mmol/L，予对症处理后呕吐、腹泻症状缓解，但疲倦乏力改善不明显。2016年2月再次因呕吐、腹泻，查Na$^+$113mmol/L，Cl$^-$81.9mmol/L，伴有怕冷，四肢色素沉着，脱发，闭经，查血皮质醇（08：00、16：00、00：00）：0.4、0.2、0.3nmol/L，ACTH（08：00、16：00、00：00）：均小于1.11pmol/L；性激素：FSH 3.89IU/L，LH 1.76IU/L，PRL 537.27mIU/L，PRG 0.11nmol/L，雌二醇65.27pmol/L；甲功：FT$_3$ 2.88pmol/L，FT$_4$ 9.92pmol/L，TSH 13.373mIU/L；垂体MRI：空泡蝶鞍，余未见异常；肾上腺MRI：双肾上腺体积缩小，未见明显占位病变。诊断为垂体功能减退症（继发性肾上腺皮质功能减退症）、甲状腺功能减退症（原发性）、继发闭经、空泡蝶鞍

综合征，给予口服泼尼松（5mg，每日2次）、优甲乐（50μg，每日1次）及护胃等治疗，后复查相关指标较前改善，定期门诊复诊。既往月经规律，伴痛经，2007年起痛经较严重，第一次自然流产后出现月经后期，经量偏少，2011年3月于当地医院剖宫产产下一女，产后恶露1个月才干净，至今闭经；2011年因头痛至南方医院就诊，诊断为病毒性脑膜炎，自诉已治愈。辅助检查：2016年9月外院复查血皮质醇（08：00）：63.09nmol/L，ACTH（08：00）＜1.11pmol/L；甲功：FT_3 2.75pmol/L，FT_4、TSH正常。

刻下症　神清，精神疲倦，少许怕冷，四肢色素沉着，毛发稀疏，少许口干，闭经，性欲减退，无视物模糊，无头晕头痛，无胸闷心悸，无呕吐腹泻，肢体无浮肿，纳一般，眠可，二便调。舌淡暗，苔白微腻，脉沉细。

中医诊断　虚劳。

中医证型　脾肾阳虚，气虚血瘀。

西医诊断　垂体功能减退症（继发性肾上腺皮质功能减退症），甲状腺功能减退症（原发性），继发闭经，空泡蝶鞍综合征。

治法　温肾健脾，益气化瘀。

中药处方　温肾健脾活血方加减。熟附子（先煎）10g，肉桂3g，黄芪20g，白术15g，茯苓15g，甘草5g，淫羊藿15g，熟地黄15g，山萸肉15g，当归10g，田七10g。

共14剂，每日1剂。

2016年10月16日二诊：

刻下症　患者精神好转，怕冷改善，四肢色素沉着，毛发稀疏，闭经，性欲较前增强，无口干，纳眠尚可，二便调。舌淡暗，苔薄白，脉沉细。考虑患者久病体虚，加生晒参15g补元益血、补肺健脾以增强益气扶正功效，共14剂。后多次复诊，方药随证加减，续服用3个月后，怕冷基本改善，毛发较前浓密，月经来潮。

按语

本医案为患者产后恶露不绝，精血虚损，气随血脱，日久两本不足，火不暖阳，致脾肾阳虚。阳虚机体失养，则精神疲倦乏力；阳虚机体失于温煦，则怕冷；寒浊凝滞胞宫，则闭经；脾肾阳虚，津液输布失调，津不上承，则口干；瘀血阻络，则四肢色素沉着。结合舌脉，其病机特点是脾肾阳虚，气虚血瘀，其关键为益气活血，恢复脾肾温煦之功能。

虚劳治疗当着重于肾，但肾与脾关系极为密切。肾为先天之本，脾为后天之本、气血生化之源，二者相互资生，相互依赖，肾阳不足则脾失温煦。《素问·六节藏象论》曰："肾者，主蛰，封藏之本，精之处也。"故肾具有生成、贮藏和施泄精气的功能，而以贮藏为主，使肾精不无故流失。肾为天癸之源。肾气充盛，则任脉、冲脉通盛，天癸至，则月事以时下；肾气不足，则任脉、冲脉衰退，天癸竭，则月经断绝。《冯氏锦囊秘录·落瘕诸论》说："气之根，肾中之真阳也。血之根，肾中之真阴也"，阐述了肾有阴阳二气，为气血之根。肾气衰微，阳不化气。若肾气充足则毛发光泽，肌肉丰满。若产时失血过多，气随血脱，肾气亏虚，则毛发无以为荣，故出现毛发脱落，肌肉痿软乏力，面色萎黄。肾气不足，温煦无力，损及肾阳，肾阳虚不能温煦脾阳，而致脾肾阳虚，肾阳不能温煦激发机体功能活动而见神疲、怕冷、四肢不温，肾不化气行水可见肢体浮肿、小便量少等症状。《景岳全书》曰："调经之要，贵在补脾胃以资血之源，养肾气以安血之室。"五脏皆虚，独取后天脾胃，损其脾胃，调其饮食，适其寒温，补以甘味。脾胃为后天之本、气血生化之源，脾主运化，饮食经人体脾胃腐熟转化，成为水谷精微物质，而后藏于肾，使肾精得以不断充养，此亦即后天供养先天之道理。故脾胃旺，饮食进，则能化生气血。脾胃功能的盛衰可决定本病患者的发展及预后，所以在整体治疗中始终应注意脾胃这一环节。

综上所述，本病虽病位在肾，由血及气，如无脾之生化则气血如无源之水，且"有形之血难以速生"，故以补气温阳为大法；再佐养血通经之品。故对于气血不足，脾肾阳虚者，当以温补脾肾，益气养血为主。方中以黄芪、白术、茯苓、甘草健脾益气；以熟附子、肉桂、淫羊藿温肾助阳；以熟地黄、山萸肉滋补肾阴；当归养血活血；田七活血化瘀；生晒参大补元气，益精血，补肺健脾。全方诸药配伍使脾肾阳气得以恢复，脾能健运，肾精充足，故诸症好转。

案例二　益气养血法治疗虚劳案

林某，女，54岁，2016年7月19日初诊。

主诉　疲倦乏力30余年。

现病史　患者30余年前因产后大出血未及时接受输血治疗，而出现疲倦乏力，头晕，怕冷，脱发，时有头痛，月经稀发，约4个月一行，性欲减退，胃纳差，无恶心呕吐，无视物重影，无偏瘫抽搐等，1989年至当地医院就诊，查性激素、皮质醇、甲状腺激素水平下降，诊断为垂体功能减退症，曾服泼尼松等激素治疗1个月余后因出现消化道出血，自行停药，49岁绝经。2013年7月再次至当地医院查垂体MRI：考虑部分空泡蝶鞍，垂体未见明显占位；自诉查皮质醇、甲状腺激素、性激素水平仍偏低，给予优甲乐（50μg，每日1次）、醋酸泼尼松片（早5mg、晚2.5mg）、戊酸雌二醇片（1mg，每日1次）等治疗后症状稍好转。2016年7月查血皮质醇（08：00、16：00、00：00）：55.5、83.4、52.3nmol/L；24小时尿皮质醇总量1027.3nmol；性激素：FSH 8.31IU/L，LH 4.09IU/L，PRL 47.97mIU/L，PRG 0nmol/L，雌二醇45.13pmol/L；甲功：T_3 1.24nmol/L，T_4 86.8nmol/L，TSH 1.401mIU/L；予调整优甲乐（25μg，每日1次）、醋酸泼尼松片（1.25mg，每日2次）、戊酸雌二醇片（1mg，每日1次）口服补充激素，自觉症状改善不明显，遂来就诊。辅助检查：2016年7月复查血皮质醇（08：00、

16：00、00：00）：82.2、48.4、42.8nmol/L，ACTH（08：00、16：00、00：00）：2.67、0.81、<0.22pmol/L；24 小时尿皮质醇总量 279.8nmol；性激素：FSH 8.99IU/L，LH 4.67IU/L，PRL 65.15mIU/L，PRG<0.48nmol/L，雌二醇 57.02pmol/L；甲功：FT_3 3.52pmol/L，FT_4 11.35pmol/L，TSH 1.705mIU/L。

刻下症　神清，精神疲倦，乏力，脱发，毛发稀疏，时有头晕，无口干多饮，无视物模糊，无头痛胸闷，无呕吐腹泻，无肢体浮肿，纳一般，眠差，二便调。舌淡红，苔薄白，脉沉细。

中医诊断　虚劳。

中医证型　气血两亏。

西医诊断　垂体功能减退症，空泡蝶鞍综合征。

治法　健脾益气，养血填精。

中药处方　八珍汤加减。黄芪 30g，党参 15g，白术 15g，茯苓 15g，甘草 5g，白芍 15g，熟地黄 15g，当归 10g，川芎 10g。

共 14 剂，水煎服，每日 1 剂。嘱上述激素续服。

2016 年 8 月 4 日二诊：

刻下症　患者精神好转，乏力头晕减轻，纳眠改善，仍脱发，毛发稀疏。予上方加淫羊藿 15g、女贞子 30g 补肾阳滋肾阴，续服 14 剂。

2016 年 8 月 19 日三诊：

刻下症　诉诸症减轻，乏力明显减轻，无头晕，纳眠可，脱发减少。予原方续服，巩固疗效。

按语

本案患者曾因产后大出血，气随血脱，导致气血双亏。气血不足，机体失养，则精神疲倦乏力；气虚失于固摄，精血不足，则脱发、性欲减退；气血两虚，脑髓失养，神灵不安，则头晕、眠差。结合舌脉，本案病机特点是气血双亏，主要因脾气亏虚，致气血生化无源，故关键在于恢复脾土运化之功能。

李杲认为："元气之充足，皆由脾胃之气所无伤，而后能滋养元气；若胃气之本弱，饮食自倍，则脾胃之气既伤，而元气亦不能充，而诸病之所由生也。"明末医家孙文胤在其《丹台玉案·脾胃门》中也指出："脾胃一伤，则五脏皆无生气。"其意是指，五脏必资于谷气，谷入于胃，和调五脏而血生，脾胃运化功能健旺，则气血充盈，营养五脏；脾胃受损，则气血生化之源亏乏，导致五脏失养，气机失调，变生各种疾病。《景岳全书》曰："命门为精血之海，脾胃为水谷之海，均为五脏六腑之本"；又云："血脱等证，必当用甘药先补脾胃，以益发生之气，盖甘能生血，甘能养营，但使脾胃气强，则阳生阴长"。李杲在《脾胃论》中补脾胃之阳，以补元气，生阴血，他认为善治病者，惟在治脾，治脾胃以安五脏。脾胃为后天之本、气血生化之源，脾主运化，饮食经人体脾胃腐熟转化，成为水谷精微物质，而后藏于肾，使肾精得以不断充养，此即后天供养先天。脾胃旺，饮食进，则能化生气血。故益气健脾升提，恢复脾土运化功能，以化生气血为治疗本病之要。

根据《黄帝内经》"虚则补之""损者温之""劳者温之""精不足者，补之以味，形不足者，温之以气"的治疗原则。方中以黄芪、党参、白术、茯苓、甘草补中益气；熟地黄、白芍滋阴养血填精，当归补血活血，川芎活血行滞，四者配合行血而不伤血，补血且不滞血；淫羊藿、女贞子适当补肾阳滋肾阴。全方诸药配合，能补中益气，以益生发之气，能养五脏之阴又调经补血，滋而不腻，温而不燥，刚柔相济，阴阳调和，使血自生。

案例三 健脾益肾法治疗虚劳案

林某，男，48岁，2014年8月15日初诊。

主诉 垂体瘤术后1年余，疲倦乏力半年余。

现病史 患者5年前开始出现视物模糊，视力下降，右眼明显，全身乏力，颈部酸痛，性欲下降，行颅脑MRI示鞍区巨大占位性病变，考虑垂体大腺瘤（大小约 4.3cm×3.3cm×3.8cm），诊断为"垂体良性肿瘤、垂体功能减退症、单眼盲、尿崩症等"，并于2013年6月行右侧额下入路鞍区占位切除术，术后病理提示垂体腺瘤伴部分肿瘤组织凝固性坏死，术后头痛缓解，视力改善，出院给予醋酸泼尼松（10mg，每日1次）、优甲乐（50μg，每日1次）、甲睾酮片（5mg，每日2次）补充激素。2013年8月门诊复诊醋酸泼尼松调整为5mg，每日1次，余激素未变。近期仍觉疲倦乏力，遂来就诊。辅助检查：2014年8月复查血皮质醇（08：00、16：00、00：00）：67.8、48.8、38.7nmol/L，ACTH（08：00、16：00、00：00）：均小于1.11pmol/L；24小时尿皮质醇总量808.9nmol；甲功：FT_3 2.52pmol/L，FT_4 8.35pmol/L，TSH 2.504mIU/L；性激素：TSTO 6.11nmol/L。垂体MRI：垂体瘤术后改变，与2013年9月前片对比大致相似。嘱上述激素续服。

刻下症 神清，精神疲倦，乏力，汗出较多，偶有头晕，腰膝酸痛，性欲一般，无口干多饮，无头痛胸闷，无视物模糊，无呕吐腹泻，无肢体浮肿，纳差，眠一般，二便调。舌淡暗，苔薄白，脉沉细。

中医诊断 虚劳。

中医证型 脾肾两虚兼血瘀。

西医诊断 垂体功能减退症，垂体良性肿瘤术后。

治法 健脾益肾，活血化瘀。

中药处方 健脾益肾活血汤加减。黄芪30g，茯苓15g，白术15g，红参15g，甘草5g，山萸肉10g，淫羊藿15g，菟丝子15g，沙苑子15g，鹿角胶10g，当归10g。共14剂，水煎服，每日1剂。

2014年8月30日二诊：

刻下症 患者精神渐佳，食欲增加，无头晕汗出多，腰膝疼痛减轻，大便稍烂。上方加山药 20g 健脾，续服 14 剂。

2014 年 9 月 15 日三诊：

刻下症　患者乏力、腰膝酸痛明显减轻，性欲如常，纳眠可，二便调。嘱上方续服，以巩固疗效。半年后随访，疲倦乏力基本缓解，无腰酸，纳眠可。

按语

本案患者因手术金刃损伤，正气亏虚，机体失养，则精神疲倦；脾失健运，水谷生化乏源，则肢体乏力、纳差；气虚不能固表，则汗出较多；肾为腰之府，肾精气亏虚，腰府失养，加之气虚血行不畅，脉络瘀阻，则腰膝酸痛、性欲减退。结合舌脉，其病机特点是脾肾两虚血瘀，治疗关键在于调补脾肾，恢复脾土运化、肾主封藏之功能。

《景岳全书》说："土气为万物之源，胃气为养生之主，胃强则强，胃弱则衰，有胃则生，无胃则死。是以养生家必当以脾胃为先。"通过调理脾胃，能够提高人体抗病能力，对整体状态进行调整，还可以防止衰老。《素问·灵兰秘典论》说："肾者，作强之官，伎巧出焉。"肾主藏精，精能生骨髓而滋养骨骼，所以肾有能让人保持精力充沛、强壮矫健的功能。肾藏精，分为"先天之精"和"后天之精"。"先天之精"来源于父母，而所藏"后天之精"全赖脾胃运化的水谷精气所化。脾胃健旺，水谷精微充足，不断滋养于肾，使肾中精气盈满。如果脾胃虚弱，肾中精气不足，就会导致肾虚。《金匮要略》治疗杂病的最大特点就是注重扶持人体的正气，而扶正之中，又贵在于脾肾。相对来说，中医学更主张补脾胃，认为脾胃的强弱是决定疾病转归的关键。肾是先天之本，脾胃是后天之本，二者是相互资生、相互促进的关系。脾肾一虚，正气则虚，邪气则盛，因此扶养正气贵在补益脾肾。

综上所述，肾为先天之本，是真阴真阳所寄之处；脾为后天之本，乃气血营卫生化之源，对于脾肾两虚者，当以健脾益肾为主。方中以黄芪、红参益气扶正；白术、茯苓、山药、甘草健脾益气，健运脾土；山萸肉补肾涩精止汗；淫羊藿温振肾阳；菟丝子补阳益阴；沙苑子、鹿角胶滋补肾阴；当归养血活血，助鹿角胶补养精血。正如《景岳全书》曰："善补阳者，必于阴中求阳，则阳得阴助，而生化无穷；善补阴者，必于阳中求阴，则阴得阳升，而源泉不竭。"全方诸药配合，能脾肾双补，阴阳并调，正气充足，精血自生，则诸症愈。

（梁庆顺　何清香）

第二节　垂　体　瘤

一、概述

垂体瘤是垂体前叶、垂体后叶及颅咽管上皮残余细胞的肿瘤，是常见的神经和内分泌系统的肿瘤，占颅内肿瘤的第三位，仅低于脑胶质细胞瘤和脑膜瘤，占颅内肿瘤的 8%～15%，其中又以腺垂体的腺瘤占大多数。按内分泌功能分类，垂体腺瘤可分为无分泌功能垂体瘤和有分泌功能腺瘤，其中有分泌功能垂体瘤主要包括催乳素（PRL）瘤、生长激素（GH）瘤、促肾上腺皮质激素（ACTH）瘤、促甲状腺激素（TSH）瘤、促性腺激素（GnH）瘤，前两者较多见。

垂体瘤多为良性，病因目前尚未完全明确，存在垂体自身细胞缺陷学说和下丘脑调控失常学说。垂体瘤，尤其是微小腺瘤早期很少有临床表现，发展到有症状时主要有以下表现，包括垂体自身组织受压萎缩而出现垂体性甲减、继发性肾上腺皮质功能减退、低促性腺激素型性腺功能低下、尿崩症等。垂体较大，压迫周围组织时，可能出现头痛、视野缺损或视力下降、下丘脑症候群、海绵窦综合征等。腺垂体内分泌腺瘤分泌过多激素时出现闭经-泌乳-不育综合征、肢端肥大症或巨人症、库欣综合征、垂体性甲亢等，严重者可出现垂体卒中。

现代医学治疗垂体瘤的主要方法有手术、药物和放射治疗，绝大多数垂体瘤首选手术治疗。而手术及放疗可能损伤正常脑组织，且术后临床症状大多难以去除，还可能复发。溴隐亭等药物治疗，长期服用不良反应多，停药后反弹现象普遍，临床有些症状改善也不十分理想，故越来越多的患者开始求助于中医治疗。

中医学虽无本病的文献记载，但根据其临床表现，大致可归属于"头痛""青盲""积聚""闭经""阳痿""乳泣""虚劳""无嗣""内科瘤病"等范畴。《素问·至真要大论》曰："头项囟顶脑户中痛，目如脱"；《灵枢·厥病》曰："真头痛，头痛甚，脑尽痛，手足寒至节，死不治"；《灵枢·九针》曰："四时八风之客于经络之中，为瘤病者也"；《灵枢·百病始生》曰："血脉凝涩……汁沫迫聚不得散，日以成积……血溢于肠外，肠外有寒，汁沫与血相抟，则并合凝聚不得散而积成"；《中藏经·察声色形证决死法》曰："头目久痛，卒视不明者死"；《诸病源候论·瘤瘿候》曰："瘿瘤者，皆由寒温不调，饮食不化……其病不动者，直名为瘤"等，都是对本病症状表现的论述。

中医学认为，本病的发生多因先天禀赋不足，肝肾亏虚，脑髓失养，后天脾胃失调，气血不足，痰浊内生，日久痰瘀互结，因果交错，虚实夹杂而成。垂体腺瘤病位在脑，与脾、肾、肝密切相关。垂体位于丘脑下部的腹侧，控制多种对代谢、生长、发育和生殖等有重要作用的激素的分泌。肾为先天之本，主藏精，主骨、生髓、通于脑，与人的生长、发育和生殖密切相关。《素问·上古天真论》中指出，人自年幼至老年，生长发育至衰老，包括性机能的成熟、旺盛至衰退的全过程，其物质基础主要是肾气与肾精。脑垂体功能和肾气肾精的作用相似，中医辨证可归于肾。如有先天肾元不足、房劳惊恐伤肾等导致肾元亏损，肾主骨，骨生髓，诸髓者皆属于脑，脑为髓海，为奇恒之腑，清气上扬而浊气下降，若正气虚则清气不得上升，浊气不得下降，阴浊积于脑，或肾阳不足，蒸化无权，血滞痰凝，聚而成积，则出现头痛、女子月事不调、闭经等。若因饮食不节、劳倦过甚而致脾气受损，脾为后天之本，主运水湿，脾虚则运化失职，升清降浊无权，痰浊内停，阻滞气机，血行不畅，凝结成块，脉络壅塞，引动肝风，则出现头晕、头痛等。思虑过度耗伤心脾而致气血亏虚，血脉运行不利，瘀血内生，水湿难运，聚湿生痰，痰瘀互结，最易阻滞气机，日久亦致气血亏虚而发病。若情志不调，忧怒伤肝，肝气郁结，郁久化热，或素体肝肾不足，阴虚内热，均可迫津外泄，而出现乳汁溢出，肝经疏泄太过，肾经闭藏不及，气血逆乱，而致闭经。各家对本病的病因认识趋于一致，将其病机归纳起来，主要分为以下几方面：痰湿内阻、气血虚弱、肝肾阴虚、肝郁化热、脾肾阳虚等，尤以痰湿内阻最为多见。痰湿阻滞而致瘀，故痰、瘀是本病的主要致病因素，痰瘀互结，阻滞经络是本病的主要病机。

应用中药治疗本病，可以减少各种并发症及不良反应的发生，取得了一定的疗效，弥补了西医的不足。根据本病的病因病机，中医药主要以健脾祛湿、化痰活血、益气养血、补益肝肾、温补脾肾、疏肝清热、利脑开窍等为治疗大法。其中，脾胃为后天之本，主运化，化生气血，脾为生痰之源，脾运不利则聚湿生痰，痰浊内停，血行不畅，痰瘀结聚，是发病的重要因素。正如汪昂所说：人多痰而经阻，气不运也。因此，治疗本病的关键之一是恢复脾土健运、化生气血的功能。下面以几个临床典型医案论述之。

二、临证案例

案例一　健脾祛湿，化痰活血法治疗内科瘤病案

罗某，男，58 岁，2016 年 8 月 8 日初诊。

主诉　反复纳差 5 月余，头痛 4 天。

现病史　患者 5 月余前无明显诱因开始出现胃纳欠佳，排便尚正常，无其他不适，至当地医院就诊，考虑消化道肿瘤、慢性浅表性胃炎，给予制酸护胃等治疗后，症状稍好转。后因上述症状有所反复查血皮质醇（08：00、16：00、00：00）：5.1、1.0、2.2nmol/L，ACTH（08：00、16：00、00：00）：2.95、4.00、3.35pmol/L；性激素：PRL 713.06mIU/L；PET-CT：蝶鞍区高代谢结节，考虑垂

体瘤，建议垂体 MRI 增强扫描；并完善甲氧氯普胺激发试验后，诊断为"垂体泌乳素瘤、继发性肾上腺皮质功能减退症"，治疗上给予泼尼松片替代治疗、溴隐亭抑制泌乳素分泌，经治疗后，患者症状好转出院。2 个月前患者自行停服药物，4 天前开始出现头痛，昏沉感，全身乏力，胃纳欠佳，查性激素：PRL 56.7mIU/L，TSTO 3.64nmol/L；24 小时尿皮质醇总量 715.8nmol；垂体 MRI：垂体改变，考虑垂体大腺瘤并亚急性脑出血，请神经科会诊考虑垂体内出血量不多，症状较前缓解，暂不需急诊手术，续予醋酸泼尼松片（早餐后 7.5mg、晚餐后 2.5mg）、溴隐亭（0.625mg，每日 3 次）。

刻下症 神清，精神疲倦，乏力，头痛，昏沉感，无视物模糊、视野缺损，无恶心呕吐，无发热恶寒，无胸闷心悸，纳差，眠一般，小便调，大便尚质软成形，1～2 日一行。舌淡暗，苔白腻，脉弦滑。

中医诊断 内科瘤病。

中医证型 脾虚湿瘀互结。

西医诊断 垂体泌乳素瘤，垂体瘤内出血，继发性肾上腺皮质功能减退症。

治法 健脾祛湿，化痰活血。

中药处方 健脾化痰活血汤加减。法半夏 15g，茯苓 15g，白术 15g，甘草 5g，苍术 15g，石菖蒲 15g，川芎 15g，僵蚕 10g，全蝎 5g，羌活 10g，姜黄 30g。

共 7 剂，水煎服，每日 1 剂。

2016 年 8 月 15 日二诊：

刻下症 患者精神好转，乏力减轻，胃纳较前稍改善，无明显头痛，偶有少许昏沉感。上方予加党参 15g 健脾益气，加莪术 10g 破血活血、软坚散结，续服 14 剂。

2016 年 8 月 29 三诊：

刻下症 患者精神可，无头痛头晕，胃纳较前改善，眠可，二便调。上方续服 14 剂。

按语

本案患者年近六旬，脏腑渐衰，素体脾胃虚弱，脾为后天之本，主运化水湿，脾虚则运化失健，升清降浊无权，痰湿内停，血行不畅，日久痰瘀互结，发为本病。脾气亏虚，精神、机体失养，则精神疲倦、乏力；脾虚水湿不化，阻滞中焦，则纳差；湿浊蕴久化痰生瘀，痰瘀互结，阻塞脉络，引动肝风，上蒙清窍，则头痛、昏沉。结合舌脉，其病机特点是脾虚湿瘀互结，治疗关键在于恢复脾土运化之功能，以杜绝湿浊内停、瘀血化生。

《丹溪心法》曰："气不能作块，成聚块乃有形之物。痰与食积、死血"；又曰："凡人身上中下有块者多是痰"，强调肿瘤的发生与痰有关，痰湿之为物，随气升降，无处不到，积聚日久可成块；痰浊可阻滞气血运行，痹阻经脉，可成瘀。《杂病广要·身体类》云："痰积流注于右、与血相搏"，治之"当以散结顺气，化痰和血"。《医述》云："以脾土虚，则清者难升，浊者难降，留中滞膈，瘀而成痰。"脾气虚，运化转输水谷精微的功能减弱，失其健运，清阳不升，浊阴不降，不归正化为膏为湿为痰，津液滞留，可化为痰浊。脾为生痰之源，脾运不利则聚湿生痰，而痰湿既成，既为病理产物，又是致病因素，痰湿困遏脾土，损伤脾胃，使脾胃气虚加重，所以脾虚与痰浊互为因果，关系密切。故补脾，水谷精微得化，正气充沛，方能上承脑海，祛邪外出。

本案的基本病机为脾虚湿瘀互结，故治疗当以健脾祛湿，化痰活血为法。方中以法半夏、苍术、石菖蒲燥湿化痰，豁痰开窍；党参、白术、茯苓、甘草健脾益气，杜绝生痰之源，茯苓可行水，亦可行湿；羌活祛风胜湿止痛；川芎、姜黄、莪术行气活血止痛，软坚散结，其中川芎辛温升散，为血中气药，能上行头目，引诸药上行，直达巅顶，而对于莪术，《药品化义》载：莪术味辛性烈，专攻气中之血，主破积消坚，去积聚癖块；全蝎、僵蚕祛风化痰，通络止痛。诸药合用，能健脾益气，燥湿化痰，活血止痛，散结开窍。

案例二　疏肝健脾，祛湿化痰，清热活血法治疗乳泣案

石某，女，29岁，2016年5月5日初诊。

主诉　不规则泌乳、月经稀少4年余。

现病史　患者4年余前开始出现双侧乳头分泌白色黏稠物质，月经后期，50～70天一行，经期3～4天，量少，色淡暗，当时患者未重视，后症状持续，至外院曾行垂体MRI提示垂体微腺瘤，间断服用溴隐亭，因胃肠不适自行停服。近半年自觉不规则泌乳较前加重，近日查性激素：PRL1205.16mIU/L；血皮质醇、ACTH节律正常，24小时尿皮质醇总量、甲功正常；垂体MRI：垂体下部异常影，考虑为微腺瘤，请结合临床。诊断为"垂体微腺瘤、高泌乳素血症"，给予溴隐亭（1.25mg，每日2次）治疗。

刻下症　神清，精神稍倦，平素急躁易怒，双侧乳头分泌白色黏稠物质，少许乳房胀痛，偶有头痛，无头晕，无视物模糊、视野缺损，无恶心呕吐，无发热恶寒，无胸闷心悸，月经稀少，纳差，眠可，小便调，大便稍干。舌淡暗，苔腻微黄，脉弦滑。

中医诊断　乳泣。

中医证型　肝郁脾虚，痰湿瘀阻，郁而化热。

西医诊断　垂体微腺瘤，高泌乳素血症。

治法　疏肝健脾，祛湿化痰，清热活血。

中药处方　逍遥散加减。柴胡10g，白芍15g，麦芽50g，煅牡蛎（先煎）30g，茯苓15g，党参15g，苍术15g，法半夏15g，牡丹皮15g，赤芍20g，川芎15g，甘草5g。

共 14 剂，水煎服，每日 1 剂。

2016 年 5 月 20 日二诊：

刻下症　患者泌乳减少，乳房胀痛减轻，无明显头痛，胃纳较前改善，二便调，余症同前。上方加当归10g，白术15g，续服14剂。

2016 年 6 月 4 日三诊：

刻下症　患者泌乳消失，月经来潮，量较前增多，经前少许乳房胀痛，无头痛，饮食正常，二便调。舌淡暗，苔薄白，脉弦滑。上方去牡蛎，麦芽减至30g，续服。1 个月后复查性激素：PRL 78.67mIU/L，诸症好转。

按语

本案患者平素精神易紧张，致肝气不疏，肝郁气滞，肝经布胸胁绕乳头而行，与乳房密切相关，肝气不疏，气机不畅，乳汁不循常道，溢于外脉，则泌乳；肝失条达，日久横逆犯脾土，损伤脾气，饮食减少，化源不足，营血衰少，冲任不足，或脾失健运，水液停留，痰湿内生，下注冲任，壅滞胞脉，气血运行缓慢，血海不能按时满溢，则月经延后、稀少；肝郁日久，则生热化火，耗伤津液，则急躁易怒。结合舌脉，其病机特点是肝郁脾虚，痰湿瘀阻，郁而化热，治疗关键在于抑木扶土，即疏肝理气，养血健脾，辅以祛湿化痰，清热活血，以恢复机体气血正常运行。

中医学认为，女子以肝为先天，乳头乃厥阴肝经所属，女子经血、乳汁同源，乃冲任气血所化。正如清代王旭高在《王旭高临证医案·妇人》中曰："乳房属胃，乳汁血之所化，无乳子而乳房膨胀，亦下乳汁，非血有余，乃不循其道为月水，反随肝气上入乳房，变为乳汁，非细故矣。夫血，犹水也；气，犹风也。血随气行，如水得风而作波澜也。"又如《赤水玄珠·调经门》云："夫血者，水谷之精气也，和调五脏，洒陈六腑，男子化而为精，女人上为乳汁，下为经水。"肝性喜条达而恶抑郁，如肝气郁结，疏泄失常，则气血逆乱，气血不能下归冲任为月经，反随肝气上逆化为乳汁，出现月经不调、溢乳症状。另外，脾胃的受纳运化、升清降浊，三焦气机的通畅有赖于肝之疏泄，如《素问·宝命全形论》曰："土得木而达。"肝失条达，不但不能资助脾胃运化，反过于亢奋而横逆犯脾土，即木旺乘土，损伤脾胃，气血生化不足，同时使脾胃运化功能失常，水液停留，则化湿生痰，血行不畅，滞而成瘀，郁久生热化火，从而加重月经不调、泌乳症状。肝为藏血之脏，性喜条达而主疏泄，体阴用阳；若七情郁结，肝失条达，或阴血暗耗，或生化之源不足，肝体失养，皆可使肝气横逆，胁痛、头痛、目眩等症随之而起。故抑木扶土为其基本治疗大法。

本案的基本病机为肝郁脾虚，痰湿瘀阻，郁而化热，故治疗当以疏肝理气，养血健脾，祛湿化痰，清热活血为法。方以逍遥散为主进行加减，逍遥散为肝郁血虚，脾失健运之证而设。本方中，柴胡疏肝解郁，使肝气得以条达；白芍养血敛阴，柔肝缓急调经；当归养血活血、调经润肠，其味甘可以缓急，芳香可以行气，是肝郁血虚之要药；当归、白芍与柴胡同用，补肝体而助肝用，血和则肝和，血充则肝柔；麦芽消食健胃、回乳消胀，并兼有疏肝解郁之效；煅牡蛎收敛固涩，软坚散结；党参、茯苓、白术、苍术健脾益气祛湿，以助化生气血，运化有权；甘草益气补中，缓肝之急，虽为佐使之品，却有襄赞之功；再配以法半夏燥湿化痰；牡丹皮、赤芍清热凉血、活血散瘀；川芎行气活血化瘀。全方诸药合用，使肝郁得疏、脾弱得复、血虚得养、郁热得散，痰湿瘀血得化，气血兼顾，肝脾同调。

案例三　健脾补肾，化痰活血法治疗阳痿案[1]

陈某，男，29 岁，2011 年 8 月 2 日初诊。

主诉　婚后 3 年不育。

现病史　1 年前因"婚后 2 年不育"就诊于当地某三甲医院，经相关检查后诊断为脑垂体嗜酸细胞腺瘤。患者拒绝手术治疗，希望中药调治，故来诊。

刻下症　性欲低下，阳痿不举，两乳疼痛，头晕神疲，纳差，便溏，视物不清，面色不华。舌淡暗、苔薄白而润，脉沉弱、迟脉不及。

中医诊断　阳痿。

中医证型　脾肾阳虚，痰瘀互阻。

西医诊断　脑垂体嗜酸细胞腺瘤。

治法　补肾壮阳，健脾化痰，活血化瘀。

中药处方　裴氏黄山羊肉汤合裴氏振痿汤加减。黄芪、肉苁蓉各 20g，当归、白芍、水蛭（冲服）、山药、淫羊藿、补骨脂、仙茅、巴戟天、杜仲、鹿茸（冲服）各 10g，枸杞子、菟丝子、夏枯草、山慈菇各 15g，五味子、肉桂（后下）各 3g，蜈蚣 1 条。

共 10 剂，水煎服，每日 1 剂。

2011 年 8 月 14 日二诊：

刻下症　患者性欲改善，乳痛缓解，头晕减轻，精神好转，饮食增加，余症同前。药已对症，前方加锁阳 10g，生地黄 12g，山茱萸 6g，阳起石 15g，续服 10 剂，水煎服，隔日服用。

2011 年 9 月 2 日三诊：

刻下症　服药期间勉强同房 1 次，但举而不坚，坚而不久，乳痛近愈，食量增加，视物渐清，大便成形，舌淡，脉较前有力，尺脉已能触及。守方继进 10 剂。此后，以前方为基础加减治疗 1 年余，诸症逐渐痊愈。2012 年 11 月复查头颅 CT 提示：未见明显异常。随访至今未见复发，且已育 1 子。

（医案摘自白丽君《裴正学教授治疗垂体瘤验案 3 则》）

按语

根据不同分型垂体瘤的不同症状,可以归为"头痛""闭经""不育"等范畴。裴教授认为此病多由于先天不足,后天失养。如起居无常、酒食不节、肥甘厚腻、运动匮乏等因素导致脾肾受损。脾为生痰之源,脾失健运,则痰浊内生,痰气胶着,气血运行不畅,瘀血内停,痰瘀搏结,阻于脉络,渐成癥积。《丹溪心法》提到:"凡人身上中下有块者多是痰""痰之为物,随气升降,无处不到"。痰积聚日久可成块,痰浊可阻滞气血运行,痹阻经脉成瘀。痰瘀又互为因果,可化火生风,变生邪毒,痰瘀邪毒缠绵交错,成为难治之痼疾。脑垂体位于脑髓,为人体分泌中枢,中医学认为肾藏精,主骨生髓,邪之所凑,其气必虚,因此从痰瘀论治,从脾肾而论,确定了化痰祛瘀,健脾补肾的治疗原则,扶正固本贯穿治疗始终。

此患者证属脾肾阳虚、痰瘀互阻,治以裴氏黄山羊肉汤合裴氏振瘘汤加减,上病下取,标本同治。以补肾健脾治其本,以活血通络,化痰散结治其标。方中肉苁蓉、淫羊藿、鹿茸、仙茅、肉桂、杜仲温补脾肾阳气;枸杞子、菟丝子滋补肾阴,以阴中求阳;山药益气健脾;夏枯草、山慈菇化痰散结;当归、白芍养血活血;水蛭、补骨脂、蜈蚣活血通络,初诊即见显效。二诊仍以温肾健脾、扶正固本为主,合入羑美阳痿汤,增强阴阳并补之力。患者坚持服药,长期调理,诸症渐好,终获痊愈。

三、临证小结

本章阐述垂体病变中常见的腺垂体功能减退症及垂体瘤,腺垂体功能减退症病因以产后失血过多最常见,主要涉及脾、肝、肾三脏,以虚证为主,气虚推动无力,血液停滞脉络成瘀,又可出现血瘀;垂体瘤多因先天禀赋不足,后天脾胃失调,肝肾亏虚,脑髓失养,或情志不调,肝气郁结,日久痰瘀互结,虚实夹杂所致,亦与脾、肾、肝密切相关,同时垂体瘤可导致垂体功能减退,垂体瘤术后亦可能出现垂体功能减退。故在治疗上两病都重视健脾益肾,养血活血,垂体瘤以虚实夹杂多见,补虚的同时兼顾疏肝行气、清热祛湿、化痰排浊、活血化瘀及利脑开窍。

(梁庆顺　何清香)

参 考 文 献

[1] 白丽君,王鑫,何健.裴正学教授治疗垂体瘤验案 3 则[J]. 新中医,2015,47(5):323-324.